T0222191

# Kinder- und Jugendmedizin. Fragen und Antworten

Cihan Papan

# Kinder- und Jugendmedizin. Fragen und Antworten

## 2000 Fakten für die Facharzt-Weiterbildung

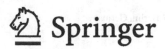
Springer

Cihan Papan
Institut für Hygiene und Public Health
Universitätsklinikum Bonn
Bonn, Deutschland

ISBN 978-3-662-67326-3          ISBN 978-3-662-67327-0   (eBook)
https://doi.org/10.1007/978-3-662-67327-0

Die Deutsche Nationalbibliothek verzeichnet diese Publikation in der Deutschen Nationalbibliografie; detaillierte bibliografische Daten sind im Internet über https://portal.dnb.de abrufbar.

Planung/Lektorat: Christine Lerche
Springer ist ein Imprint der eingetragenen Gesellschaft Springer-Verlag GmbH, DE und ist ein Teil von Springer Nature.
Die Anschrift der Gesellschaft ist: Heidelberger Platz 3, 14197 Berlin, Germany

Das Papier dieses Produkts ist recyclebar.

# Vorwort zu Kinder- und Jugendmedizin, Fragen und Antworten

Liebe Leser*innen,

ich freue mich sehr, dass dieses Werk nach langer Planung nun endlich das Licht der Welt erblickt! Sie halten hiermit die Erstauflage des „Fragenbuchs" in Ihren Händen, und ich hoffe, dass es Ihrer Prüfungsvorbereitung dienlich sein wird.

Aus eigener Erfahrung weiß ich, dass zur idealen Prüfungsvorbereitung neben der Wiederholung von Lernstoff auch die Simulation einer Prüfungssituation bzw. das Durchdringen des Inhalts anhand von Fragen beiträgt. Mit diesem Buch war es daher meine Absicht, flankierend zum ebenfalls bei Springer erschienenen „Repetitorium Kinder- und Jugendmedizin" ein Werk zu schreiben, dass nur aus Fragen und den entsprechenden Antworten besteht. Hierbei soll angemerkt werden, dass auf die Antwortoptionen prägnante und relevante Erklärungen folgen.

Sie werden sehen, dass sich der Aufbau dieses Fragenbuchs an der Struktur des „Repetitoriums" orientiert – dies möge die Quervernetzung, zumindest jedoch die leichtere Verortung und Auffindbarkeit von Inhalten begünstigen.

Auch wenn damit dieses Fragenbuch als zusätzliche Vorbereitungslektüre für die Facharztprüfung konzipiert worden ist, kann es durchaus auch zur Vorbereitung auf andere schriftliche Prüfungen, Examina oder Klausuren genutzt werden.

Wie jede Neuauflage ist auch dieses Werk nicht gefeit vor kleinen Imperfektionen. Ich freue mich daher aufrichtig über Rückmeldungen und Feedback, insbesondere über konkrete Verbesserungsvorschläge.

Ein herzlicher Dank geht an Frau Sina A. Tegethoff, die bei der Entstehung des Buches mitgewirkt hat, sowie an Frau Dr. Christine Lerche und Frau Claudia Bauer vom Springer Verlag für die gewohnt exzellente Unterstützung.

Ich wünsche Ihnen bei der Lektüre und beim Durcharbeiten der Fragen viel Spaß und Erkenntnisgewinn!

Herzliche Grüße,

Cihan Papan, Bonn, im Juni 2023

# Inhaltsverzeichnis

# Das kranke Kind

Frage 1

Es wird Ihnen ein 4-jähriges Mädchen in der Notaufnahme der Kinderklinik vorgestellt. Die Eltern berichten, dass das Kind nun seit 10 Tagen ununterbrochen Fieber habe, auch >40°C, sehr abgeschlagen sei und blässer als sonst. Vor einigen Wochen habe sie eine Infektion der oberen Atemwege gehabt. Bei der körperlichen Untersuchung sehen Sie ein Kind in deutlich reduziertem Allgemeinzustand mit blassem Hautkolorit, Splenomegalie und petechialen Einblutungen. Die Herztöne sind rein, Herzgeräusche sind nicht auskultierbar. Welche Aussage zur Verdachtsdiagnose trifft am ehesten zu?

a. Eine Infektion mit dem Epstein-Barr-Virus ist ein häufiger Trigger dieser Erkrankung.

b. Ursache der Hauteinblutungen ist primär eine vermehrte Gefäßpermeabilität.

c. Es handelt sich um eine in der Regel selbstlimitierende und milde Erkrankung.

d. Es sollte vorrangig eine transösophageale Echokardiografie (TEE) erfolgen.

e. Ein weiteres Leitsymptom ist Nüchternerbrechen, insbesondere im Liegen.

## Antworten

a) **Richtig.** Es handelt sich um die Verdachtsdiagnose hämophagozytische Lymphohistiozytose (HLH) – zumindest sollte man bei einer Präsentation wie hier beschrieben immer auch an eine HLH denken. Hierbei kommt es, klassischerweise getriggert durch Infektionen mit Herpesviren wie EBV

oder CMV, zu einer unkontrollierten Inflammationsreaktion. Neben der primären, genetisch bedingten Form (die jedoch auch durch Infektionen getriggert werden kann) gibt es sekundäre Formen im Kontext von Infektionen. Im Blut bzw. im Knochenmark kommt es zu Hämophagozytose, mit
der Folge einer (Bi-/Pan-)Zytopenie. Weitere Laborbefunde sind erhöhtes
Ferritin, Triglyzeride und löslicher IL2-Rezeptor, erniedrigtes Fibrinogen
sowie erniedrigte NK-Zellaktivität.

b) **Falsch.** Einblutungen sind Folge der Thrombozytopenie.
c) **Falsch.** Es handelt sich um ein lebensbedrohliches Krankheitsbild.
d) **Falsch.** Prinzipiell sollte bei protrahiertem Fieber und unklaren Hauteinblutungen auch an die Verdachtsdiagnose Endokarditis gedacht werden.
Orientierend kann eine transthorakale Echokardiografie erfolgen. Es besteht
also keine primäre Indikation für eine vorrangige TEE.
e) **Falsch.** Nüchternerbrechen ist ein Symptom für erhöhten Hirndruck, insbesondere wenn dies im Liegen auftritt.

---

**Frage 2**

Wofür spricht eine eingesunkene Fontanelle beim Säugling am ehesten?

a. Erhöhten Hirndruck
b. Meningitis
c. Dehydratation
d. Enzephalitis
e. Morbus Bannwarth

---

**Antworten**

a) **Falsch.** Hier würde man eine gespannte bzw. vorgewölbte Fontanelle
erwarten.
b) **Falsch.** Ein entzündlicher Prozess der Hirnhäute würde auch eher mit einer
Vorwölbung einhergehen.
c) **Richtig.** Dies ist ein charakteristischer Befund, der bei der klinischen Einschätzung des Ausmaßes der Dehydratation, z. B. im Rahmen einer Gastroenteritis, helfen kann.
d) **Falsch.** Ähnlich der Pathogenese der Meningitis wäre hier eher das Gegenteil zu erwarten.
e) **Falsch.** Morbus Bannwarth ist eine Sonderform der Neuroborreliose mit
Polyradikulitis, die besonders bei Erwachsenen vorkommt. Eine eingesunkene Fontanelle gehört nicht zu den typischen Symptomen.

## Frage 3

Es wird Ihnen ein 6 Wochen alter, vollgestillter Säugling vorgestellt. Die Mutter berichtet, dass der Stuhlgang sehr hell, fast farblos, geworden sei. Wofür spricht dieser Befund am ehesten?

a. Meckel-Divertikel
b. Gallengangsatresie
c. Morbus Meulengracht
d. Morbus Hirschsprung
e. Zöliakie

## Antworten

a) **Falsch.** Beim Meckel-Divertikel handelt es sich um ein Rudiment des Ductus omphaloentericus, welches oft ein Zufallsbefund ist oder sich mit Blutbeimengungen im Stuhl oder Bauchschmerzen äußern kann.

b) **Richtig.** Das Leitsymptom der acholischen Stühle beim jungen Säugling sollte unbedingt an die Gallengangsatresie denken lassen, da es sich hierbei um eine progrediente Erkrankung der Gallengänge handelt, die unbehandelt rasch zur Leberfibrose führt.

c) **Falsch.** Der Morbus Meulengracht (synonym: Gilbert-Meulengracht-Syndrom) ist eine relativ häufige Ursache einer unkonjugierten, milden Hyperbilirubinämie.

d) **Falsch.** Beim Morbus Hirschsprung kommt es zu schwerer Obstipation. Acholische Stühle sind hierbei kein Symptom.

e) **Falsch.** Bei der Zöliakie kann es zwar, insbesondere bei fehlender Therapieadhärenz, zu einer Beteiligung der Leber kommen. Jedoch ist dies im Falle eines 6 Wochen alten, voll gestillten Säuglings ohne Glutenexposition nicht die wahrscheinlichste Diagnose.

## Frage 4

Enorale Aphthen im Kindesalter können verschiedene Ursachen haben. Welche Differenzialdiagnose kommt hierfür **am wenigsten** in Frage?

a. PFAPA
b. Morbus Crohn
c. Zöliakie
d. Morbus Behcet
e. Zystische Fibrose

---

a) Periodisches Fieber, aphthöse Somatitis, Pharyngitis und Lymphadeno-
   pathie-Syndrom führen typischerweise zu enoralen Aphthen.
b) Beim Morbus Crohn kann es bei entsprechendem enoralen Befall auch zu
   aphthoiden Läsionen in der Mundschleimhaut kommen.
c) Bei der glutensensitiven Enteropathie (Zöliakie) kann es zu Aphthen im
   Mund kommen.
d) Morbus Behcet ist eine Vaskulitis, bei der es charakteristisch zu enoralen
   Aphthen kommt.
e) Aphthen gehören nicht zum typischen Beschwerdebild bei der zystischen
   Fibrose.

Die gesuchte Lösung ist somit Antwort **e**.

---

**Frage 5**

Ein 3-jähriger Junge wird in der Notaufnahme mit Vigilanzminderung und Fieber von 40,5 °C vorgestellt. An der Haut fallen Ihnen sowohl kleine petechiale
Einblutungen als auch größere nekrotische Areale auf. Welche Maßnahmen
sind am ehesten zu ergreifen?

a. Computertomografie des Schädels.
b. Entnahme von Blutkulturen und Liquorproben, Beginn einer Antibiotikatherapie.
c. Blutausstrich sowie Knochenmarkspunktion.
d. Helicobacter-pylori-Antigen aus dem Stuhl, Hepatitis- und HIV-Serologie.
e. Anlage eines venösen Zugangs und die Gabe von intravenösen
   Immunglobulinen.

---

a) **Falsch.** Es liegt kein Anhalt für einen erhöhten Hirndruck vor, der beispielsweise einer Lumbalpunktion im Wege stehen könnte. Auch besteht keine fokale Symptomatik, welche hinweisend sein könnte für eine Enzephalitis.
b) **Richtig.** Die Symptomkonstellation spricht für eine Meningokokkensepsis.
c) **Falsch.** Eine hämatologische Abklärung wäre bei einer weniger fulminanten Präsentation sinnvoll zur Abklärung beispielsweise einer Immunthrombozytopenie, aber auch einer Leukämie.
d) **Falsch.** Diese Abklärung wäre bei einer chronischen Immunthrombozytopenie (ITP) angezeigt.
e) **Falsch.** Intravenöse Immunglobuline sind u. a. Teil der Therapie einer ITP.

# Genetische Erkrankungen/ Syndromologie

**2**

## Zu Frage 6–8

In der Pränataldiagnostik bei einer 37-Jährigen, die in der 11. Woche schwanger ist, werden sonografisch eine vergrößerte Nackentransparenz, ein Double-Bubble-Phänomen sowie ein ungewöhnlich großer Abstand zwischen 1. und 2. Zehe festgestellt.

### Frage 6

Welche Aussage zum nichtinvasiven Pränataltests (NIPT) trifft am ehesten zu?

a. Der positiv-prädiktive Wert von NIPT ist extrem hoch, bei positivem Ergebnis liegt praktisch immer eine Trisomie 21 vor.

b. Eine mögliche Komplikation bzw. Folge von NIPT ist vorzeitige Wehentätigkeit bei der Schwangeren oder eine Fehlgeburt.

c. Ein negatives Ergebnis sollte mit einer weiteren, idealerweise invasiven Methode abgesichert werden.

d. Der positiv-prädiktive Wert ist abhängig von individuellen Einflussfaktoren, z. B. dem Alter.

e. Mittels NIPT können auch strukturelle Anomalien wie Herzfehler verlässlich diagnostiziert werden.

**Antworten**

a) **Falsch.** Der positiv-prädiktive Wert (engl. positive predictive value, PPV) hängt stark von der Vortestwahrscheinlichkeit ab, was wiederum bei der Trisomie 21 v. a. das mütterliche Alter bestimmt.

b) **Falsch.** Der Vorteil der nichtinvasiven Diagnostik ist insbesondere das fehlende Risiko einer Weheninduktion bzw. einer Fehlgeburt.

c) **Falsch.** Ein negatives Ergebnis hat aufgrund des hohen negativ-prädiktiven Wertes eine extrem hohe Aussagekraft.

d) **Richtig.** Siehe hierzu auch die Erklärung bei a). Während für eine 20-jährige Person der PPV ca. 48 % beträgt, ist bei gleichen Performanzdaten bezüglich Sensitivität und Spezifität bei einer 40-Jährigen eine PPV von 86 % zu erwarten, was immer noch eine 14 % hohe Wahrscheinlichkeit eines falsch-positiven Befundes zulässt.

e) **Falsch.** Mittels NIPT können chromosomale Abberationen erkannt werden, nicht jedoch verlässlich strukturelle Anomalien wie Herzfehler.

**Frage 7**

In der von Ihnen gewählten diagnostischen Methode bestätigt sich die Verdachtsdiagnose einer Trisomie 21. Welche Aussage bezüglich der Ätiopathogenese ist am ehesten zutreffend?

a. Das Risiko für die Entstehung der Translokationstrisomie steigt mit dem Alter der Mutter.

b. Ursächlich kann eine Non-Disjunction in der Mitose sein.

c. Der vorliegende Karyotyp ist 46XX+21 bzw. 46XY+21.

d. Trisomie 21 tritt fast ausschließlich bei männlichen Feten auf.

e. In der Karyotypisierung der Mutter kann keine Ursache für die Trisomie 21 des Kindes gefunden werden.

**Antworten**

a) **Falsch.** Das Risiko für eine freie Trisomie (95 % der Fälle, durch Non-Disjunction in der Meiose) steigt mit dem Alter der Mutter, nicht jedoch das Risiko für eine Translokationstrisomie.

b) **Richtig.** Bei der Sonderform der Mosaik-Trisomie (ca.1 % der Fälle) liegt die Störung in der Mitose. Die phänotypische Ausprägung ist sehr variabel und abhängig vom Zeitpunkt der fehlerhaften Teilung.

c) **Falsch.** Es liegen 47 Chromosomen vor.

d) **Falsch.** Es handelt sich nicht um eine X-chromosomale Abberation.

e) **Falsch.** Durch Vererbung einer balancierten Translokationstrisomie eines Elternteils kann eine „echte" Trisomie entstehen.

---

### Frage 8

Welche Aussage(n) bezüglich der Prognose der Trisomie 21 können Sie am ehesten treffen?

a. Nur wenige Betroffene erreichen das 60. Lebensjahr.

b. Die Lebenserwartung ist besonders durch das häufige Auftreten einer akuten myeloischen Leukämie limitiert.

c. Betroffene Männer sind infertil, während betroffene Frauen schwanger werden können.

d. Die meisten Betroffenen entwickeln Zeichen der Alzheimer-Krankheit.

e. Es ist von einer normalen Lebenserwartung ohne signifikante gesundheitliche Einschränkungen auszugehen.

---

### Antworten

a) **Falsch.** Die durchschnittliche Lebenserwartung liegt heutzutage bei 60 Jahren.

b) **Falsch.** Betroffene haben zwar ein deutlich höheres Risiko für die Entwicklung frühkindlicher Leukämien, die Lebenszeit limitierend sind jedoch eher vorliegende Herzfehler sowie die erhöhte Infektionsanfälligkeit.

c) **Falsch.** Dies galt lange Zeit als richtig, mittlerweile wurden jedoch Zeugungen von betroffenen Männern dokumentiert. Aktuelle Untersuchungen lassen vermuten, dass die Spermien nur deutlich verlangsamt, nicht aber zeugungsunfähig sind.

d) **Richtig.** Das Gen für das Amyloid-Precursor-Protein (APP), aus dem β-Amyloid entsteht, befindet sich auf Chromosom 21. Die meisten Betroffenen entwickeln bereits bis zum 40. Lebensjahr typische Anzeichen einer Alzheimer-Krankheit.

e) **Falsch.** Neben dem erhöhten Risiko für Leukämien leiden die Personen oft an anderen gesundheitlichen Einschränkungen wie z. B. einer Infektionsanfälligkeit.

## Frage 9

Bei einem neugeborenen Mädchen wird der Verdacht auf eine syndromale Erkrankung geäußert. Um die richtige Verdachtsdiagnose zu stellen, schlagen Sie die charakteristischen Ausprägungen der verschiedenen autosomalen Chromosomenaberrationen noch einmal nach. Ordnen Sie die Folgenden dem (1) Edwards-Syndrom bzw. Trisomie 18 und (2) Pätau-Syndrom bzw. Trisomie 13 zu (alphabetisch geordnet, keine Mehrfachnennungen).

A. Beidseitige Lippen-Kiefer-Gaumenspalte
B. Faunenohren
C. Hexadaktylie
D. Mikrognathie
E. Mikrophthalmie
F. Mikrozephalie
G. Überlagerung von Mittel- und Ringfinger durch Zeige- und Kleinfinger
H. Wiegenkufen-Füße

## Antworten

a) (1) B, F, G, H; (2) A, C, D, E
b) (1) A, E, F, H; (2) B, C, D, G
c) (1) A, C, D, E; (2) B, F, G, H
d) (1) B, D, G, H; (2) A, C, E, F
e) (1) A, B, C, D; (2) E, F, G, H

Die gesuchte Lösung ist Antwortmöglichkeit **d**.

## Frage 10

Eine 18-Jährige wird Ihnen vom Gynäkologen überwiesen. Sie steht kurz vor dem Abitur und ist trotz ihrer Größe von 1,50 m eine gute Sportlerin. Sie habe sich bisher nicht getraut, zum Arzt zu gehen, mittlerweile kommt es ihr aber schon komisch vor, dass ihre Periode noch immer nicht eingesetzt hat. Der Gynäkologe hatte einen hypergonadotropen Hypogonadismus festgestellt. Welche Aussage zu Ihrer Verdachtsdiagnose trifft am ehesten zu?

a. Der zu erwartende Karyotyp ist 47,XXX.
b. 95 % der betroffenen Feten sterben intrauterin.
c. Durch Hormonsubstitution ist eine normale Lebenserwartung zu erreichen.
d. Eine typischer Komplikation ist die Osteopetrose
e. Trotz XY-Chromosomensatz entwickelten sich Vagina und Uterus.

a) **Falsch.** Hier liegt am wahrscheinlichsten ein Ullrich-Turner-Syndrom (45,X) vor. Bei einem Triple-X-Syndrom käme es zu psychomotorischen Entwicklungsstörungen und erst sekundär zur Amenorrhö durch verfrühte Ovarialinsuffizienz.

b) **Richtig.** Obwohl das Ullrich-Turner-Syndrom die einzige mit dem Leben vereinbare Monosomie ist, versterben die meisten Betroffenen bereits intrauterin.

c) **Falsch.** Hormone sollten dringlichst substituiert werden, die Lebenserwartung ist jedoch trotzdem reduziert.

d) **Falsch.** Klassischerweise kommt es zur Osteoporose.

e) **Falsch.** Hier wird das Swyer-Syndrom (46,XY Gonadendysgenesie) beschrieben, bei dem es durch fehlendes Anti-Müller-Hormon zur Ausprägung eines weiblichen genitalen Phänotyps kommt. Ähnlich dem Turner-Syndrom liegen Stranggonaden vor, jedoch ist die Körpergröße normal bis übernormal. Neigung zu Malignomentwicklung.

Besorgte Eltern stellen sich mit ihrem 16-jährigen, unwillig wirkenden Sohn bei Ihnen vor. Nach Angaben der Eltern war der Junge stets gut gelaunt, erfolgreich im Basketball (vor allem wegen seiner Größe) und in der Schule beliebt, obwohl er nicht zu den notenstarken Schülern gehöre. Seit einiger Zeit habe er sich jedoch vermehrt zurückgezogen. Im Einzelgespräch mit dem Jungen erfahren Sie, dass er vermehrt gehänselt werde aufgrund seiner immer größer werdenden Brust und dem ausbleibendem Stimmbruch.

Welche Verdachtsdiagnose stellen Sie am ehesten?

a. Klinefelter-Syndrom
b. Fragiles X-Syndrom
c. Martin-Bell-Syndrom
d. DiGeorge-Syndrom
e. Noonan-Syndrom

**Antworten**

a) **Richtig.** Beim Klinefelter-Syndrom kommt es bei Eintritt in die Pubertät aufgrund des Testosteronmangels zu den beschriebenen Symptomen.

b) **Falsch.** Das Fragile X-Syndrom äußert sich vor allem in mentaler Retardierung und Dysmorphiestigmata, wie zum Beispiel großen Ohren und prominentem Kinn.

c) **Falsch.** Martin-Bell-Syndrom ist lediglich ein anderer Name für das Fragile X-Syndrom.

d) **Falsch.** Das DiGeorge-Syndrom (Mikrodeletion 22q11.2) hat andere Charakteristika, jedoch keinen Hochwuchs.

e) **Falsch.** Beim Noonan-Syndrom liegt kein Hochwuchs vor.

**Frage 12**

Welche Aussage zum Klinefelter-Syndrom trifft **nicht** zu?

a. In der Karyotypisierung lassen sich womöglich 49 Chromosomen finden.

b. Es kommt zu einem durch Testosteronmangel induzierten Hochwuchs.

c. Zum Schutz vor Osteoporose sollte nur bis zum 40. Lebensjahr Testosteron substituiert werden.

d. In der körperlichen Untersuchung finden Sie eine Hodenhypoplasie.

e. Bei Kindern und Jugendlichen wird oft ein Aufmerksamkeitsdefizit-Syndrom diagnostiziert.

**Antworten**

a) Der Karyotyp ist relativ variabel. Zwar liegt zumeist 47,XXY vor, es können aber auch Konstellationen wie 48,XXYY oder 49,XXXXY vorliegen.

b) Durch Testosteronmangel schließen sich die Wachstumsfugen verspätet.

c) Testosteron sollte unbedingt lebenslang substituiert werden, vor allem zum Schutz vor Osteoporose.

d) Zudem kann eine Hodendysgenesie vorliegen.

e) Konzentrationsschwierigkeiten treten häufig auf und können zu Fehldiagnosen führen.

Die gesuchte Lösung ist somit Antwort **c**.

**Zu Frage 13-20**
Ordnen Sie die Syndrome a)–g) den folgenden Beschreibungen zu:

A)  Williams-Beuren-Syndrom
B)  DiGeorge-Syndrom
C)  Beckwith-Wiedemann-Syndrom
D)  Angelman-Syndrom
E)  Prader-Willi-Syndrom
F)  Silver-Russell-Syndrom
G)  Noonan-Syndrom

### Frage 13

Durch eine Entwicklungsstörung der Kiemenbögen stehen Herzfehler, Immunschwäche, Gesichtsdysmorphien (tief sitzende dysplastische Ohren, prominente Nasenwurzel bei hypoplastischen Nasenflügeln, Mikrognathie) sowie Hypoparathyreoidismus im Vordergrund.

### Frage 14

Typisch sind die Entwicklung einer starken Adipositas, muskuläre Hypotonie sowie Hypogenitalismus. Die Augen erscheinen mandelförmig.

### Frage 15

Die Betroffenen sind sehr kontaktfreudig und das Gesicht erscheint elfenartig (blaue Iris mit sternförmigem Muster, nach vorn gerichtete Nasenlöcher, breite Stirn). Klinisch im Vordergrund stehen kardiale und vaskuläre Fehlbildungen durch Deletion des Elastin-Gens.

### Frage 16

Vor allem die Sprachentwicklung ist gestört, wobei die Betroffenen ausgesprochen fröhlich wirken und oft lachen. Zumeist kommt es zu ausgeprägten Epilepsien.

## Frage 17

Körper, Zunge und Organe sind auffällig groß. Durch einen Hyperinsulinismus (durch Pankreashyperplasie) kommt es zur Hypoglykämieneigung. Außerdem besteht ein 100-fach erhöhtes Tumorrisiko.

## Frage 18

Die Betroffenen sind kleinwüchsig und mental retardiert. Auffallend sind die nach unten abfallenden Lidachsen. Klinisch dominierend sind die charakteristische Pulmonalstenose sowie eine Blutungsneigung.

## Frage 19

Durch eine verzögerte Knochenreifung kommt es zur Entstehung einer relativen Makrozephalie mit dreieckiger Gesichtsform, spitzem Kinn und großen Augen. Auch durch Therapie mit Wachstumshormonen wird eine normale Endgröße nicht erreicht.

## Antworten

**13-19**: 13B, 14E, 15A, 16D, 17C, 19G, 19F

## Frage 20

Welche Aussage zur Alkoholembryopathie/zum fetalen Alkoholsyndrom (FAS) trifft zu?

   a. Alkoholabusus während der Schwangerschaft ist die häufigste Ursache einer geistigen Behinderung bei Kindern.

   b. Eine Alkoholembryopathie tritt erst ab einer kritischen Schwelle von 100 Gramm reinem Alkohol pro Tag auf.

   c. Typisch ist bei Betroffenen eine Makrozephalie.

   d. Der am häufigsten auftretende Herzfehler ist die Aortenisthmusstenose.

   e. Das fetale Alkoholsyndrom (FAS) tritt nur bei einer exzessiven Alkoholkonsumption während des ersten Schwangerschaftstrimesters auf.

**Antworten**

a) **Richtig.** Es ist die häufigste teratogene Schädigung, die auch am häufigsten zu geistiger Behinderung führt.

b) **Falsch.** Grundsätzlich kann keine Mengenangabe als ungefährlich für den Feten eingestuft werden.

c) **Falsch.** Typischerweise liegt eine Mikrozephalie vor.

d) **Falsch.** Häufiger liegt ein Ventrikelseptumdefekt vor.

e) **Falsch.** Auch geringe Mengen können einen Einfluss haben, auch zu späteren Zeitpunkten in der Schwangerschaft.

# Stoffwechselstörungen

Ein 3-jähriger Junge wird Ihnen mit zerebralen Krampfanfällen vorgestellt. Das EEG zeigt eine Hypsarrhythmie, Haare und Haut erscheinen sehr hell pigmentiert. Der Junge erscheint hyperaktiv und wirft jegliches Spielzeug durch den Raum, das ihm in die Finger kommt. Die Eltern hatten damals ein Neugeborenen-Screening abgelehnt. Die Bestimmung welcher der folgenden Parameter wird Ihre Verdachtsdiagnose am ehesten erhärten?

a. Homocystein im Blut
b. Succinylaceton im Urin
c. Methionin im Urin
d. Delta-Aminolaevulinsäure im Urin
e. Phenylalanin im Blut

a) **Falsch.** Eine Homocystinurie zeigt sich mit einer anderen Klinik.
b) **Falsch.** Eine Tyrosinämie zeigt sich mit einer anderen Klinik.
c) **Falsch.** Methionin wird in der Regel nicht im Urin nachgewiesen. Erhöhte Serumwerte treten z. B. bei Tyrosinämie oder Homocystinurie auf.
d) **Falsch.** Hierbei handelt es sich um einen Metabolit aus dem Porphyrinstoffwechsel.

e) **Richtig.** Ihre Verdachtsdiagnose lautet Phenylketonurie. Durch die fehlende bzw. verminderte Aktivität der Phenylalaninhydroxylase ist die Umwandlung von Phenylalanin zu Tyrosin gestört, wodurch dieses vor allem im ZNS akkumuliert und Krampfanfälle, psychomotorische Entwicklungsstörungen usw. als Folge haben kann. Da vermindert Melanin gebildet wird, sind Betroffene hypopigmentiert.

## Frage 22

Welche Aussage zur Phenylketonurie trifft **nicht** zu?

a. Der Urin, gelegentlich auch der gesamte Körper, nimmt einen typischen „mäuseurinartigen" Geruch an.
b. Es sollte lebenslang eine Diät erfolgen, die frei von der entsprechenden Aminosäure ist.
c. Es bedarf einer weiterführenden Diagnostik, dem oralen Tetrahydrobiopterin-Belastungstest.
d. Es handelt sich um eine Stoffwechselstörung mit autosomal-rezessivem Erbgang.
e. Eine nicht suffizient eingestellte maternalen Phenylketonurie kann zum Abort führen.

## Antworten

a) Das akkumulierte Phenylalanin wird vermehrt mit dem Urin ausgeschieden und bewirkt den entsprechenden Geruch, weshalb die Krankheit auch Phenylketonurie genannt wird. Bei extremen Formen kann sich ein ähnlicher Körpergeruch entwickeln.
b) Phenylalanin ist eine essenzielle Aminosäure, weshalb keine phenylalaninfreie, sondern nur eine -arme Diät erfolgen darf. Zur Senkung sehr hoher Plasmawerte kann nach Diagnosestellung eine vorübergehende phenylalaninfreie Diät indiziert sein.
c) Eine wichtige, wenn auch seltene, Differenzialdiagnose der Hyperphenylalaninämie ist der Tetrahydrobiopterinmangel ($BH_4$, atypische PKU). Es handelt sich dabei um einen Cofaktor der Phenylalaninhydroxylase. Durch die Gabe im Belastungstest würde die Phenylalaninkonzentration sinken. Therapeutisch steht die Substitution im Vordergrund.
d) In Deutschland sind ca. 1:6600 betroffen. Normalerweise wird die PKU durch das Neugeborenen-Screening erfasst.

e) Durch erhöhte Phenylalaninkonzentrationen im mütterlichen Blut kann es beim betroffenen Feten zu Schäden bis hin zum Abort kommen.

Die gesuchte Lösung ist somit Antwort **b**.

## Frage 23

Welche Aussage zu Störungen des Tyrosinabbaus trifft **nicht** zu?

a. Durch Gabe des Herbizids NTBC wird bei der Tyrosinämie des Typs 1 die Funktion der gestörten Fumarylacetoacetase verbessert.
b. Bei einer der Formen färbt sich der Urin bei Luftkontakt schwarz.
c. Im Verlauf kann die Abbaustörung zu degenerativen Veränderungen wie Arthrose führen.
d. Neben der tyrosinarmen Diät sollte die Phenylalaninaufnahme beschränkt werden.
e. Bei der Tyrosinämie Typ 2 kommt es zu schmerzhaften Hornhautläsionen.

## Antworten

a) Das Herbizid wird zwar in der Therapie eingesetzt, allerdings hat es keinerlei Einfluss auf die Enzymfunktion. Es hemmt ein Enzym, welches im Tyrosinstoffwechsel dem Defekt vorgeschaltet ist, und verhindert somit die Bildung der toxischen Metabolite.
b) Hier wird die Alkaptonurie beschrieben, bei der es durch den gestörten Tyrosinstoffwechsel zur Anreicherung der Homogentisinsäure kommt. Charakteristisch ist der schwarz bis braunrot verfärbte Urin.
c) Dies trifft ebenfalls auf die Alkaptonurie zu. Die Homogentisinsäure lagert sich in Knorpel, Sehnen, Haut und Sklera ab.
d) Der Körper bildet Tyrosin aus der essenziellen Aminosäure Phenylalanin. Um die Tyrosinakkumulation zu verhindern, sollte dessen Einnahme ebenfalls vermindert werden.
e) Hierbei handelt es sich um ein Charakteristikum der Tyrosinämie Typ 2.

Die gesuchte Lösung ist somit Antwort **a**.

## Frage 24

Ein 6-jähriges Mädchen wird Ihnen vom Ophthalmologen überwiesen, bei dem sie schon länger wegen einer progressiven Myopie in Behandlung ist. Nun seien plötzlich Doppelbilder aufgetreten. Da das Mädchen auch ungewöhnlich hochgewachsen sei und er eine Intelligenzminderung vermutet, hatte er die Verdachtsdiagnose einer Stoffwechselerkrankung gestellt. Was wäre am ehesten eine Komplikation der Verdachtsdiagnose?

a. Thrombembolie
b. Leberzirrhose
c. Immunschwäche
d. Nephrolithiasis
e. Brachydaktylie

## Antworten

a) **Richtig.** Hier ist eine klassische Homocystinurie wahrscheinlich, bei der durch die erhöhten Homocysteinkonzentrationen eine Arteriosklerose begünstigt wird und die Funktion der Thrombozyten, des Gerinnungssystems und des Endothels beeinflusst wird. Die Gefahr für Thromboembolien ist hoch.

b) **Falsch.** Eine Beteiligung der Leber im Rahmen der Homocystinurie ist zwar möglich, jedoch nicht die vorrangige Komplikation.

c) **Falsch.** Auf das Immunsystem hat die vorliegende Stoffwechselerkrankung keinen Einfluss.

d) **Falsch.** Eine Cystinurie kann durch verstärkte Steinbildung zur Nephro- und/oder Urolithiasis führen. Bei der klassischen Homocystinurie ist dies allerdings nicht der Fall.

e) **Falsch.** Passend zum marfanoiden Habitus kommt es zu langen, schlanken Fingern (Arachnodaktylie).

## Frage 25

Ein somnolenter Säugling wird Ihnen notfallmäßig vorgestellt. Die Laboruntersuchung ergibt stark erhöhte Ammoniak-Werte. Welche Störung liegt am ehesten vor?

a. Ahornsiruperkrankung
b. Fettsäureoxidationsstörung
c. Harnstoffwechselstörung
d. Mitochondriopathie
e. Nephropathie

**Antworten**

a) **Falsch.** Die Ahornsirupkrankheit ist eine Störung im Abbau langkettiger Aminosäuren. Es kommt zwar auch zu ZNS-Schäden und Koma, allerdings liegt keine Hyperammonämie vor.

b) **Falsch.** Eine Hyperammonämie wäre hier zwar möglich, eine andere Ursache ist aber wahrscheinlicher. Typischer Befund einer Fettsäureoxidationsstörung ist eine ketotische Hypoglykämie.

c) **Richtig.** Ammoniak ($NH_3$) besteht aus Stickstoff, welcher normalerweise durch den Harnstoffzyklus eliminiert wird. Eine Hyperammonämie ist ein Notfall, da entstehende Hirnschäden irreversibel sind und sie im Hirntod enden können.

d) **Falsch.** Mitochondriopathien äußern sich durch Schwächen in viel Energie benötigenden Organen (bes. neuromuskulär). Leitbefund ist die Laktaterhöhung im Serum.

e) **Falsch.** Eine Hyperammonämie würde eher zu einem Leberversagen passen, weniger zu einer renalen Ursache.

**Frage 26**

Welche Aussage zum MCAD-Mangel (mittelkettiger Acyl-CoA Dehydrogenase-angel) trifft **nicht** zu?

a. Es handelt sich um den häufigsten Fettsäureoxidations-Defekt.
b. Es kommt typischerweise zu einer Muskelbeteiligung.
c. Die Diagnose kann im Neugeborenen-Screening gestellt werden.
d. Die Akuttherapie besteht aus einer Glukosezufuhr.
e. Oft werden die Patienten im Rahmen von Infektionen auffällig.

**Antworten**

a) Mit einer Häufigkeit von 1:6000 bis 1:10.000 handelt es sich insgesamt um einen häufigeren Stoffwechseldefekt.

b) Eine Affektion der Muskulatur wird dem MCAD-Mangel nicht zugeschrieben.

c) Hierbei werden erhöhte Konzentrationen an Octanoylcarnitin in der Trockenblutkarte nachgewiesen.

d) In katabolen Zuständen kann es zur hypoketotischen Hypoglykämie kommen mit möglicherweise fatalem Ausgang.

e) Auslöser der Katabolie können längere Nüchternepisoden z. B. im Rahmen von Infektionen sein.

Die gesuchte Lösung ist somit Antwort **b**.

### Frage 27

Ein 7 Tage altes Mädchen wird von seinen Eltern in der Notaufnahme der Kinderklinik vorgestellt. Die Eltern berichten, dass das Kind in den letzten Tagen mehr und länger geschlafen habe und weniger an der Brust getrunken habe als sonst. Auch hätten die Eltern einen Anruf aus der Geburtsklinik erhalten, dass im Neugeborenen-Screening ein auffälliger Wert gefunden worden sei. In der körperlichen Untersuchung fallen Ihnen eine Hepatomegalie, eine beschleunigte Atmung sowie eine verlängerte Rekapillarisierungszeit auf. Im Labor finden Sie eine verlängerte PTT, eine Hypoglykämie sowie reduzierende Substanzen im Urin. Welche Maßnahme ist **am wenigsten** indiziert?

a. Die Gabe von Antibiotika mit Wirksamkeit im Gram-negativen Spektrum.

b. Die sofortige Beendigung von Milchzufuhr, inkl. Muttermilch und Formulanahrung.

c. Die Gabe von Vitamin K i. v.

d. Die Isolation des Kindes im Einzelzimmer und Handschuh-Kittel-Pflege.

e. Diagnosesicherung durch Messung der Enzymaktivität in Erythrozyten.

### Antworten

a) Häufig kommt es bei der hier vermutlich vorliegenden Galaktosämie zur Sepsis durch Gram-negative Erreger, wie z. B. *Escherichia coli*. Die verlängerte Rekapillarisierungszeit und reduzierte Trinkmenge sind hier anamnestisch und klinisch wegweisend für die Sepsis. Die Prädisposition für Infektionen wird durch eine hemmende Wirkung der Galaktose auf die Granulozytenfunktion erklärt.

b) Der beschriebene Verlauf passt typischerweise zur Galaktosämie, mit einer früh beginnenden Symptomatik und den passenden Laborbefunden (v. a. den reduzierenden Substanzen im Urin). Die Milchzufuhr sollte unverzüglich gestoppt werden und eine Diät mit einer Säuglingsnahrung auf Soja- bzw. Kaseinhydrolysatbasis begonnen werden.

c) Die verlängerte Prothrombinzeit sowie die Hepatomegalie deuten auf eine frühe Beteiligung der Leber hin, sodass zur Supplementation die Gabe von Vitamin K erwogen werden kann.

d) Es besteht kein Anlass für eine Isolation der Patientin aufgrund der vermuteten Grunderkrankung, sofern nicht andere, hygienische Kriterien dies bedingen.

e) Zur Diagnosesicherung wird die Galaktose-1-Phosphat-Uridyl-Transferase-Aktivität in Erythrozyten gemessen (bzw. der genetische Mutationsnachweis erbracht).

Die gesuchte Lösung ist somit Antwort **d**.

### Frage 28

Welche Aussage zur Methylmalonacidämie bzw. zum Methylmalonsäure-Stoffwechsel trifft am ehesten zu?

a. Der Erbgang ist in der Regel X-chromosomal rezessiv.

b. Ein Vitamin-B12-Mangel kann bei Gesunden zu einer erhöhten Methyl-malonsäure-Ausscheidung führen.

c. Zu den Langzeitkomplikationen gehören extrapyramidale Bewegungs-störungen ohne geistige Behinderung.

d. Die typischen Langzeitkomplikationen erfordern oft eine kombinierte Herz- und Lungentransplantation.

e. Die Überaktivität von Methylmalonyl-CoA-Synthetase kommt es zur Akku-mulation von Methylmalonsäure.

### Antworten

a) **Falsch.** Der Erbgang ist in der Regel autosomal-rezessiv.

b) **Richtig.** Der Grund hierfür ist der Bedarf an Cobalamin als Kofaktor für die Methylmalonyl-CoA-Mutase. Auch Säuglinge von Müttern mit Vitamin-B12-Mangel können betroffen sein.

c) **Falsch.** Die geistige Behinderung gehört ebenfalls zu den Langzeit-komplikationen.

d) **Falsch.** Die terminale Niereninsuffizienz kann eine Nierentransplantation erfordern und bei Patienten mit einer sogenannten Mut0-Mutation (d. h. keine Restaktivität des Enzyms) kann sich eine kombinierte Leber- und Nierentransplantation positiv auf die Methylmalonsäure-Konzentration im Körper und damit die Krankheitsausprägung auswirken.

e) **Falsch.** Durch den Mangel bzw. das Fehlen der Methylmalonyl-CoA-Mutase kommt zu zur Anhäufung von Methylmalonyl-CoA, was wiederum zur Erhöhung von Methylmalonsäure führt.

## Frage 29

Welche Aussage zur Glykogenose Typ I trifft am ehesten zu?

a. Das ursächlich defekte Enzym ist die Alpha-1,4-Glukosidase.
b. Der begleitende Immundefekt betrifft einen Immunglobulinmangel.
c. Es kommt zu einer Hepato- sowie zu einer Nephromegalie.
d. Die Diät besteht aus seltener und geringer Kohlenhydratzufuhr.
e. Aufgrund der Organablagerungen kommt es zu Hochwuchs.

## Antworten

a) **Falsch.** Bei der Glykogenose Typ Ia ist die Glukose-6-Phosphatase, bei Typ Ib die Glukose-6-Phosphat-Translokase defizient. Die alpha-1,4-Glukosidase hingegen ist bei der ursprünglich als Glykogenose eingestuften lysosomalem Speicherkrankheit Morbus Pompe betroffen.
b) **Falsch.** Beim Typ Ib kommt es zur Neutropenie, die eine Therapie mit G-CSF erfordern kann.
c) **Richtig.** Aufgrund der Ablagerung des Glykogens („Glykogenspeicherkrankheit") kommt es zur Organomegalie der Leber und der Nieren.
d) **Falsch.** Charakteristisch für die sogenannten Leberglykogenosen (bei denen die hepatische Manifestation im Gegensatz zur Muskulatur im Vordergrund steht) sind Hypoglykämien, v. a. nach Fütterungspausen, sodass die kontinuierliche Kohlenhydratzufuhr bzw. häufige Mahlzeiten mit langsam resorbierbaren Kohlenhydraten Teil des Managements sind.
e) **Falsch.** Leitsymptom ist der Kleinwuchs bzw. die Gedeihstörung, auch wenn es aufgrund der Ablagerungen zu einer Stammfettsucht kommen kann.

## Frage 30

Es wird Ihnen ein 8-jähriger Junge zur weiteren Abklärung vorgestellt. Der Junge leidet an immer wiederkehrenden, brennenden Schmerzen der Hände und der Fußsohlen, welche als sehr einschränkend empfunden werden. Die Eltern berichten überdies, dass der Junge nie schwitze. Bei der Untersuchung fällt

Ihnen ein purpurroter makulöser Ausschlag v. a. an den Oberschenkeln und im Inguinalbereich auf. Welche Aussage trifft am ehesten zu?

a. Bei der weiteren Untersuchung würden in den meisten Fällen vergröberte Gesichtszüge auffallen.

b. Zur Diagnostik gehört die Aktivitätsbestimmung der Alpha-Galaktosidase A in Leukozyten.

c. Die Therapie besteht aus einer hämatopoetischen Stammzelltransplantation und einer spezifischen Diät bezüglich der Ölsäure.

d. Charakteristisch für die Erkrankung bei betroffenen Mädchen sind Schlaganfälle im Neugeborenenalter.

e. Aufgrund der häufig im Kindesalter beginnenden Nebennireninsuffizenz ist oft eine Therapie mit Kortison erforderlich.

**Antworten**

a) **Falsch.** Vergröberte Gesichtszüge sind insbesondere bei Mukopolysaccharidosen zu erwarten. Die hier beschriebene Symptomatik lässt primär an eine andere lysosomale Speicherkrankheit denken.

b) **Richtig.** Die hier beschriebene Anamnese und Symptomkonstellation sollten den Verdacht auf Morbus Fabry lenken. Bei diesem X-chromosomal vererbten Mangel an alpha-Galaktosidase A kommt es v. a. bei Jungen bzw. Männern zu einer früheren Manifestation als bei Frauen, die in Abhängigkeit von der X-Inaktivierung auch betroffen sein können. Die Extremitätenparästhesien und -schmerzen, oft getriggert durch beispielsweise Infektionen, sind typisch für die erste Lebensdekade. Hinzu kommen die Hypohidrose, rezidivierendes Fieber und Hitzeintoleranz. Die beschriebenen Hautveränderungen sind Angiokeratome. Bei Erwachsenen kommen weitere, schwerwiegendere Manifestationen hinzu, wie z. B. Nierenversagen, Herzinfarkt, Schlaganfall.

c) **Falsch.** Die Therapie der Wahl ist eine Enzymersatztherapie. Die hämatopoetische Stammzelltransplantation wäre die Therapieoption bei Morbus Krabbe, dem Mangel der beta-Galaktosidase A.

d) **Falsch.** Durch die Akkumulation und Ablagerung von Globotriaosylceramid kommt es im weiteren Verlauf zu mehreren, schwerwiegenden Organmanifestationen, jedoch sind Schlaganfälle oder andere ZNS-Affektionen typischerweise erst bei Adulten zu erwarten.

e) **Falsch.** Während es oft zu einer renalen Beteiligung kommen kann (erstes Zeichen ist oft eine Proteinurie), ist der Morbus Addison eine typische Manifestation (bisweilen die einzige) bei der X-chromosomalen Adrenoleukodystrophie.

# Diabetologie/Endokrinologie

# 4

## Zu Frage 31–32

In Ihrer Notaufnahme wird ein 11-jähriger Junge vorgestellt. Sein Allgemeinzustand ist deutlich reduziert, seine Augen sind haloniert. Laut Angaben seiner Mutter wurde der Junge seit einigen Wochen immer schlapper und müder. In der BGA messen Sie folgende Werte: pH 7,2, Blutzucker 480 mg/dl, Kalium 4,5 mmol/l.

### Frage 31

Welches Vorgehen ist **nicht** indiziert?

a. Initiale Volumengabe von 1 l isotoner Lösung (0,9 % NaCl)
b. Kaliumsubstitution mittels 40 mval/l pro 1 l Infusionslösung
c. Gabe von 8,4 % Natriumbicarbonat, 50 mmol über eine Stunde
d. Intravenöse Insulingabe per Perfusor (0,05–0,1 U/kgKG/h)
e. Initial engmaschige Blutzucker-Kontrollen.

### Antworten

a) Es handelt sich um eine diabetische Ketoazidose als Erstmanifestation eines Diabetes mellitus Typ I. Innerhalb der ersten Stunde sollte 1 l isotone Lösung verabreicht werden. Der gesamte Bedarf liegt bei ca. 5–10 l.
b) Auch bei normalem Kaliumspiegel sollte Kalium in der beschriebenen Menge substituiert werden. Lediglich bei Werten über 5,5 mmol/l ist dies nicht nötig.

C. Papan, *Kinder- und Jugendmedizin. Fragen und Antworten*, https://doi.org/10.1007/978-3-662-67327-0_4

c) Bikarbonat sollte nur im Ausnahmefall bei einem pH <7,0 verabreicht werden. Gepuffert wird zudem nur bis zu einem pH von 7,1.

d) Der Blutzuckerspiegel sollte pro Stunde um 50–100 mg/dl gesenkt werden.

e) Auch um eine zu rasche Absenkung zu vermeiden, sollte insbesondere initial engmaschiger getestet werden.

Die gesuchte Lösung ist somit Antwort **c**.

## Frage 32

Welche Aussage zur Senkung des Blutzuckerspiegels des Jungen trifft am ehesten zu?

a. Die Infusionsgeschwindigkeit des Insulins richtet sich nach der Symptombesserung.

b. Ab einer Senkung auf 300 mg/dl sollte 10-prozentige Glukose infundiert werden.

c. Bei Kopfschmerzen in Kombination mit einer veränderten Pupillenweite sollte Thiopental zur Verhinderung von zerebralen Krampfanfällen verabreicht werden.

d. Ab einer Senkung auf 200 mg/dl besteht keine Lebensgefahr mehr.

e. Sobald eine Senkung absehbar ist, kann der Patient ambulant geführt werden.

## Antworten

a) **Falsch.** Die Infusionsgeschwindigkeit richtet sich nach dem Blutzuckerspiegel.

b) **Richtig.** Ein zu schneller Abfall des Spiegels sollte durch Gabe von Glukose vermieden werden. Zudem wird so der intrazelluläre Bedarf gedeckt.

c) **Falsch.** Dies sind zwar Anzeichen des gefürchteten Hirnödems bei diabetischer Ketoazidose, zunächst sollte jedoch nur Mannitol oder hyperbare Kochsalzlösung verabreicht werden. Thiopental sollte nur das Mittel letzter Wahl darstellen.

d) **Falsch.** Die Gefahr des lebensbedrohlichen Hirnödems durch zu rasche Senkung besteht unabhängig vom aktuell gemessenen Blutzuckerspiegel.

e) **Falsch.** Bei der Erstdiagnose und -therapie des Diabetes sollte der Patient aufgrund der notwendigen engmaschigen Kontrollen stationär behandelt werden.

## Frage 33

Welche Aussage zur Diagnostik eines Diabetes mellitus Typ I und II ist am ehesten richtig?

a. Die Diagnose wird bei einmaliger Messung des Nüchternblutzuckers ≥126 mg/dl gestellt.
b. Ein 2-h-Wert im oralen Glukosetoleranztest von 150 mg/dl festigt die Diagnose.
c. Erniedrigte C-Peptid-Spiegel sind hinweisend auf Diabetes mellitus Typ II.
d. Ein Nüchternblutzucker ist definiert als Wert nach achtstündiger Nahrungskarenz.
e. Ab einem Hämoglobin A1c von 5,6 % spricht man von einem Diabetes.

## Antworten

a) **Falsch.** Der Wert muss in zwei getrennten Blutentnahmen gemessen werden.
b) **Falsch.** Ein Wert von 150 mg/dl spricht lediglich für eine pathologische Glukosetoleranz. Bei Werten über 200 mg/dl liegt ein Diabetes mellitus vor.
c) **Falsch.** Durch Abspaltung des C-Peptids entsteht aus Proinsulin das Insulin. Die Spiegel sind also erniedrigt, wenn ein Insulinmangel besteht, was nur beim Typ I der Fall ist.
d) **Richtig.** Vor Messung darf acht Stunden lang keine Nahrung eingenommen werden.
e) **Falsch.** Der Grenzwert für HbA1c liegt bei ≥6,5 %.

## Frage 34

Welche Aussage zu Therapiezielen/-monitoring bezogen auf Diabetes mellitus Typ I und II ist am ehesten richtig?

a. Bei einem Nüchternblutzucker von 140 mg/dl ist das Therapieziel eines Diabetes mellitus Typ I erreicht.
b. Es sollte direkt nach Diagnosestellung mit jährlichen Kontrollen des Augenhintergrunds begonnen werden.
c. Das Ziel der Therapie von Diabetes mellitus Typ I und II ist ein HbA1c-Wert von <7 %.
d. Die jährliche Kontrolle des Augenhintergrunds ist nur bei Diabetes mellitus Typ II erforderlich.
e. Glukosurie ist ein Frühzeichen der diabetischen Nephropathie und sollte daher beim Therapiemonitoring kontrolliert werden.

a) **Richtig.** Während beim Diabetes mellitus Typ II Nüchternblutzuckerwerte von <126 mg/dl angestrebt werden, ist das Therapieziel eines Diabetes mellitus Typ I bereits bei Werten von 90–145 mg/dl erreicht.

b) **Falsch.** Die Kontrollen sind erst ab dem 5. Erkrankungsjahr (bzw. 11. Lebensjahr) indiziert.

c) **Falsch.** Beim Diabetes mellitus Typ I liegt der HbA1c-Zielwert bei 7–7,5 %. Die Hypoglykämiegefahr wird somit möglichst gering gehalten.

d) **Falsch.** Die jährliche Kontrolle des Augenhintergrunds ist sowohl bei Diabetes mellitus Typ I als auch Typ II erforderlich. Diese Untersuchung dient der Früherkennung und Überwachung diabetischer Retinopathien, einer häufigen Komplikation des Diabetes.

e) **Falsch.** Zu Glukosurie kommt es erst im weiteren Verlauf. Als Screening auf eine beginnende diabetische Nephropathie ist daher eher die Bestimmung der GFR, einer eventuellen Proteinurie sowie von Elektrolyten und Kreatinin im Blut indiziert.

---

### Frage 35

Die Ursache eines Typ-I-Diabetes liegt zumeist in der autoimmunen Zerstörung pankreatischer Beta-Zellen. Die Diagnose wird bei Nachweis mindestens eines Autoantikörpers gestellt. Welcher der Folgenden wird am häufigsten im Kindesalter nachgewiesen?

a. Inselzellantikörper (ICA)
b. Autoantikörper gegen Glutamat-Decarboxylase der B-Zelle (GAD65A)
c. Insulinautoantikörper (IAA)
d. Autoantikörper gegen Pankreas-assoziiertes Protein (IA-2A)
e. Autoantikörper gegen den Zink-Transporter 8 der B-Zelle (ZnT8)

---

a) **Falsch.** Ein anderer Antikörper wird häufiger nachgewiesen.

b) **Falsch.** Diese werden nur in 65–80 % nachgewiesen.

c) **Richtig.** IAA werden bei bis zu 90 % der Betroffenen nachgewiesen. Je jünger die Betroffenen bci Erstmanifestation, desto wahrscheinlicher.

d) **Falsch.** Der Nachweis von IA-2A ist zwar auch relevant, aber nicht so häufig wie der Nachweis von IAA.

e) **Falsch.** ZnT8-Antikörper sind von den genannten am seltensten positiv.

## Frage 36

Welche Aussage zur intensivierten Insulintherapie des Diabetes mellitus Typ I trifft am ehesten zu?

a. Die Wirkung neuer Insulinanaloga setzt bereits nach 15 min ein.

b. NPH-Insulin sollte 0–30 min vor den Mahlzeiten verabreicht werden.

c. Detemir ist vor allem als Basalinsulin bei Kleinkindern geeignet, da es wegen seiner langen Wirkdauer von 20 h selten gespritzt werden muss.

d. Die intensivierte Insulintherapie erfordert keine regelmäßigen Blutzuckerselbstkontrollen.

e. Humaninsulin gehört zu den kurzwirkenden Insulinen und erreicht sein Wirkmaximum nach einer Stunde.

## Antworten

a) **Richtig.** Die beschriebene Substanz ist „faster aspart". Durch Zusatz von Vitamin B3 und L-Arginin konnte der Wirkeintritt des Insulin aspart nochmals beschleunigt werden.

b) **Falsch.** NPH-Insulin zählt zu den Intermediärinsulinen und sollte zweimal täglich verabreicht werden.

c) **Falsch.** Detemir ist erst für Kinder >6 Jahren zugelassen.

d) **Falsch.** Bei der intensivierten Insulintherapie des Diabetes mellitus Typ I ist die regelmäßige Überwachung des Blutzuckerspiegels durch Selbstkontrollen essenziell. Dies ermöglicht eine individuelle Anpassung der Insulindosis und eine optimale Einstellung des Blutzuckers. Die Selbstkontrollen dienen auch der Erkennung von Hypoglykämien und der Beurteilung der Therapieeffektivität.

e) **Falsch.** Das Humaninsulin gehört zwar zur Gruppe der kurzwirkenden Insuline, das Wirkmaximum wird jedoch erst nach 2–3 h erreicht.

**Frage 37**

Welche(s) der folgenden oralen Antidiabetika sind/ist für das Kindesalter zugelassen?

(1)  Glucagon-like Peptid 1 (GLP-1)-Rezeptor-Agonisten
(2)  Dipeptidylpeptidase-4 (DDP-4)-Hemmer
(3)  Metformin
(4)  Sodium-Glukose-Transporter-2 (SGLT-2)-Hemmer
(5)  Sulfonylharnstoffe

**Antwortmöglichkeiten**

a. Alle der oben genannten Medikamente
b. Nur Medikamente (1) bis (4)
c. Nur Medikamente (3) und (4)
d. Nur Medikament (3)

**Antworten**

Zugelassen ist nur Metformin. Vor allem durch Sulfonylharnstoffe bestünde eine extreme Hypoglykämiegefahr.

Die gesuchte Lösung ist somit Antwort **d**.

**Frage 38**

Welche Aussage zu genetischen Diabetesformen trifft **nicht** zu?

a. Gendefekte können zu abnormer Pankreas- (bzw. Inselzell-)entwicklung oder gestörter Insulinsekretion führen.
b. Die MODY-Formen („maturity onset diabetes of the young") des Diabetes mellitus müssen dringlichst behandelt werden.
c. Ein neonataler Diabetes zeigt zumeist eine komplette Remission innerhalb von 12 Wochen.
d. Bei Beginn eines Diabetes mellitus im ersten Lebenshalbjahr sollte eine genetische Untersuchung veranlasst werden.
e. Betroffene eines transienten neonatalen Diabetes entwickeln in 50 % der Fälle im späteren Kindesalter wieder einen Diabetes mellitus.

a) Die Gendefekte können dominant, rezessiv oder mitochondrial vererbt werden.
b) Der häufige MODY2 (GCK) zum Beispiel muss nicht behandelt werden, da das Hyperglykämierisiko nur leicht erhöht ist.
c) Der transiente neonatale Diabetes ist die häufigste Form und bezieht sich zumeist nur auf die 1.–12. Lebenswoche.
d) Sowohl die transiente als auch die permanente Form des neonatalen Diabetes mellitus kann auf Gendefekten beruhen.
e) Eine Prädisposition für den weiteren Verlauf besteht.

Die gesuchte Lösung ist somit Antwort **b**.

## Frage 39

Welche der genannten ist **am wenigsten** eine mögliche Folge eines Gestationsdiabetes mellitus (GDM) für das betroffene Kind?

a. Large for gestational age
b. Atemnotsyndrom
c. Kardiomyopathie
d. Postnatale Hyperglykämie
e. Neugeborenenikterus

a) Durch vermehrte Adipogenese kommt es zur Makrosomie.
b) Durch verminderte Surfactantbildung kommt es zur Atemstörung bis hin zum Atemnotsyndrom.
c) Durch vermehrte Glykogeneinlagerung in den Herzmuskel kommt es zur Kardiomyopathie. Bei sehr frühem Gestationsdiabetes kann es auch zu Herzfehlern kommen.
d) Intrauterin kommt es zur Gewöhnung an hohe Glukosespiegel, wodurch der fetale Insulinspiegel gesteigert wird. Postnatal kommt es dadurch eher zu Hypoglykämie und Elektrolytstörungen.
e) Das Risiko für Hyperbilirubinämie ist erhöht.

Die gesuchte Lösung ist somit Antwort **d**.

**Frage 40**

Welche Aussage zur Diagnostik von Wachstumsstörungen trifft **nicht** zu?

a. Zur Bestimmung des Knochenalters wird eine Röntgenaufnahme der linken Hand angefertigt.

b. Die genetische Zielgröße lässt sich aus der Größe der biologischen Eltern ermitteln. Der daraus resultierende Zielbereich deckt eine Spanne von 17 cm ab.

c. Körperproportionen werden durch die Korrelation von der Armspanne mit der Beinlänge ermittelt.

d. Hormonelle Untersuchungen sind immer notwendig, um Wachstumsstörungen zu diagnostizieren.

e. Für die Diagnose muss die Körperlänge um 15 Perzentilenpunkte abfallen und/oder die Wachstumsgeschwindigkeit mehrfach unter der 25. Perzentile liegen.

**Antworten**

a) Dies wird Carpogramm genannt. Idealerweise sollte die Röntgenaufnahme noch Anteile von Radius und Ulna beinhalten.

b) Der genetische Zielbereich ist definiert als die genetische Zielgröße +/- 8,5 cm. Die genetische Zielgröße lässt sich wie folgt berechnen: 0,5× (Größe der Mutter + Größe des Vaters in cm) + 6,5 cm (Jungen) bzw. − 6,5 cm (Mädchen).

c) Entscheidend ist die Korrelation von Armspanne und Sitzhöhe mit der gemessenen Körpergröße.

d) Es gibt verschiedene Arten von Wachstumsstörungen, die durch genetische, chromosomale, metabolische oder strukturelle Ursachen hervorgerufen werden können, ohne dass eine hormonelle Dysfunktion vorliegt. Hormonelle Untersuchungen sind daher nicht immer erforderlich, insbesondere wenn die klinische Untersuchung und die Anamnese auf andere Ursachen hinweisen. In einigen Fällen kann jedoch eine hormonelle Diagnostik sinnvoll sein, wenn der Verdacht auf eine Hormonstörung besteht oder andere Symptome darauf hinweisen.

e) So wird die Diagnose einer Wachstumsstörung nach dem zweiten Lebensjahr gestellt.

Die gesuchte Lösung ist somit Antwort **c**.

**Frage 41**

Welches der Folgenden ist **nicht** mit Hochwuchs assoziiert?

   a. Sotos-Syndrom
   b. Achondroplasie
   c. Homozystinurie
   d. Klinefelter-Syndrom
   e. Marfan-Syndrom

**Antworten**

a) Das Sotos-Syndrom (zerebraler Gigantismus) entsteht durch Mutation des NSD1-Gens und resultiert in Gigantismus, Makrozephalus und Gesichtsveränderungen.

b) Bei der Achondroplasie ist die enchondrale Ossifikation gestört, was zu Skelettdysplasie mit normaler Rumpflänge, aber kleinen plumpen Extremitäten führt. Die Körperlänge bleibt dabei unter 130 cm.

c) Bei der Homozystinurie kommt es zu Hochwuchs.

d) Auch beim Klinefelter-Syndrom liegt ein Hochwuchs vor.

e) Es handelt sich um eine Bindegewebserkrankung, die durch schnelles Körperwachstum im Hochwuchs resultiert.

Die gesuchte Lösung ist somit Antwort **b**.

**Frage 42**

Welche Aussage über die Hochwuchstherapie trifft am ehesten zu?

   a. Mädchen sollte ein Zweiphasenpräparat verordnet werden.
   b. Es werden Hormon-Depots alle 14 Tage intramuskulär injiziert.
   c. Die absolute Indikation einer Hochwuchstherapie wird anhand der Endgrößenprognose gestellt.
   d. Es handelt sich hierbei um eine rein kosmetische Behandlung.
   e. Eine Epiphyseodese gilt als obsolet in der Hochwuchstherapie.

a) **Richtig.** Um Zyklusstörungen und starker Proliferation entgegenzuwirken, wird im Rahmen des Zyklus neben einer täglichen Gabe eines Östrogens zusätzlich für 10–14 Tage ein Progesteronderivat verabreicht.

b) **Falsch.** Dies ist nur bei Jungen der Fall. Mädchen sollten täglich p.o. therapiert werden.

c) **Falsch.** Erst ab Größen von >185 cm (Mädchen) bzw. >205 cm (Jungen) in der Endgrößenprognose darf eine Therapie eingeleitet werden. Eine absolute Indikation besteht allerdings nicht. Die Entscheidung muss von Patient/in und Eltern nach sorgfältiger Aufklärung getroffen werden.

d) **Falsch.** Obwohl die Hochwuchstherapie dazu beitragen kann, das Wachstum und die Körpergröße zu verbessern, ist sie nicht ausschließlich eine kosmetische Behandlung. Bei einigen Patienten kann ein übermäßiger Wachstumshormonmangel zu gesundheitlichen Problemen führen, wie z. B. einer verzögerten Pubertät oder Hormonmangelzuständen.

e) **Falsch.** Der operative Verschluss der Epiphysenfugen (Epiphyseodese) stellt weiterhin eine alternative Therapieoption dar.

## Zu Frage 43–44

Besorgte Eltern stellen sich mit ihren 12-jährigen Zwillingstöchtern bei Ihnen vor. Bei Geburt waren beide gleich groß (3. Perzentile), mittlerweile ist Mara jedoch um einiges größer als Sophia (aktuell >97. Perzentile) und ihre sekundären Geschlechtsmerkmale sind deutlich ausgeprägter. In der endokrinologischen Untersuchung stellen Sie bei Mara erhöhte LH-Spiegel fest.

## Frage 43

Welche diagnostische Methode ist zunächst indiziert?

a. Es sollte ein GnRH-Test erfolgen.
b. Es sollte ein cMRT durchgeführt werden.
c. Es sollte nach Keimzelltumoren gesucht werden.
d. Es sollte eine genetische Analyse durchgeführt werden.
e. Es sollte ein ACTH-Test erfolgen.

a)  **Falsch.** Durch die bereits in der Fallbeschreibung gegebenen Informationen ist dieser Test überflüssig.

b)  **Richtig.** Hier handelt es sich um eine zentrale Pubertas praecox (sog. Pubertas praecox vera). Die Ursachen bleiben häufig unentdeckt, jedoch sollte ein Ausschluss von cerebralen Pathologien (z. B. Hypophysenadenom) erfolgen.

c)  **Falsch.** Durch die erhöhten LH-Spiegel ist bereits eine zentrale Ursache für die Pubertas praecox wahrscheinlicher.

d)  **Falsch.** Obwohl es Fälle gibt, in denen genetische Veränderungen mit Pubertas praecox assoziiert sind, ist eine genetische Analyse nicht die erste indizierte diagnostische Methode bei diesen Zwillingstöchtern. Angesichts der erhöhten LH-Spiegel bei Mara und den Unterschieden in Größe und sekundären Geschlechtsmerkmalen ist eine zentrale Ursache der Pubertas praecox wahrscheinlicher.

e)  **Falsch.** Die Ursache wird vermutlich nicht in der Nebennierenrinde liegen.

Welche Aussage(n) zum weiteren Vorgehen ist/sind **am wenigsten** richtig?

(1)  Es sollten monatlich GnRH-Analoga (bspw. Leuprorelinacetat) injiziert werden.

(2)  Zu Beginn der Therapie kann es zu vaginalen Blutungen oder Ovarialzysten kommen.

(3)  Die GnRH-Analoga bewirken eine Aufrechterhaltung der Östrogenspiegel.

(4)  Die Therapie sollte möglichst frühzeitig begonnen werden, um einen weiteren Hochwuchs zu verhindern.

(5)  Unter Therapie mit einem GnRH-Analogon kann es zu einer Abnahme der Knochendichte kommen.

**Antwortmöglichkeiten**

a.  Aussage (4)
b.  Aussagen (1), (2) und (3)
c.  Aussagen (1) und (4)
d.  Aussagen (3) und (4)
e.  Aussagen (2) und (5)

**Antworten**

(1) Die Therapie der zentralen Pubertas praecox erfolgt durch Injektion von Hormondepots.

(2) Zu Beginn der Therapie kann es durch Überstimulation zum Einsetzen von vaginalen Blutungen/Ovarialzysten kommen.

(3) Es kommt paradoxerweise zu einer Überstimulation, wodurch die GnRH-Rezeptoren der Hypophyse desensibilisiert werden, resultierend in einer verminderten Freisetzung von LH und FSH und folglich der peripheren Geschlechtshormone.

(4) Die Therapie sollte zwar möglichst frühzeitig begonnen werden, es besteht allerdings eher die Gefahr des Kleinwuchses durch das verfrühte Schließen der Wachstumsfugen.

(5) Auch kann es nach Therapie mit einem GnRH-Analogon zu einer Epiphyseolyse kommen, bedingt durch eine Auflockerung der Epiphysenfuge durch die geringe Östrogenkonzentration während der Behandlung.

Die gesuchte Lösung ist somit Antwortmöglichkeit **d**.

**Frage 45**

Welche Aussage bezüglich zu klein und/oder zu leicht geborenen Kindern („small for gestational age") trifft am ehesten zu?

a. Es besteht eine Prädisposition für das frühe Auftreten von Herzinfarkten/Schlaganfällen.

b. Der Kopf ist typischerweise größer als der Normwert.

c. Nur 50 % holen das Wachstum im ersten Lebenshalbjahr auf.

d. Im Verlauf wird oft eine kompensatorisch überdurchschnittliche Körpergröße erreicht.

e. Eine Wachstumshormontherapie ist ab dem 2. Lebensjahr indiziert, sofern eine Größe von <-2,5 Standardabweichungen besteht.

**Antworten**

a) **Richtig.** Es besteht eine Prädisposition zur Entwicklung eines metabolischen Syndroms, welches mit früh auftretenden Herzinfarkten/Schlaganfällen einhergeht.

b) **Falsch.** Im Vergleich zur Körperlänge erscheint der Kopf groß, obwohl er tatsächlich eine normale Größe aufweist (Pseudohydrozephalus).

c) **Falsch.** Bis zu 90 % holen das Wachstum im ersten Lebenshalbjahr auf.

d) **Falsch.** Small-for-gestational-age-Kinder haben eine verzögerte Wachstumsrate während der Schwangerschaft und neigen dazu, kleiner als der Durchschnitt zu sein. Obwohl einige dieser Kinder im Laufe der Zeit aufholen und eine normale Körpergröße erreichen können, besteht keine Gewähr dafür.

e) **Falsch.** Eine Wachstumshormontherapie ist frühestens ab dem 4. Lebensjahr indiziert.

### Frage 46

Welche Aussage zur Therapie mit Somatotropin trifft **nicht** zu?

a. Der Körperfettanteil nimmt ab.

b. Niereninsuffizienz stellt eine Kontraindikation dar, da eine Rezeptorresistenz besteht.

c. Anhand von IGF-1-Spiegeln wird die Therapie engmaschig kontrolliert.

d. Die Gaben erfolgen subkutan.

e. Es kommt zur diabetischen Stoffwechsellage.

### Antworten

a) Wachstumshormone fördern den Fettabbau und Muskelaufbau.

b) Die aus Niereninsuffizienz entstehende Wachstumshormonresistenz stellt sogar eine mögliche Indikation zur Wachstumshormontherapie dar.

c) Die Dosierung sollte anhand von IGF-1-Spiegeln gesteuert werden.

d) Die tägliche Applikation erfolgt subkutan.

e) Wachstumshormone erhöhen den Blutzuckerspiegel, daher ist die Durchführung von oralen Glukosetoleranztests während der Therapie empfehlenswert.

Die gesuchte Lösung ist somit Antwortmöglichkeit **b**.

### Frage 47

Sie vermuten eine Störung der Cortisolsekretion. Zur Diagnosefindung führen Sie alle nötigen Tests durch. Sie erheben folgende Ergebnisse:

ACTH-Spiegel ↑ ; CRH-Test: ACTH ↑ Cortisol ↑ ;

Dexamethason-Kurztest: Cortisol ↔; Dexamethason-Langtest: Cortisol ↓

Welche Diagnose stellen Sie am ehesten?

a. Normale Funktion
b. Adrenales Cushing-Syndrom
c. Zentrales Cushing-Sydndrom
d. Primärer Hyperaldosteronismus
e. Ektopes Cushing-Syndrom

## Antworten

a) **Falsch.** Der ACTH-Spiegel wäre normal und auch im Dexamethason-Kurztest wäre ein Abfall des Coritsolspiegels zu erwarten.
b) **Falsch.** Der basale ACTH-Spiegel wäre vermindert. Außerdem ließe sich
die ACTH- und Cortisolproduktion im CRH-Test nicht stimulieren.
c) **Richtig.** Es handelt sich um das zentrale Cushing-Syndrom (auch Morbus
Cushing genannt). Die Hemmtests stützen die Diagnose Hypercortisolismus,
zur genauen Diagnosefindung tragen sie jedoch nicht bei.
d) **Falsch.** Bei einem Hyperaldosteronismus wären die ACTH-Spiegel normal
oder erniedrigt, und die Cortisolspiegel würden nicht auf CRH-Stimulation
reagieren.
e) **Falsch.** Der basale ACTH-Spiegel wäre zwar erhöht, ein Cortisolanstieg
ließe sich jedoch nicht durch CRH-Gabe induzieren.

## Frage 48

Ein 14-jähriger Junge wird zur J1-Untersuchung bei Ihnen vorstellig. Die
Schambehaarung ist kräftig und gekräuselt ohne Übergang auf den Oberschenkel. Sie messen ein Hodenvolumen von 3 ml, der Penis ist klein, die Haut
des Skrotums ist erweitert. In welchem Pubertätsstadium nach Tanner befindet
sich der Junge?

a. Tanner III
b. Ph4, G2
c. Ph5, B3
d. Ph3, G3
e. Ph4, B4

## Antworten

a) **Falsch.** Die Stadien werden in Ph (Schambehaarung) und G (Genital) bzw. B (Brust) für Mädchen eingeteilt.

b) **Richtig.**

c) **Falsch.** B steht für Brustentwicklung und gilt nur für Mädchen.

d) **Falsch.** Im Stadium Ph3 würde die Behaarung nur knapp über die Symphyse hinausgehen. Im Stadium G3 läge ein Hodenvolumen von 6–12 ml vor und der Penis wäre schon länger.

e) **Falsch.** Siehe Antwortmöglichkeit c; B bezieht sich auf die Brustentwicklung.

## Frage 49

Welche Aussage zur Pubertas tarda trifft am ehesten zu?

a. Es beschreibt das Ausbleiben von Pubertätszeichen bei Mädchen im Alter von 10 Jahren.

b. Es beschreibt das Ausbleiben von Pubertätszeichen bei Jungen von 12 Jahren.

c. Laut Definition liegt eine Pubertas tarda vor, wenn bei 14-jährigen Jungen das Hodenvolumen ≤3 ml beträgt.

d. Bei einem Stillstand von 3 Monaten nach begonnener Pubertätsentwicklung spricht man von Pubertas tarda.

e. Wenn die Zeit von B2 bis Menarche beim Mädchen mehr als 1 Jahr dauert, spricht man von Pubertas tarda.

## Antworten

a) **Falsch.** Für Mädchen wird eine Altersgrenze von 13,5 Jahren gewählt.

b) **Falsch.** Für Jungen liegt die Grenze, ab der von Pubertas tarda gesprochen wird, bei 14 Jahren.

c) **Richtig.** Der beschriebene Befund würde für ein zu langsames Durchschreiten der Pubertätsentwicklung beim Jungen sprechen.

d) **Falsch.** Ab einem Stillstand >18 Monaten ist die Definition erfüllt.

e) **Falsch.** Ab >5 Jahren Latenz zwischen B2 und der Menarche liegt eine Pubertas tarda beim Mädchen vor.

## Frage 50

Welche Aussage zur verzögerten Pubertät (Pubertas tarda) trifft **nicht** zu?

a. Eine Pubertas tarda kann auch unabhängig vom Alter bestehen.
b. Die Gabe von β-HCG subkutan kann bei vorliegender Pubertas tarda indiziert sein.
c. Es liegt zumeist eine endokrinologische Ursache vor.
d. Es kann ein Morbus Crohn ursächlich sein.
e. Es können ein hypergonadotroper sowie ein hypogonadotroper Hypogonadismus bestehen.

## Antworten

a) Von Pubertas tarda spricht man auch, wenn die Pubertät zu langsam durchschritten wird. Bei Mädchen sollten <5 Jahre zwischen Stadium B2 und Einsetzen der Menarche liegen, während bei Jungen das Stadium G5/Ph5 <5,5 Jahre nach Bestehen eines Hodenvolumens von >3 ml erreicht sein sollte. Zudem wird ein Stillstand der Pubertätsentwicklung von mehr als 18 Monaten ebenfalls als Pubertas tarda gewertet.
b) Bei Jungen stellt die Testosteron-Gabe die Therapie der ersten Wahl dar. Alternativ kann bei hypogonadotropem Hypogonadismus auch β-HCG, FSH oder GnRH verabreicht werden.
c) Zumeist liegt eine konstitutionelle Wachstumsverzögerung vor.
d) Prinzipiell kann es durch jede chronische Erkrankung zu einer Verzögerung der Pubertätsentwicklung kommen. Bei chronisch-entzündlichen Erkrankungen wie dem M. Crohn ist dieses Risiko besonders groß, wenn die Erkrankung nicht ausreichend unter Kontrolle ist.
e) Entscheidend ist lediglich das Vorliegen eines Hypogonadismus, unabhängig von der Ätiologie.

Die gesuchte Lösung ist somit Antwortmöglichkeit **c**.

## Frage 51

Ein 18-jähriges Mädchen stellt sich bei Ihnen vor, da ihre Periodenblutung nie eingesetzt hat. In der körperlichen Untersuchung zeigen sich gut entwickelte Mammae und ein normales äußeres weibliches Genital. Allerdings fehlen Axillar- und Schambehaarung und ein Uterus ist sonografisch nicht auffindbar. Die

Blutuntersuchung ergibt hohe Testosteronspiegel, die Chromosomenunter-
suchung ergibt das Ergebnis 46,XY.
Welche der folgenden Verdachtsdiagnosen stellen Sie am ehesten?

a. 5-α-Reduktase-Mangel
b. Swyer-Syndrom
c. 21-Hydroxylase-Mangel
d. Turner-Syndrom
e. Androgenresistenz

## Antworten

a) **Falsch.** Bei einem 5-α-Reduktase-Mangel ist die Umwandlung von Testosteron in das wirksamere 5-α-Dihydrotestosteron gestört. Der Genotyp wäre
   passend, jedoch kommt es in der Pubertät durch Anstieg der
   Testosteronkonzentration zur starken Virilisierung (z. B. Peniswachstum).
   Bei Geburt kann das Genital weiblich erscheinen.
b) **Falsch.** Hier käme es zwar auch zu einem weiblichen Phänotyp bei männlichem Genotyp, allerdings persistieren die Müller-Gänge, wodurch ein
   Uterus entsteht. Hohe Testosteronspiegel wären ebenfalls nicht zu erwarten.
c) **Falsch.** Dieser Enzymmangel ist die häufigste Ursache des adrenogenitalen
   Syndroms. Bei männlichem Genotyp käme es zur Pubertas praecox.
d) **Falsch.** Das Turner-Syndrom ist eine genetische Störung, die bei Mädchen
   auftritt und durch das Fehlen eines oder eines Teils eines X-Chromosoms
   gekennzeichnet ist. Typischerweise haben Mädchen mit Turner-Syndrom
   eine verkürzte Statur, einen fehlenden oder undeutlichen zweiten
   Geschlechtschromosomensatz (45,X) und können verschiedene körperliche
   Merkmale aufweisen, wie beispielsweise einen breiten Nacken und eine flache Brust.
e) **Richtig.** Hier liegt vermutlich eine Androgenresistenz (testikuläre Femini-
   sierung) vor, bei der die äußeren Genitalien weiblich erscheinen, aber die
   Vagina blind endet. Eine direkte Genanalyse wäre beweisend.

**Frage 52**

Welche Aussage zum adrenogenitalen Syndrom (AGS) trifft **nicht** zu?

a. Bei weiblichem Genotyp sind Vagina, Uterus, Ovarien und Tuben vorhanden und intakt.

b. Bei Erbrechen und Diarrhö kommt es zur Hyperkaliämie.

c. Anhand von Klitorishypertrophie und Ausprägungsgrad der Körperbehaarung wird in Stadien eingeteilt.

d. Nicht alle AGS-Formen werden im Neugeborenen-Screening erfasst.

e. In Stresssituationen (z. B. bei Infektionen) muss die Hydrokortison-Dosis erhöht werden.

**Antworten**

a) Die inneren Genitalien sind regelgerecht angelegt. Durch Androgenexzess kommt es zur Virilisierung.

b) Wenn es zu Erbrechen und Diarrhö kommt, liegt zusätzlich das Salzverlustsyndrom durch Mineralokortikoidmangel vor. Dabei kommt es zu Hyponatriämie und resultierender Hyperkaliämie.

c) Die weibliche Virilisierung wird nach Prader eingeteilt anhand der Klitorishypertrophie, der Fusion der Labien und der Lage der Urethra.

d) Im Neugeborenen-Screening wird 17-OH-Progesteron gemessen, welches jedoch bei nicht klassischen Formen des AGS nicht ansteigt.

e) Bei körperlichem Stress, z. B. durch eine Infektion oder Operation, muss die Dosierung des Hydrokortisons bei beiden Formen des AGS (klassisch und nicht-klassisch) erhöht werden auf das 3- bis 5 (bis 10-)Fache der üblichen Dosis.

Die gesuchte Lösung ist somit Antwortmöglichkeit **c**.

**Frage 53**

Ein Neugeborenes wird auffällig durch Trinkschwäche und Gewichtsabnahme. Welches der Folgenden würde am ehesten **gegen** ein adrenogenitales Syndrom (AGS) sprechen?

a. Metabolische Alkalose

b. Diarrhö

c. Hyperchlorämie

d. Pigmentiertes Skrotum

e. Verminderter Hautturgor

Die gesuchte Lösung ist somit Antwortmöglichkeit **c**.

## Antworten

a) Bei einem AGS käme es zur metabolischen Azidose, da vermindert $H^+$-Ionen durch die Niere ausgeschieden werden und die Hyperkaliämie die Aufnahme von Protonen nach intrazellulär hemmt. In diesem Falle könnte eine hypertrophe Pylorusstenose vorliegen.

b) Eine Diarrhö differenziert nicht ausreichend zwischen einem AGS und anderen Ursachen.

c) Bei einer hypertrophen Pylorusstenose kommt es durch ständiges Erbrechen zur Hypochlorämie, im Gegensatz zum AGS.

d) Das pigmentierte Skrotum bei Jungen mit AGS spricht gegen die wahrscheinlichste Differenzialdiagnose, in diesem Fall die hypertrophe Pylorusstenose.

e) Durch Exsikkose kommt es sowohl beim AGS als auch bei der hypertrophen Pylorusstenose zu einem verminderten Hautturgor.

Die gesuchte Lösung ist somit Antwortmöglichkeit **a**.

## Frage 54

Welche Aussage zur Therapie einzelner Nebennierenrinden-Störungen trifft **nicht** zu?

a. Die Therapie des klassischen adrenogenitalen Syndroms beruht auf einer Suppression der Hormonachse.

b. Da dem Morbus Addison zumeist eine Autoimmunadrenalitis zugrunde liegt, sollte immunsuppressiv behandelt werden.

c. Die Therapie eines primären Conn-Syndroms ist die Entfernung der Nebennieren.

d. Bei Mineralokortikoidexzess können Antagonisten eingesetzt werden.

e. Die häufigste Ursache für einen Glukokortikoidexzess ist die iatrogene Gabe.

## Antworten

a) Es handelt sich um eine suppressive Steroidtherapie, wobei vom körpereigenen negativen Feedback-Mechanismus Gebrauch gemacht wird. Somit wird durch das künstliche Erreichen hoher Cortisolspiegel eine Normalisierung der ACTH-Spiegel induziert.

b) Die genannte Ursache liegt zwar in 80–90 % der Fälle vor, es wird jedoch mit einer substitutiven Steroidtherapie behandelt.

c) Beim primären Conn-Syndrom liegen Adenome vor, welche entfernt werden sollten.

d) Bei disseminierten Formen des Mineralokortikoidexzesses (Conn-Syndrom) werden Aldosteronantagonisten eingesetzt.

e) Im Gegensatz zu den anderen Ursachen einer überschießenden Glukokortikoidproduktion ist die iatrogene Gabe die häufigere Ursache für einen Exzess.

Die gesuchte Lösung ist somit Antwortmöglichkeit **b**.

## Zu Frage 55–56

Der 15-jährige, sehr schlanke Erik fällt in der J1-Untersuchung durch stark erhöhte Blutdruckwerte auf. Seine Pulsfrequenz ist ebenfalls erhöht, auf Nachfrage berichtet er über häufig auftretende Kopfschmerzen und Schweißausbrüche. In der Langzeitblutdruckmessung treten hypertensive Spitzen und eine fehlende Tag-Nacht-Absenkung (Non-Dipper) auf.

### Frage 55

Welche der folgenden Methoden sollte nun durchgeführt werden und ist für die richtige Diagnosestellung am sensitivsten?

a. Bestimmung der Meta- und Normetanephrine im Blutplasma
b. $^{123}$Iod-MIBG-Szintigraphie
c. Bestimmung der freien Katecholamine im 24-h-Urin
d. Clonidinhemmtest
e. Nierenarterienangiografie

### Antworten

a) **Richtig.** Die Bestimmung der Katecholaminmetabolite gilt als sensitivste Methode und ist dringlichst indiziert, da der Verdacht auf ein Phäochromozytom besteht. Nach Legen einer Venenverweilkanüle muss unbedingt eine Ruhezeit im Liegen von mindestens 30 min eingehalten werden, bevor durch den Zugang Blut abgenommen werden darf.

b) **Falsch.** Zunächst sollte durch Labortests ein Phäochromozytom diagnostiziert werden und anschließend mittels CT oder MRT eine Lokalisierung erfolgen. Eine Szintigrafie sollte nur durchgeführt werden, falls eine Läsion nicht gefunden werden kann.

c) **Falsch.** Heutzutage sollte die Bestimmung von Metanephrinen im Urin bevorzugt werden (verhindern von falsch-positiven Ergebnissen durch erhöhte Katecholaminsekretion z. B. in Stresssituationen). Die Bestimmung im Blutplasma ist zudem sensitiver.

d) **Falsch.** Der Clonidinhemmtest sollte nur als Bestätigungstest durchgeführt werden. Außerdem kann er den klinischen Verdacht bei nur mäßig erhöhten Metanephrinen bestätigen.

e) **Falsch.** Die Indikation hierfür wäre der Verdacht auf eine Nierenarterienstenose.

### Frage 56

Ihre Verdachtsdiagnose konnte bestätigt werden, die Lokalisation ist intraadrenal. Welche Aussage bezüglich der passenden Therapie trifft am ehesten zu?

a. In der Regel wird eine Chemotherapie oder bei $^{123}$Iod-MIBG-Positivität eine $^{131}$MIBG-Therapie benötigt.

b. Um möglichst jede Berührung des Tumors zu vermeiden, sollte eine offen-operative Tumorentfernung angestrebt werden (No-touch-Technik).

c. β-Adrenorezeptoren sollten medikamentös geblockt werden, um einer hypertensiven Kardiomyopathie vorzubeugen (Verminderung der positivinotropen Wirkung der Katecholamine an Kardiomyozyten).

d. Vor der Operation sollte der Blutdruck mit einer Dauertherapie mit Nitroprussid eingestellt werden.

e. Präoperativ sollten unselektive Alphablocker eingesetzt werden.

### Antworten

a) **Falsch.** In 85–90 % der Fälle sind Phäochromozytome benigne.

b) **Falsch.** Eine laparoskopische Tumorentfernung wird bevorzugt. Die No-touch-Technik sollte jedoch dringlichst durchgeführt werden, da jede Berührung des Tumors eine massive Freisetzung von Katecholaminen auslösen kann.

c) **Falsch.** In der Theorie wäre dies zwar gut, durch die Blockade der Rezeptoren würde jedoch auch die peripher vasodilatorische Wirkung der Katecholamine wegfallen, was die Hypertension eher verstärken würde (daher kontraindiziert). Bei Inoperabilität könnten eher Alphablocker eingesetzt werden.

d) **Falsch.** Nitroprussid kann jedoch zum Management von hypertensiven Krisen eingesetzt werden, alternativ Urapidil.

e) **Richtig.** Vor geplanter OP sollten unselektive Alphablocker (Phenoxybenzamin) eingeschlichen werden, wodurch die Rezeptoren irreversibel blockiert werden. Falls es nun durch intraoperative Manipulation des Tumorgewebes zur Katecholaminfreisetzung kommt, wird die Wirkung (lebensgefährliche Hypertensionen) verhindert.

## Frage 57

Aufgrund welcher Laborkonstellation stellen Sie am ehesten die Diagnose Pseudohypoparathyreoidismus?

a. Kalzium ↓, Phosphat ↑, Parathormon ↓
b. Kalzium ↑, Phosphat ↓, Parathormon ↓
c. Kalzium ↓, Phosphat ↑, Parathormon ↑
d. Kalzium ↑, Phosphat ↓, Parathormon ↑

## Antworten

a) **Falsch.** Diese Konstellation spräche für einen Hypoparathyreoidismus, bei dem die Hormonsekretion gestört ist.

b) **Falsch.** Dies ließe eine Hyperkalzämie anderer Genese vermuten, bei der die Parathormonsekretion durch negatives Feedback gehemmt wird.

c) **Richtig.** Beim Pseudohypoparathyreoidismus ist die Hormonwirkung gestört. Es kommt zur verminderten Kalziumrückresorption, wodurch der Parathormonspiegel weiter steigt.

d) **Falsch.** Hier wird die Konstellation eines primären Hyperparathyreoidismus beschrieben.

## Frage 58–59

Die Diagnose einer Rachitis lässt sich bei einem 2-jährigen Jungen, welcher durch Achsabweichungen aufgefallen ist, durch eine Röntgenuntersuchung der Hand bestätigen. Die Ursachenfindung ist entscheidend für die Therapie. Sie erheben folgende Blutwerte: Hb ↔, $Na^+$ ↔, $Ca^{2+}$ ↔, Phosphat ↓, alkalische Phosphatase ↑, Kreatinin ↔, Parathormon-Konz. ↔, Vitamin-D-Konz. ↔.

## Frage 58

Welche Diagnose stellen Sie am ehesten?

a. Phosphatdiabetes
b. Vitamin-D-abhängige Rachitis
c. Hypophosphatasie
d. Vitamin-D-Mangel-Rachitis

## Antworten

a) **Richtig.** Durch eine Genmutation kommt es zur verminderten renalen Phosphat-Rückresorption. Reflektorisch steigt die alkalische Phosphatase an. Die Krankheit manifestiert sich zumeist vor dem 3. Lebensjahr und ist mit ausgeprägten Beschwerden verbunden.

b) **Falsch.** Bei der Vitamin-D-abhängigen Rachitis kann entweder die Umwandlung zu aktivem Vitamin-D gestört sein (Typ 1), was einen erniedrigten Spiegel zur Folge hätte, oder ein Rezeptordefekt vorliegen (Typ 2), was erhöhte Spiegel zur Folge hätte.

c) **Falsch.** Bei der Hypophosphatasie besteht eine verminderte Aktivität der alkalischen Phosphatase, was zu rachitisähnlichen Veränderungen führt. Im Serum wäre die alkalische Phosphatase allerdings erniedrigt.

d) **Falsch.** Hier wäre der Vitamin-D-Spiegel erniedrigt.

## Frage 59

Wie therapieren Sie am ehesten?

a. Calcitriol + Kalzium
b. Calcitriol + Phosphat
c. Phosphat
d. Asfotase α

## Antworten

a) **Falsch.** Calcitriol und Kalzium werden bei der kalzipenischen Rachitis verabreicht.

b) **Richtig.** Auch wenn der Vitamin-D-Spiegel hier normal ist, sollte Calcitriol zusätzlich substituiert werden.

c) **Falsch.** Eine alleinige Phosphat-Substitution ist nicht sinnvoll.

d) **Falsch.** Asfotase α wird bei Hypophosphatasie als Enzymersatz verabreicht.

## Frage 60

Ein 5-jähriges Kind fällt durch Dehydratation auf. Zudem stellen Sie eine Polyurie, Glukosurie und Hypernatriämie im Serum fest. Bevor Sie eine weitere Diagnostik einleiten, überlegen Sie, welche Störung statistisch gesehen am wahrscheinlichsten vorliegt. Zu welchem Schluss kommen Sie am ehesten?

a. Diabetes insipidus centralis
b. Psychogene Polydipsie
c. Diabetes insipidus renalis
d. Schwarz-Bartter-Syndrom
e. Die Störung beruht auf einer renalen Tubulusresistenz gegenüber ADH (antidiuretischem Hormon).

## Antworten

a) **Falsch.** Die Laborkonstellation würde zwar passen, eine andere Ursache ist jedoch wahrscheinlicher.

b) **Richtig.** Dem vorliegenden Befund liegt am häufigsten eine psychogene Polydipsie zugrunde. Zum Ausschluss eines Diabetes insipidus sollte unter Beobachtung ein Durstversuch mit anschließender DDAVP-Gabe durchgeführt werden.

c) **Falsch.** Die Laborkonstellation würde zwar passen, eine andere Ursache ist jedoch wahrscheinlicher.

d) **Falsch.** Bei diesem Syndrom liegt eine inadäquate ADH-Sekretion vor, welche zu einer starken Verdünnungshyponatriämie im Serum führt.

e) **Falsch.** Die beschriebene Laborkonstellation mit Dehydratation, Polyurie, Glukosurie und Hypernatriämie im Serum weist am ehesten auf eine psychogene Polydipsie hin. Bei psychogener Polydipsie besteht eine übermäßige Flüssigkeitsaufnahme aufgrund eines gesteigerten Durstgefühls, was zur Verdünnung des Natriumspiegels und zur Entwicklung von Dehydratation führen kann. Es handelt sich dabei um eine psychische Erkrankung, bei der der Patient übermäßig große Mengen an Flüssigkeit trinkt, ohne einen physiologischen Durst zu haben. Eine weitere Diagnostik sollte durchgeführt werden, um andere Ursachen wie Diabetes insipidus auszuschließen.

## Frage 61

Welche Aussage zu Adipositas im Kindesalter trifft **nicht** zu?

a. Ursächlich ist zumeist eine erhöhte Kalorienzufuhr oder Bewegungsmangel.
b. Bei auch nach Ernährungsumstellung anhaltend hohen LDL-Spiegeln ist eine Statintherapie ab dem 8. Lebensjahr indiziert.
c. Bei arterieller Hypertonie ist eine antihypertensive Therapie mit β-Blockern indiziert.
d. Komorbiditäten sind durch Gewichtsabnahme potenziell reversibel.
e. Wenn der Body-Mass-Index über der 99,5. Perzentile ist, spricht man von extremer Adipositas.

## Antworten

a) Endokrinologische oder genetische Ursachen sind vergleichsweise selten.
b) Ab dem 8. Lebensjahr ist Pravastatin und ab dem 10. Lebensjahr Atorvastatin zugelassen.
c) Durch die erhöhte Diabetes-Inzidenz ist die Gabe von β-Blockern bei Adipositas eher ungünstig. Es sollte eine andere antihypertensive Therapie gewählt werden.
d) In erster Linie ist eine drastische Gewichtsreduktion anzustreben. Bei noch ausstehendem Längenwachstum kann eine BMI-Reduktion auch durch Konstanthaltung des aktuellen Gewichts ausreichend sein.
e) Zwischen 90. und 97. Perzentile liegt ein Übergewicht vor, zwischen 97. und 99,5. Perzentile eine Adipositas.

Die gesuchte Lösung ist somit Antwortmöglichkeit **c**.

## Frage 62

Welche der genannten ist **am wenigsten** eine Ursache von Adipositas im Kindesalter?

a. Leptindefizienz
b. Leptinrezeptordefizienz
c. Beckwith-Wiedemann-Syndrom
d. Cushing-Syndrom
e. Noonan-Syndrom

a) Hierbei handelt es sich um eine monogenetische Form der Adipositas.
b) Analog zur Leptindefizienz kommt es zu einer früh beginnenden Adipositas durch den Wegfall des Sättigungsgefühls.
c) Hierbei handelt es sich um eine syndromale Form der Adipositas.
d) Endokrinologische Ursachen wie ein Cushing-Syndrom können einer Adipositas zugrunde liegen.
e) Beim Noonan-Syndrom kommt es zu einem proportionierten Kleinwuchs. Unabhängig vom Noonan-Syndrom kann es auch im Verlauf zu einer z. B. alimentär bedingten Adipositas kommen.

Die gesuchte Lösung ist somit Antwortmöglichkeit **e**.

## Frage 63

Welche Aussage zu Schilddrüsenhormonen trifft am ehesten zu?

a. Weniger als 1 % der im Blut zirkulierenden Schilddrüsenhormone ist biologisch wirksam.
b. Trijodthyronin (T3) ist eine Vorstufe von Thyroxin (T4).
c. TRH-Spiegel außerhalb des Grenzbereichs zeigen latente Störungen der Hormonachse an.
d. Schilddrüsenhormone werden ausschließlich von der Schilddrüse produziert.
e. Auch sekundäre Unterfunktionen werden im Neugeborenen-Screening erfasst.

a) **Richtig.** Biologisch wirksam sind nur die freien Schilddrüsenhormone fT3 und fT4. Im Blut sind allerdings über 99 % an Thyreoglobulin gebunden.
b) **Falsch.** T3 entsteht durch Abspaltung eines Jodatoms aus T4 und hat eine 5-fach höhere Wirksamkeit.
c) **Falsch.** Die Messung der TRH-Spiegel spielt in der Diagnostik von Schilddrüsenfunktionsstörungen keine große Rolle. Latente Störungen äußern sich durch veränderte TSH-Spiegel bei normalen fT3- und fT4-Spiegeln.

d) **Falsch.** Obwohl die Schilddrüse die Hauptquelle für die Produktion von Schilddrüsenhormonen ist, gibt es auch andere Gewebe und Organe im Körper, die in geringem Umfang Schilddrüsenhormone produzieren können, z. B. die Leber, Nieren und Muskeln.

e) **Falsch.** Im Neugeborenen-Screening wird der TSH-Spiegel gemessen, welcher allerdings nur bei primären Hypothyreosen erhöht ist. Bei klinischem Verdacht sollte eine zusätzliche Bestimmung von fT3 und fT4 erfolgen.

---

**Frage 64**

Welche Aussage zu Schilddrüsenfunktionsstörungen und deren Auswirkungen trifft **nicht** zu?

a. Jodmangel ist die häufigste vermeidbare Ursache für geistige Retardierung.

b. Bei sonografisch nicht nachweisbarer Schilddrüse sollte eine Bestimmung von Thyreoglobulin erfolgen.

c. Die Hashimoto-Thyreoiditis ist die häufigste Ursache einer Strumabildung im Kindesalter.

d. Ein Morbus Basedow kann leicht mit einem ADHS verwechselt werden.

e. Bei der Hashimoto-Thyreoiditis liegt zumeist initial eine hyperthyreotische und anschließend eine hypothyreotische Stoffwechsellage vor.

---

**Antworten**

a) Das Vollbild der Hypothyreose ist der Kretinismus, welcher mit irreversiblen Hirnschäden und geistiger Retardierung einhergeht.

b) Durch die Bestimmung von Thyreoglobulin kann eine Ektopie (erhöht) von einer Athyreose (vermindert) unterschieden werden.

c) Dies ist die häufigste Ursache einer erworbenen Hypothyreose und einer Strumabildung im Kindesalter. In 90 % der Fälle liegen Antikörper gegen die Thyreoperoxidase (Anti-TPO) vor.

d) Die Hyperthyreose, die beim M. Basedow auftritt, kann mit unspezifischen Symptomen manifestieren, u. a. Unruhe und Nervosität.

e) Auch wenn Aussage C stimmt, liegt zumeist eine euthyreotische Stoffwechsellage vor.

Die gesuchte Lösung ist somit Antwortmöglichkeit **e**.

---

**Frage 65**

Sie diagnostizieren ein medulläres Schilddrüsenkarzinom bei einem zwei-
jährigen Mädchen. Welche Aussage(n) trifft/treffen am ehesten zu?

(1) Thyreoglobulin ist ein guter Marker für ein medulläres Schilddrüsen-
    karzinom.
(2) Der Verdacht auf eine multiple endokrine Neoplasie (MEN) ist begründet,
    weswegen Tumore des Pankreas und der Hypophyse ausgeschlossen wer-
    den sollten.
(3) Eine Mutation im RET-Protoonkogen mit erhöhter Tyrosinkinaseaktivität
    ist zu erwarten.
(4) Parathormon-Spiegel und Katecholamin-Abbauprodukte im Serum sollten
    gemessen werden.
(5) Es tritt bei Jungen wesentlich häufiger auf als bei Mädchen.

**Antwortmöglichkeiten**

a. Nur Aussage (2) ist richtig.
b. Nur Aussagen (3) und (4) sind richtig.
c. Nur Aussagen (2) bis (4) sind richtig.
d. Aussage (1) und (5) sind richtig.
e. Alle Aussagen sind richtig.

---

**Antworten**

a) **Falsch.** Ein medulläres Schilddrüsenkarzinom ist von den C-Zellen der
   Schilddrüse ausgehend. Dementsprechend wäre Calcitonin ein guter Marker.
b) **Falsch.** Der Verdacht einer MEN 2 ist definitiv begründet, da medulläre
   Schilddrüsenkarzinome in dem beschriebenen Alter eigentlich nie sporadisch auftreten. Tumoren des Pankreas und der Hypophyse treten jedoch nur
   bei MEN 1 auf.
c) **Richtig.** MEN 2 liegt eine Mutation im RET-Protoonkogen zugrunde. Es
   wird autosomal-dominant vererbt.
d) **Richtig.** In 50 % der Fälle liegt bei MEN 2 zusätzlich ein Phäochromozytom vor. Oft besteht ein primärer Hyperparathyreoidismus. Zudem ist das
   Vorliegen von Neurinomen nicht selten.
e) **Falsch.** Eine Geschlechterwendigkeit ist nicht bekannt.

Somit ist die gesuchte Lösung Antwort **b**.

# Neonatologie

5

Welcher der genannten gilt **am wenigsten** als Risikofaktor für die Entwicklung eines Atemnotsyndroms (ANS) des Neugeborenen?

a. Frühgeburtlichkeit
b. Maternaler Diabetes mellitus
c. Mekoniumaspirationssyndrom
d. Perinatale Asphyxie
e. Small for gestational age

## Antworten

a) Die Frühgeburtlichkeit ist der Hauptrisikofaktor für die Entwicklung eines ANS, welches auf einem Surfactant-Mangel der unreifen Lunge beruht. Erst ungefähr ab der 35. Schwangerschaftswoche ist die Produktion ausreichend.

b) Bei einem maternalen Diabetes mellitus kommt es ebenfalls zu erhöhten Blutglukosespiegeln des Fetus. Kompensatorisch wird vermehrt Insulin gebildet, welches die Surfactant-Produktion hemmt.

c) Das bereits ausreichend gebildete Surfactant wird durch Mekonium in den Atemwegen inaktiviert, wodurch ein funktioneller Mangel entsteht.

d) Hypoxie führt zur reflektorischen Vasokonstriktion der Pulmonalarterien (Euler-Liljestrand-Mechanismus) und somit zur Minderperfusion, was die Entstehung eines ANS begünstigt.

C. Papan, *Kinder- und Jugendmedizin. Fragen und Antworten*, https://doi.org/10.1007/978-3-662-67327-0_5

e) Ein Neugeborenes, dass small for gestational age (SGA) ist, hat kein per se erhöhtes Risiko für ein Atemnotsyndrom, sofern nicht andere Ursachen vorliegen, die sowohl für ein Atemnotsyndrom als auch für SGA prädisponieren.

Die gesuchte Lösung ist somit Antwort **e**.

## Frage 67

Welche Aussage bezüglich des Atemnotsyndroms (ANS) bei Neugeborenen trifft **nicht** zu?

a. Bei drohender Frühgeburtlichkeit kann die intramuskuläre Injektion von Betamethason bei der Mutter die Inzidenz und Sterblichkeit eines ANS senken.
b. Das ANS führt zu Hypoxämie, Hyperkapnie und respiratorischer Azidose.
c. Die Symptomatik des ANS erreicht ohne Therapie ihr Maximum erst am 2. oder 3. Lebenstag des Neugeborenen.
d. Klinisch kann das ANS von einer transitorischen Tachypnoe kaum zu unterscheiden sein.
e. Die Therapie ist symptomatisch und besteht aus einer Atemunterstützung mittels CPAP und Sauerstoffbeimischung.

## Antworten

a) Bei drohender Frühgeburt vor der 34. Schwangerschaftswoche sollte eine RDS-Prophylaxe (respiratory distress syndrome) zur Induktion der Lungenreife verabreicht werden. Glukokortikoide beschleunigen die Reifung der Typ-2-Pneumozyten, welche das Surfactant herstellen.
b) Die Blutgasanalyse ist gut geeignet zur Einschätzung der respiratorischen Funktion. Für die Stadieneinteilung sollte allerdings die Röntgen-Thorax-Aufnahme herangezogen werden (Stadien nach Giedion).
c) Der initiale Symptombeginn ist nach der Geburt (Zyanose, Tachypnoe, Nasenflügeln usw.). Durch entstehende Atelektasen, pulmonale Hypertonie und fibrinöse Exsudation wird die Surfactant-Synthese weiter gestört, was die Symptomatik verschlimmert.
d) Die klinische Präsentation einer transitorischen Tachypnoe („nasse Lunge"), die bei reifen Neugeborenen nach primärer Sectio (am wehenlosen Uterus) auftreten kann, ist von einem Atemnotsyndrom durch Surfactant-Mangel auf Grundlage der Symptomatik nicht unterscheidbar.

e) Die Unterstützung der Atmung und Vermeidung von weiteren Atelektasen durch CPAP ist zwar wichtig, ursächlich kann das ANS jedoch durch intratracheale Surfactantapplikation behandelt werden.

Die gesuchte Lösung ist somit Antwort **e**.

## Frage 68

Sie sollen den klinischen Zustand eines Neugeborenen beurteilen. Es schreit, bewegt sich spontan und zeigt eine unregelmäßige Atmung. Die Haut wirkt rosig und die Herzfrequenz beträgt 92/min. Welcher APGAR-Score liegt vor?

a. 6 Punkte
b. 7 Punkte
c. 8 Punkte
d. 9 Punkte
e. 10 Punkte

## Antworten

Für die Bestimmung des APGAR-Scores werden jeweils 0–2 Punkte für 5 verschiedene Kategorien vergeben. Dem hier beschriebenen Neugeborenen können 2 Punkte für sein rosiges Aussehen, 1 Punkt für seinen Puls, 2 Punkte für seine Gesichtsbewegungen und seine Aktivität und 1 Punkt für seine unregelmäßige Atmung gegeben werden. Dies ergibt eine Summe von 8 Punkten.

Somit ist die gesuchte Lösung Antwort **c**.

## Frage 69

Welche Aussage zum Neugeborenen-Screening trifft **nicht** zu?

a. Es beinhaltet ein Screening auf Mukoviszidose mittels CFTR-Genanalyse.
b. Es sollte am 3. Lebenstag des Neugeborenen durchgeführt werden.
c. Schwere kombinierte Immundefekte (SCID) werden detektiert.
d. Die kongenitale Hypothyreose wird mittels TSH-Messung detektiert.
e. Abbaustörungen von langkettigen Fettsäuren und verzweigtkettigen Aminosäuren werden detektiert.

a) Die Mukoviszidose gehört zwar zur Gruppe der Krankheiten, die im Neugeborenen-Screening detektiert werden können, jedoch wird hier lediglich
immunreaktives Trypsinogen als Laborparameter gemessen. Die einzige
Genanalyse wird für das Screening auf spinale Muskelatrophie durchgeführt.
b) Der Entnahmezeitpunkt sollte 36–72 h nach der Geburt sein.
c) Hierbei werden TRECs (T-cell receptor excision circles) nachgewiesen.
d) Das Vorliegen einer kongenitalen Hypothyreose fällt typischerweise durch
eine Erhöhung des TSH auf (Reaktion auf Fehlen bzw. kritische Unter-
funktion des Endorgans Schilddrüse). Sekundäre bzw. tertiäre Formen der
Hypothyreose, z. B. TSH- oder TRH-Mangel, werden hierüber nicht detektiert.
e) Hier werden die Ahornsirupkrankheit und LCHAD- bzw. VLCAD-Mangel
beschrieben.

Somit ist die gesuchte Lösung Antwort **a**.

Ein Neugeborenes fällt postpartal durch Tachypnoe, interkostale Einziehungen
und Zyanose auf. Auch nach Sauerstoffzufuhr steigt die Sauerstoffsättigung
nicht adäquat an. Welche diagnostische Maßnahme kann die Verdachtsdiagnose
am ehesten sichern?

a. Blutkulturdiagnostik
b. Echokardiografie
c. Bronchoskopie
d. Ganzgenomsequenzierung
e. Kraniales MRT

a) **Falsch.** Die initiale Symptomatik würde zwar zu dem Verdacht einer konnatalen Pneumonie bzw. einer Neugeborenensepsis passen, der beschriebene
Hyperoxie-Test würde jedoch negativ ausfallen. Blutkulturen sollten in
jedem Fall vor Beginn einer empirischen Therapie abgenommen werden, jedoch sind sie in diesem Fall nicht die vorrangige Diagnostik.

b) **Richtig.** Der beschriebene Hyperoxie-Test lässt ein Vitium cordis vermuten, initial können respiratorische Symptome prädominieren. Eine Echokardiografie sollte erfolgen.

c) **Falsch.** Eine Bronchoskopie wäre hier sehr invasiv und wenig zielführend.

d) **Falsch.** Eine Ganzgenomsequenzierung wäre hier weniger zielführend.

e) **Falsch.** Ein kraniales MRT wäre hier nicht zielführend.

---

**Frage 71**

Welche Aussage zur perinatalen Asphyxie trifft am ehesten zu?

a. Das Wort beschreibt den Herzstillstand des Neugeborenen.

b. Als prädiktive Marker gelten Laktat und Kreatinin.

c. Es besteht stets der Bedarf einer Hypothermiebehandlung.

d. Asphyxie führt zum Euler-Liljestrand-Mechanismus, d. h. zu vorzeitigem Abgang von Mekonium.

e. Es stellt die häufigste Ursache einer hypoxisch-ischämischen Enzephalopathie dar.

---

**Antworten**

a) **Falsch.** Die Übersetzung ist zwar „Pulslosigkeit", jedoch bezeichnet der Begriff einen Sauerstoffmangel unter der Geburt. Voraussetzung der Definition ist das Vorliegen eines perinatalen Ereignisses, laborchemischer Hinweise auf Sauerstoffmangel und klinischer Symptome einer gestörten Anpassung. Ein Herzstillstand stellt eine Komplikation dar.

b) **Falsch.** Kein Laborparameter konnte sich für die Diagnostik durchsetzen. Laborchemisch werden der Nabelarterien-pH und das Blasendefizit herangezogen.

c) **Falsch.** Bei einer alleinigen perinatalen Asphyxie ist die Indikation der Hypothermiebehandlung nicht gegeben. Dies ist erst bei durch den Sauerstoffmangel ausgelösten Endorganschäden (zumeist des Gehirns) der Fall.

d) **Falsch.** Der Euler-Liljestrand-Mechanismus beschreibt das (patho-)physiologische Prinzip, dass die Beeinträchtigung der Ventilation bestimmter Lungenareale zu einer Beeinträchtigung der Perfusion jener Areale führt.

e) **Richtig.** Daher sollte bei jeder perinatalen Asphyxie der neurologische Status bestimmt werden. Eine Hypothermiebehandlung sollte bei Vorliegen von Endorganschäden wie in diesem Fall durchgeführt werden.

## Frage 72

Welche Aussage zum Neugeborenenikterus trifft **nicht** zu?

a. Bilirubinwerte erreichen physiologischerweise ihr Maximum um den 3.–5. Lebenstag und können Werte von 15 mg/dl annehmen.

b. Bei intrahepatischer Ursache ist die Gefahr der akuten Bilirubinenzephalopathie besonders hoch.

c. Durch die Fototherapie wird die Ausscheidung des Bilirubins erleichtert.

d. Bei Nichterreichen der Grenzwerte werden Austauschtransfusionen der Gabe von Immunglobulinen vorgezogen.

e. Häufiges Anlegen und ausreichende Stillmengen sollten angestrebt werden.

## Antworten

a) Die Werte sollten sich nach 10 Tagen wieder erholt haben. Ansonsten spricht man vom Ikterus prolongatus.

b) Bei intrahepatischer Ursache kommt es zum Anstieg des konjugierten Bilirubins. Ins ZNS diffundieren kann jedoch nur die unkonjugierte lipophile Form, weshalb ZNS-Schäden besonders bei prähepatischer Ursache auftreten.

c) In der Haut ist vor allem die konjugierte Form des Bilirubins vorhanden. Durch das Blaulicht wird dies in eine wasserlösliche Form überführt, was die Ausscheidung erleichtert.

d) Die Gabe von Immunglobulinen wird heutzutage nicht mehr angewandt. Bei schweren ikterischen Zuständen kommen daher Austauschtransfusionen in Frage.

e) Durch häufige Mahlzeiten werden die gastrointestinale Aktivität und damit die Ausscheidung auch des über den enterohepatischen Kreislauf zirkulierenden Bilirubins begünstigt.

Die gesuchte Lösung ist somit Antwort **b**.

## Frage 73

Ein Frühgeborenes der 30. Schwangerschaftswoche fällt am dritten Lebenstag durch Trinkschwäche und Lethargie auf. Das Abdomen ist ausladend und druckempfindlich. Das Pflegepersonal dokumentiert Blutbeimengungen im Stuhl. Welches charakteristische Zeichen erwarten Sie am ehesten in der Röntgenaufnahme?

a. Schießscheibenphänomen
b. Kalibersprünge
c. Pflastersteinrelief
d. Pneumatosis intestinalis
e. Double-bubble sign

## Antworten

a) **Falsch.** Dies wäre bei Darminvagination im Ultraschallbild zu erwarten. Klinisch ständen akute Koliken mit plötzlichem Schreien und Erbrechen im Vordergrund.
b) **Falsch.** Dies wäre bei einem Morbus Hirschsprung zu erwarten, welcher klinisch eher durch einen verzögerten Mekoniumabgang und Obstipation auffällig wird.
c) **Falsch.** Dies wäre ein typisches Zeichen in der Koloskopie bei Morbus Crohn.
d) **Richtig.** Pneumatosis intestinalis, also Gasansammlung in der Darmwand, wäre hinweisend für die hier vermutlich vorliegende nekrotisierende Enterokolitis.
e) **Falsch.** Das double-bubble sign wäre charakteristisch bei der Duodenalatresie.

## Frage 74

Welche Aussage zur nekrotisierenden Enterokolitis (NEC) trifft am ehesten zu?

a. Es ist eine seltene Ursache des akuten Abdomens bei Frühgeborenen.
b. Es wird durch eine Candida-Infektion ausgelöst.
c. Frühgeborene mit NEC sollten konsequent gefüttert werden.
d. Die Darmperforation kann meist konservativ behandelt werden.
e. Eine antibakterielle Therapie sollte Anaerobier erfassen.

## Antworten

a) **Falsch.** Die nekrotisierende Enterokolitis stellt sogar die häufigste Ursache dar.

b) **Falsch.** Die Ätiologie der NEC wird als multifaktoriell angenommen, wobei neben der Unreife auch Inflammation, Durchblutungsstörung sowie Infektionen eine Rolle spielen können.

c) **Falsch.** Therapeutisch sollte eine Nahrungskarenz mit gleichzeitiger antibiotischer Therapie eingehalten werden.

d) **Falsch.** Eine Darmperforation stellt in der Regel eine OP-Indikation dar.

e) **Richtig.** Aufgrund der hohen Besiedelungsdichte im Darm mit anaeroben Bakterien sollte die antibakterielle Therapie entsprechend gewählt werden, z. B. durch die Hinzunahme von Metronidazol.

---

### Frage 75

Welche Aussage über Bauchwanddefekte trifft am ehesten zu?

a. Bei pränatal diagnostizierter Omphalozele ist die Sectio caesarea der vaginalen Geburt vorzuziehen.

b. Die Gesamtmortalität bei Vorliegen einer Omphalozele ist höher als bei der Gastroschisis.

c. Die Gastroschisis sollte direkt postnatal operativ im Sinne eines Bauchwandverschlusses versorgt werden.

d. Bei vorliegender Omphalozele kommt es häufig zum Kurzdarmsyndrom.

---

### Antworten

a) **Falsch.** Im Gegensatz zur Gastroschisis ist bei vorliegender Omphalozele die vaginale Geburt möglich und gleichwertig, da sich die Darmanteile in einem Bruchsack befinden. In jedem Fall sollte eine adäquate neonatale Versorgung zuvor sichergestellt werden.

b) **Richtig.** Auch wenn das direkte Komplikationsrisiko bei Gastroschisis verstärkt ist, ist die Gesamtmortalität bei der Omphalozele höher, da sie gehäuft mit Begleitfehlbildungen oder chromosomalen Anomalien einhergeht.

c) **Falsch.** Nach der Geburt sollten die Baucheingeweide in feuchte Tücher gepackt und von einem Plastikbeutel umschlossen werden. Die Operation sollte erst nach stabilisierter Urinausscheidung erfolgen.

d) **Falsch.** Bei der Omphalozele fehlt die Rückbildung der Nabelschleife, der Darm kann sich jedoch normal entwickeln. Im Gegensatz dazu ist bei der Gastroschisis die Zölomhöhle beengt, wodurch der Darm nicht ausreichend wachsen kann und letztendlich die Bauchwand einreißt. Hier kommt es häufig zum Kurzdarmsyndrom.

## Frage 76

Postnatal fällt ein Neugeborenes durch Dyspnoe und Zyanose auf. Das Abdomen wirkt eingesunken und die von Ihnen auskultierten Herzgeräusche sind nach rechts verlagert. Linksseitig fehlt das Atemgeräusch. Welche der folgenden Aussagen trifft am ehesten zu?

a. Das Neugeborene sollte sofort intubiert werden.
b. Die Prognose ist abhängig von der Entwicklung der Darmanteile.
c. Bei kontralateralen Untersuchungsbefunden wäre die Prognose besser.
d. Mit langfristigen Einschränkungen ist bei adäquater Therapie nicht zu rechnen.
e. Der zugrunde liegende Defekt sollte unmittelbar nach Geburt operativ behoben werden.

## Antworten

a) **Richtig.** Das Neugeborene hat einen angeborenen Zwerchfelldefekt, wodurch sich Anteile der Bauchorgane in die linke Thoraxhälfte verlagert haben und sich die ipsilaterale Lunge nicht ausreichend entwickeln konnte. Therapeutisch steht zunächst die Intubation im Vordergrund, um die respiratorische Funktion zu sichern. Eine Maskenbeatmung sollte vermieden werden, um den Magen nicht mit Luft zu füllen.

b) **Falsch.** Die Prognose ist abhängig vom Ausmaß der Lungenhypoplasie.

c) **Falsch.** Bei rechtsseitiger Zwerchfellhernie ist die Prognose deutlich schlechter.

d) **Falsch.** Die Lungenhypoplasie ist therapeutisch nicht auszugleichen, wodurch langfristig mit einer eingeschränkten respiratorischen Funktion, einer pulmonalen Hypertonie und resultierender Rechtsherzbelastung zu rechnen ist.

e) **Falsch.** Im Vordergrund steht zunächst die Stabilisierung der kardiorespiratorischen Situation, sodass die Operation erst ab dem 2./3. Lebenstag angegangen wird.

**Frage 77**

Ein Frühgeborenes (34 + 4 Schwangerschaftswochen) entwickelt am 6. Lebenstag zunehmende $O_2$-Desatuierungen und Körpertemperaturen >38 °C. Die Anamnese der Mutter ergab, dass diese um die Geburt herum an einer akuten Atemwegsinfektion erkrankt war. Die Entzündungswerte des Kindes sind nicht erhöht, die abgenommene Blutkultur ergibt kein Erregerwachstum. Die PCR-Untersuchungen aus dem Liquor für Herpes-simplex-Virus und Enterovirus sind negativ. Welche Aussage trifft am ehesten zu?

a. Es sollte eine Therapie mit intravenösem Ribavirin eingeleitet werden.
b. Der vermutete Erreger kann mehrere Wochen lang im Stuhl nachgewiesen werden.
c. Ein Händedesinfektionsmittel mit Wirkbereich „begrenzt viruzid PLUS" sollte verwendet werden.
d. Die Erkrankung ist bei Verdacht meldepflichtig durch die behandelnden Ärzt*innen nach Infektionsschutzgesetz § 6 Meldepflichtige Erkrankungen.
e. Die Erkrankung kann mit einer Impfung der Mutter während der Schwangerschaft verhindert werden.

**Antworten**

a) **Falsch.** Bei Ribavirin handelt es sich um ein antivirales Medikament der Gruppe der Nukleosid-Analoga, welches in vitro die Replikation zahlreicher RNA- und DNA-Viren hemmt und sowohl intravenös als auch inhalativ eingesetzt werden kann. Allerdings wird der Einsatz aufgrund unzureichender Evidenz nur in seltenen Fällen empfohlen. Die Teratogenität der Substanz sollte beachtet werden.

b) **Richtig.** Die sterilen Blutkulturen sowie die negativen PCR-Ergebnisse für HSV und Enterovirus lenken den Verdacht auf Parechoviren. Diese können über mehrere Wochen im Stuhl nachgewiesen werden und bei Neugeborenen das hier vorliegende sepsisähnliche Bild auslösen.

c) **Falsch.** Parechoviren sind unbehüllt und weisen daher eine höhere Tenazität auf, weshalb sie eines viruziden Desinfektionsmittels bedürfen. Begrenzt viruzid bzw. begrenzt viruzid PLUS (Wirkspektrum erweitert um Rotavirus, Norovirus und Adenovirus) reichen daher nicht aus.

d) **Falsch.** Parechoviren sind nicht per se meldepflichtig. Lediglich bei 2 oder mehr zusammenhängende Erkrankungsfällen, d. h. wenn der Verdacht auf ein Ausbruchsgeschehen bzw. eine Infektionshäufung vorliegt, sollte eine Meldung erfolgen.

e) **Falsch.** Es gibt derzeit keine wirksame Impfung gegen Parechoviren.

## Frage 78

Welche Aussage zur Hypothermiebehandlung bei der hypoxisch-ischämischen Enzephalopathie trifft am ehesten zu?

a. Der Kopf bzw. der Körper werden dabei auf 28°C heruntergekühlt.
b. Sie wird für maximal 24 h durchgeführt.
c. Sie sollte schnellstmöglich nach Diagnose begonnen werden.
d. Es sollte parallel eine Hypoglykämie angestrebt werden.
e. Die Gabe von Schmerzmitteln sollte vermieden werden.

## Antworten

a) **Falsch.** Die Wirksamkeit der Hypothermiebehandlung ist für 34–35°C (bei der selektiven Kopfkühlung) bzw. für 33–34°C bei der Ganzkörperkühlung gezeigt worden.

b) **Falsch.** Die Behandlung wird für 72 h durchgeführt.

c) **Richtig.** Entscheidend ist die schnellstmögliche Initiierung der Hypothermie.

d) **Falsch.** Sowohl eine Hypo- als auch eine Hyperglykämie sind mit schlechten neurologischen Langzeitergebnissen assoziiert, sodass eine Normoglykämie angestrebt werden sollte.

e) **Falsch.** Eine Analgosedierung kann im Rahmen einer supportiven Therapie angezeigt sein.

## Frage 79

Welcher Erreger war im Jahre 2022 bei einer late-onset Sepsis des Frühgeborenen in Deutschland **am seltensten** ursächlich für eine Infektion?

a. *Staphylococcus aureus*
b. *Escherichia coli*
c. *Enterococcus faecium*

d. *Klebsiella pneumoniae*
e. *Staphylococcus haemolyticus*

## Antworten

a) **Falsch.** *Staphylococcus aureus* wird gelegentlich im Rahmen von Ausbrüchen in neonatalen Intensivstationen identifiziert, wobei die Transmission sowohl von Eltern als auch vom Personal ausgehen kann. Zwar ist *S. aureus* seltener als Koagulase-negative Staphylokokken (KoNS) wie z. B. *S. epidermidis* (13 auf 100 Infektionen), war laut Daten des Nationalen Referenzzentrums (NRZ) für nosokomiale Infektionen jedoch für knapp 6 auf 100 Infektionen in neonatologischen Abteilungen verantwortlich.
b) **Falsch.** *E. coli* ist einer der häufigsten Erreger einer late-onset Sepsis (ca. 5 auf 100 Infektionen laut NEO-KISS Daten des NRZ).
c) **Richtig.** Enterokokken, v. a. *Enterococcus faecalis* (nachrangig auch *E. faecium*), gehören zur Darmflora und können auch bei Neonaten zu Infektionen führen, sind jedoch numerisch deutlich seltener als die anderen genannten Erreger (*Enterococcus* spp. knapp 3 auf 100, *E. faecium* 0,5 auf 100 Infektionen).
d) **Falsch.** *K. pneumoniae* ist seltener als *E. coli* (ca. 3 auf 100 Infektionen), jedoch aufgrund der epidemiologisch häufiger vorkommenden Resistenzgene von besonderem Interesse (z. B. *Klebsiella-pneumoniae*-Carbapenemase, KPC).
e) **Falsch.** *S. haemolyticus* gehört zu den häufigeren KoNS (knapp 5 auf 100 Infektionen). Hierbei muss besonders auf die häufig beobachtete Resistenz gegen Teicoplanin hingewiesen werden, was ein in der Neonatologie beliebtes Glykopeptid-Antibiotikum ist.

## Frage 80

Welche Aussage zur chronischen Lungenerkrankung des Frühgeborenen (= bronchopulmonale Dysplasie) trifft am ehesten zu?

a. Mit korrigierten 36 Schwangerschaftswochen erfolgt eine Schweregradeinteilung.
b. Für die Diagnose wird ein Röntgenbild benötigt.
c. Die kausale Therapie besteht in der systemischen Applikation von Steroiden.

d. Eine schwere BPD liegt vor ab einem $O_2$-Bedarf von >50 %.

e. Eine BPD liegt schon vor, wenn ein Frühgeborenes 7 Tage einer Sauerstoff-supplementation bedarf.

---

### Antworten

a) **Richtig.** Nach der initialen Diagnose (siehe auch e) folgt im korrigierten Alter von 36 Schwangerschaftswochen eine Einteilung in eine milde, moderate oder schwere BPD (siehe auch d).

b) **Falsch.** Entgegen der früher gängigen Definition wird in der aktuell gültigen auf ein Röntgenbild für die Diagnose BPD verzichtet.

c) **Falsch.** Die Gabe von Steroiden hat zwar einen günstigen Einfluss auf die BPD-Häufigkeit, führt gleichzeitig aber zu einer höheren Mortalität und neurologischen Langzeitmorbidität.

d) **Falsch.** Die Schweregradeinteilung erfolgt in mild (kein zusätzlicher $O_2$-Bedarf), moderat ($FiO_2$ <0,3) und schwer ($FiO_2$ = 0,3 oder höher oder Atemunterstützung in Form von z. B. CPAP).

e) **Falsch.** Die initiale Diagnose bei einem Frühgeborenen (<32 SSW) erfolgt, wenn es mindestens 28 Tage einer $O_2$-Supplementation bedarf (definiert als mehr als 12 h pro Tag).

# Intensivmedizin

6

---

Wie lässt sich am besten ein Überblick über das Verhältnis von Sauerstoffangebot –zu Sauerstoffbedarf erlangen?

a. Bestimmung der ZVK-Sättigung
b. Pulsoxymetrie
c. Arterielle Blutgasanalyse
d. Bestimmung des Oxygenierungsindex
e. Messung des Herzzeitvolumens

---

**Antworten**

a) **Richtig.** Um das Verhältnis von Sauerstoffangebot –zum Sauerstoffbedarf zu errechnen, bedarf es der Messung der gemischtvenösen Sättigung. Idealerweise würde hierzu die Sättigung des Blutes in den Pulmonalarterien gemessen werden, im klinischen Alltag ist allerdings die Messung der ZVK-Sättigung heranzuziehen.

b) **Falsch.** In der Pulsoxymetrie wird mittels Lichtabsorption die Sauerstoffbeladung des Hämoglobins gemessen. Diese gibtsomit die Sauerstoffsättigung des arteriellen Blutes an.

c) **Falsch.** Wie in a) beschrieben, bedarf es der Messung der Blutgase im gemischtvenösen Blut.

d) **Falsch.** Der Oxygenierungsindex beschreibt die Fähigkeit der Lunge, das durchfließende Blut mit Sauerstoff aufzusättigen. Er wird zur Einteilung eines ARDS (acute respiratory distress syndrome) herangezogen.

e) **Falsch.** Das Herzzeitvolumen gibt lediglich Aufschluss über die Menge an Blut, die das Herz pro Minute in den Kreislauf pumpt. Es berücksichtigt jedoch nicht die Sauerstoffversorgung des Gewebes oder den Sauerstoffbedarf der Organe.

## Frage 82

Ihnen wird ein Kleinkind mit unklarer Vigilanzminderung vorgestellt. Es reagiert nicht auf Ansprache, auf einen Schmerzreiz hin öffnet es die Augen und stöhnt. Gezielt kann es daraufhin Ihre Hand wegstoßen. Welchen Wert der Glasgow-Coma-Scale (GCS) erheben Sie?

a. 7 Punkte
b. 9 Punkte
c. 11 Punkte
d. 13 Punkte
e. 15 Punkte

## Antworten

In der Glasgow-Coma-Scale wird das Augenöffnen mit 1–4 Punkten, die verbale Reaktion mit 1–5 Punkten und die motorische Reaktion mit 1–6 Punkten bewertet. Das Augenöffnen auf einen Schmerzreiz hin und das Stöhnen werden jeweils mit 2 Punkten bewertet, die gezielte Reaktion auf einen Schmerzreiz hin mit 5 Punkten. Ein GCS von 3–8 Punkten entspricht einem schweren Schädel-Hirn-Trauma, 9–12 Punkte gelten als mittelschweres Schädel-Hirn-Trauma, während ab einem Score von 13 ein leichtes Schädel-Hirn-Trauma vorliegt. Für Säuglinge und Kleinkinder gelten Modifikationen bei den verbalen und motorischen Items.

Die gesuchte Lösung ist somit Antwort **b**.

## Frage 83

Die Sauerstoffaffinität des Hämoglobins wird von mehreren Einflussgrößen beeinflusst. Bei Vorliegen von welchen der folgenden Einflussgrößenkommt es zu einer Rechtsverschiebung der Sauerstoffbindungskurve?

a. Verminderung der 2,3-Bisphosphoglycerat-Konzentration
b. Verminderung des $pCO_2$
c. Verminderung der Temperatur
d. Verminderung des pH-Werts
e. Erhöhung des Sauerstoffpartialdrucks

**Antworten**

Die Sauerstoffbindungskurve hat einen sigmoidalen Verlauf, der die Sättigung des Hämoglobins in Abhängigkeit vom Sauerstoffpartialdruck darstellt. Eine Linksverschiebung der Kurve resultiert in einer erhöhten Bindungsaffinität, also wird der Sauerstoff vom Hämoglobin stärker gebunden und in der Peripherie weniger abgegeben. Bei einer Rechtsverschiebung ist die Bindung schwächer, das periphere Gewebe wird also vermehrt mit Sauerstoff versorgt. Wann wäre dies sinnvoll?

a) **Falsch.** 2,3-Bisphosphoglycerat wird in der erythrozytären Glykolyse gebildet und senkt die Sauerstoffaffinität des Hämoglobins (allosterischer Effektor). Eine Erhöhung der Konzentration bewirkt also eine Rechtsverschiebung.

b) **Falsch.** Der $pCO_2$ korreliert mit dem Sauerstoffbedarf des Gewebes. Bei erhöhtem Sauerstoffverbrauch kommt es also zu erhöhten $CO_2$-Partialdrücken, was in einer erleichterten Sauerstoffabgabe des Hämoglobins resultiert, um die Versorgung sicherzustellen (Affinitätsabnahme, Rechtsverschiebung, Bohr-Effekt).

c) **Falsch.** Bei Temperaturerhöhung (z. B. Fieber) ist der Sauerstoffbedarf erhöht, weshalb es zu einer Affinitätsabnahme (Rechtsverschiebung) kommt.

d) **Richtig.** Bei sinkendem pH bzw. $[H^+] \uparrow$ kommt es zur Affinitätsabnahme des Hämoglobins (Bohr-Effekt). Dies ist hauptsächlich ein indirekter Einfluss, da im Blut gelöstes $CO_2$ eine erhöhte Protonen-Konzentration hervorruft ($CO_2 + H_2O \rightarrow HCO_3^- + H^+$). Protonen binden direkt an das Hämoglobin und bewirken durch allosterische Wechselwirkungen eine $O_2$-Affinitätsabnahme.

e) **Falsch.** Eine Erhöhung des Sauerstoffpartialdrucks führt zu einer Linksverschiebung der Sauerstoffbindungskurve. Dies bedeutet eine erhöhte Bindungsaffinität des Hämoglobins für Sauerstoff und eine verringerte Freisetzung von Sauerstoff im peripheren Gewebe.

## Frage 84

Sie erheben folgende Ergebnisse einer arteriellen Blutgasanalyse (BGA): pH 7,02; $pO_2$ 52 mmHg; $pCO_2$ 95 mmHg; BE -9 mmol/L; $HCO_3^-$ 15 mmol/L. Welchem Säure-Basen-Status entspricht dies am ehesten?

a. Respiratorische Azidose
b. Respiratorische Azidose mit partieller metabolischer Kompensation
c. Kombinierte respiratorische und metabolische Azidose
d. Metabolische Azidose mit partieller respiratorischer Kompensation
e. Respiratorische Alkalose

## Antworten

a) **Falsch.** Der Basenexzess und das Bikarbonat sind stark erniedrigt.
b) **Falsch.** Aufgrund des stark erhöhten $pCO_2$ handelt es sich in jedem Fall um eine respiratorische Azidose. Bei metabolischer (Teil-)Kompensation käme es allerdings zum Anstieg des Basenexzesses und Bikarbonats.
c) **Richtig.** Zunächst betrachtet man den pH-Wert, welcher eindeutig eine azidotische Stoffwechsellage angibt. Da der erhöhte $pCO_2$ sowie erniedrigter Basenexzess und Bikarbonat zu dieser Stoffwechsellage passen, handelt es sich hier um eine kombinierte Störung.
d) **Falsch.** Aufgrund des stark erniedrigten Basenexzesses und Bikarbonats liegt hier definitiv eine metabolische Azidose vor. Bei respiratorischer (Teil-)Kompensation käme es allerdings durch Hyperventilation zu niedrigen $pCO_2$-Werten.
e) **Falsch.** Es liegt eine Übersäuerung vor, damit ist eine Alkalose auszuschließen.

## Frage 85

Sie diagnostizieren bei einem 10-Jährigen eine metabolische Azidose mit folgenden Werten: $Na^+$ 135 mmol/l; $Cl^-$ 101 mmol/l; $HCO_3^-$ 14 mmol/l. Welche Ursache ist **am wenigsten** wahrscheinlich?

a. Ketoazidose
b. Chronische Diarrhö
c. Ethanol-Intoxikation

d.  Hyperphosphatämie
e.  Salizylatvergiftung

## Antworten

a)  Hier handelt es sich um eine Additionsazidose, welche bei dem Jungen vor-
    liegen könnte. Ursächlich für den Überschuss an Ketonkörpern könnte eine
    katabole Stoffwechsellage oder eine Glukoseverwertungsstörung sein. Für
    die weitere Diagnostik sollten Ketonkörper im Urin bestimmt werden.
b)  Chronische Diarrhö löst einen Bikarbonatverlust aus. Durch die Errechnung
    der Anionenlücke ($Na^+ - HCO_3^- - Cl^-$) ergibt sich jedoch ein Wert von
    20 mmol/l, welcher für eine Additionsazidose spricht. Bei Bikarbonatver-
    lust kommt es kompensatorisch zu einem Zuwachs von Chlorid, weswegen
    die Anionenlücke unverändert bleibt (je nach Labormethode Werte zwi-
    schen 3 und 16 mmol/l).
c)  Intoxikationen stellen mögliche Ursachen für eine Additionsazidose dar,
    welche hier vorliegt. Es bedarf einer weiterführenden Diagnostik. Weitere
    Ursachen könnten Urämie, Laktatazidose oder andere Intoxikationen sein.
d)  Eine Hyperphosphatämie stellt einen Störfaktor in der Interpretation der
    Anionenlücke dar. Es entstehen falsch-hohe Werte, was hier der Fall
    sein könnte.
e)  Eine Salizylatintoxikation kommt ebenfalls bei einer Additionsazidose als
    Ursache in Frage.

Die gesuchte Lösung ist Antwort b. Chronische Diarrhö ist am wenigsten
wahrscheinlich.

## Frage 86

Welche Aussage zu nichtinvasiven sowie invasiven Beatmungsmöglichkeiten in
der pädiatrischen Intensivmedizin trifft **nicht** zu?

a.  Durch die dicht abschließende Highflow-Nasenkanüle kann eine gute
    PEEP-Wirkung erzielt werden.
b.  In der Pädiatrie wird die druckkontrollierte Beatmung der volumen-
    kontrollierten Beatmung vorgezogen.
c.  Obwohl der Sauerstoffverbrauch bei Kindern erhöht ist, sollte keine höhere
    $FiO_2$ gewählt werden.

d. Invasive Beatmung kann das Herzzeitvolumen mindern und eine erhöhte rechtsventrikuläre Nachlast bewirken.

e. Je nach Beatmungsgerät kann die Eigenatmung als Trigger für die Atemhübe genutzt werden.

## Antworten

a) Highflow-Nasenkanülen dürfen auf keinen Fall dicht abschließen. Aufgrund der hohen Gasflüsse (1–2 l/kgKG) könnte der PEEP unkontrolliert hoch und schädlich sein. Bei richtiger Applikation ist die PEEP-Wirkung daher gering. Der PEEP (positiver endexspiratorischer Druck) hält Atemwege und Alveolen offen und erhöht so die funktionelle Residualkapazität.

b) Die volumenkontrollierte Beatmung berücksichtigt nicht die Lungen-Compliance, wodurch hohe schädigende Druckspitzen entstehen können. Da die druckkontrollierte Beatmung demgegenüber schonender ist, wird sie bevorzugt. Die Expiration erfolgt immer passiv durch die Rückstellkräfte der Lunge.

c) Besonders bei Kindern sollte auf eine geringe $FiO_2$ geachtet werden, da Sauerstoff ein Radikalbildner ist. Vor allem bei Kleinkindern können diese erhebliche Schäden (z. B. an der Retina) verursachen. Außerdem hält $N_2$ in Kombination mit dem Surfactant die Alveolen offen. Beim Auswaschen mit hoher Sauerstofffraktion in der Beatmungsluft entstehen vermehrt Resorptionsatelektasen, was die Compliance und letztendlich die Sauerstoffsättigung senkt.

d) Durch den erhöhten intrapulmonalen und intrathorakalen Druck kann der venöse Rückstrom zum Herzen beeinträchtigt werden, was durch das verminderte Schlagvolumen das Herzzeitvolumen (HF*SV) mindert. Zudem kann die Füllung der Lungenarterien erschwert sein und eine erhöhte rechtsventrikuläre Nachlast verursachen. Des Weiteren kann durch schlechten Blutabfluss der intrakranielle Druck erhöht sein.

e) Die Synchronisierung mit der Eigenatmung kann sowohl bei der NIV als auch bei invasiver Atmung, sofern eigener Atemantrieb vorhanden, durch die Nutzung eines Triggers erreicht werden.

Die gesuchte Lösung ist somit Antwort a.

Welche Aussage zum Nierenversagen beim kindlichen Schock trifft am ehesten zu?

a. Eine Nierenersatztherapie sollte beim Volumenmangelschock schon frühzeitig eingesetzt werden, um ein Multiorganversagen zu verhindern.

b. Eine fraktionelle Natriumexkretion von >3 % spricht für ein prärenales Nierenversagen.

c. Eine therapierefraktäre Hypernatriämie stellt eine Indikation zur Peritonealdialyse, nicht aber zur Hämodialyse dar.

d. Bei Aszites oder Pleuraergüssen können Schleifendiurctika auch bei Minimaldiurese eingesetzt werden.

e. Die Verabreichung von Diuretika ist die effektivste Methode, um das Nierenversagen im kindlichen Schock zu behandeln.

a) **Falsch.** Eine Nierenersatztherapie wird beim Volumenmangelschock erst nötig, sollte es zum Multiorganversagen kommen. Beim septischen Schock sollte sie frühzeitig eingesetzt, beim kardiogenen Schock möglichst vermieden werden.

b) **Falsch.** Beim prärenalen Nierenversagen bleibt die Fähigkeit zur Harnkonzentrierung erhalten und ist typischerweise sogar verstärkt. Daher spräche eine fraktionelle Natriumexkretion von <1 % für eine prärenale Genese. Die Rechnung ist wie folgt: $100 * [Na^+]_{Urin} * [Kreatinin]_{Plasma} / [Na^+]_{Plasma} * [Kreatinin]_{Urin}$

c) **Falsch.** Es gibt generelle Indikationen zur Nierenersatztherapie, bei denen nicht zwischen den einzelnen Verfahren unterschieden wird. Die Indikationen sind therapieresistente Hyperkaliämie, Hyperurikämie, Hyperkalzämie, Azidose, Hyperphosphatämie sowie Überwässerung und Intoxikation mit dialysierbaren Substanzen. In Akutsituationen weist die Peritonealdialyse zumeist eine zu geringe Effektivität auf.

d) **Richtig.** Generell steht primär die Sicherung der Kreislaufstabilität und Nierenperfusion im Vordergrund. Ist es durch die Überwässerung zu Aszites oder Pleuraergüssen gekommen, kann die Urinproduktion mittels Schleifendiuretika angeregt werden, allerdings nur, wenn eine Minimalausscheidung erhalten bzw. wiedergekehrt ist.

e) **Falsch.** Die Verabreichung von Diuretika ist nicht die effektivste Methode zur Behandlung des Nierenversagens im kindlichen Schock. Diuretika können in einigen Fällen verwendet werden, um eine Diurese zu fördern und das Flüssigkeitsmanagement zu unterstützen. Allerdings zielt die Behandlung des Nierenversagens im kindlichen Schock in erster Linie darauf ab, die zugrunde liegende Ursache des Schocks zu behandeln und die Nierenfunktion zu unterstützen. Dies kann die Optimierung des Flüssigkeitshaushalts, die Verbesserung der Hämodynamik und die Behandlung der Grunderkrankung umfassen. Die Verwendung von Diuretika allein ist nicht ausreichend, um das Nierenversagen zu behandeln.

## Frage 88

Welche Aussage zur Sepsis bzw. zum systemic inflammatory response syndrome (SIRS) im Kindesalter trifft am ehesten zu?

a. Bei zusätzlich hohem Blutverlust sollte Hydroxyethylstärke (HAES) bevorzugt eingesetzt werden.
b. Anhand gemessener Blutdruckwerte kann die Perfusion gut bewertet werden.
c. Oft besteht gleichzeitig zur Thromboseneigung ebenfalls eine Blutungsneigung.
d. Ohne begleitendes Trauma verbleibt die verabreichte Flüssigkeit primär intravasal.
e. Bei der Sepsis im Kindesalter ist die Therapie mit Kortikosteroiden als Standardtherapie empfohlen.

## Antworten

a) **Falsch.** Bei Sepsis ist die Anwendung von HAES kontraindiziert.
b) **Falsch.** Besonders bei Kleinkindern und Säuglingen ist die Organperfusion oft schon erheblich eingeschränkt, obwohl eine ausreichende Makrozirkulation gemessen werden kann. Blutdruckwerte sollten daher stets in Kombination mit anderen Parametern, z. B. Urinproduktion, Vigilanz, Herzfrequenz, $SpO_2$ usw., beurteilt werden.
c) **Richtig.** Bei Sepsis/SIRS entstehen vermehrt Mikrothrombosierungen. Durch Verbrauchskoagulopathie und die gesteigerte Fibrinolyse kommt es allerdings auch zur Blutungsneigung, besonders in Endstrombahnen einzelner Organe.

d) **Falsch.** Bei Sepsis/SIRS kommt es zur Schrankenstörung, weshalb es eher zur Entstehung von Ergüssen und/oder Ödemen kommt.

e) **Falsch.** Die Verwendung von Kortikosteroiden als Standardtherapie bei Sepsis im Kindesalter ist nicht empfohlen. Obwohl Kortikosteroide in einigen Fällen bei bestimmten Patientengruppen oder in spezifischen klinischen Situationen eingesetzt werden können, gibt es keine eindeutigen Beweise für einen allgemeinen Nutzen bei der Behandlung der Sepsis im Kindesalter. In der aktuellsten Surviving-Sepsis-Campaign-Leitlinie für Erwachsene findet sich die schwache Empfehlung für Kortikosteroide im Falle eines septischen Schocks mit anhaltendem Vasopressor-Bedarf

## Frage 89

Welche Aussage zu Schädel-Hirn-Traumata (SHT) trifft am ehesten zu?

a. Per definitionem muss eine Kopfverletzung mit begleitender Hirnfunktionsstörung als Traumafolge bestehen.

b. Betroffene sollten generell nur mit stabilisierter Halswirbelsäule (en bloc) bewegt werden.

c. Das cMRT ist bei Kindern aufgrund der fehlenden Strahlenbelastung bevorzugt einzusetzen.

d. Intrakranielle Druckwerte (ICP) >25 mmHg bedürfen einer vasokonstriktorischen und hypertensiven Therapie.

e. Die Glasgow Coma Scale (GCS) ist ein aussagekräftiger Indikator für das Ausmaß einer Schädel-Hirn-Verletzung und korreliert direkt mit dem Ergebnis der Behandlung.

## Antworten

a) **Falsch.** Hirnfunktionsstörungen müssen per definitionem nicht zwingend vorliegen. Eine Kopfverletzung mit Verletzungen von Knochen/Dura oder Hirnstrukturen als Traumafolge zählt ebenfalls als SHT.

b) **Richtig.** Es muss immer von einer Begleitverletzung der Wirbelsäule und/oder des Rückenmarks ausgegangen werden, weshalb eine Immobilisation der Halswirbelsäule zur Vermeidung weiterer Schäden wichtig ist.

c) **Falsch.** Ein cMRT ist mit einem hohen Zeitaufwand verbunden. Da bei SHTs die schnelle Detektierung von interventionsbedürftigen Trauma-folgen entscheidend ist, sollte trotz der Strahlenbelastung ein cCT durch-geführt werden.

d) **Falsch.** Hohe ICP-Werte gefährden die zerebrale Perfusion (CPP = MAD-ICP). Besonders bei niedrigen Blutdruckwerten bedürfen ICP-Werte von >20–25 mmHg zwingend einer Therapie. Allerdings werden kurzfristige Osmotherapie oder Hyperventilation eingesetzt.

e) **Falsch.** Die Glasgow Coma Scale (GCS) ist ein wichtiges Instrument zur Bewertung des Bewusstseinszustands und der neurologischen Funktion bei Schädel-Hirn-Verletzungen. Sie ermöglicht eine grobe Einschätzung des Schweregrads eines Traumas, ist jedoch nicht allein aussagekräftig für das endgültige Behandlungsergebnis.

---

### Frage 90

Welche Aussage zu Verbrennungen trifft **am wenigsten** zu?

a. Verbrennungen vom Grad 3 sind stark schmerzhaft, zeigen aber bereits einen hellen Wundgrund.

b. Verletzungen von über 10 % der Körperoberfläche bedürfen einer Infusions-therapie.

c. Auf eine Hypothermie-Behandlung sollte bei Verbrennungen eher ver-zichtet werden.

d. Der Einsatz von Katecholaminen zur Kreislaufstabilisierung verschlechtert den Heilungserfolg.

e. Bei Verkohlungen sollte die Therapie in einem spezialisierten Zentrum erfolgen.

---

### Antworten

a) Bei Verbrennungen vom dritten Grad sind Epidermis sowie die sensibel in-nervierte Dermis bereits vollständig zerstört. Schmerzen finden sich höchs-tens noch an den Wundrändern.

b) Bei Verbrennungen kommt es zum starken Flüssigkeitsverlust und zur Ödembildung, was eine Infusionstherapie (zumeist Ringer-Acetat-Lösung) unabdingbar macht. Es sollten allerdings vor Abschätzung des Bedarfs nicht mehr als 10 ml/kgKG verabreicht werden.

c) Bei Verbrennungen besteht die Gefahr der Unterkühlung, weshalb vor allem bei großflächigen Verbrennungen auf eine Hypothermie-Behandlung eher verzichtet werden sollte.

d) Katecholamine wirken vasokonstriktiv und können somit die Wundheilung verschlechtern.

e) Bei Verbrennungen zweiten Grades mit >10 % der KOF oder dritten Grades >5 % der KOF oder wenn Hände, Füße, Gesicht oder Genitalien betroffen sind, sollte die Behandlung unbedingt in einem spezialisierten Zentrum erfolgen.

Die gesuchte Lösung ist somit Antwort **a**.

## Frage 91

Welche Aussage zum Vorgehen bei bestehendem Status epilepticus trifft am ehesten zu?

a. Ab einer Anfallsdauer von einer Stunde spricht man von einem Status.

b. Zur Vermeidung von Verletzungen sollten Betroffene festgehalten und weich unterpolstert werden.

c. Bei einem nach einmaliger Diazepam-Gabe bestehenden Status epilepticus sollte die Therapie eskaliert werden.

d. Phenytoin stellt eine gut wirksame Alternative in der Behandlung dar, da es wiederholt gegeben und gesteigert werden kann.

e. Bei unklarer Ursache sollten nach Sistieren des Anfalls ein cMRT und eine Lumbalpunktion durchgeführt werden.

## Antworten

a) **Falsch.** Auch wenn die Definitionen teilweise divergieren, wurde bislang ab einer Dauer von 30 min einer kontinuierlichen Anfallsaktivität oder intermittierender Anfälle ohne zwischenzeitliche Erlangung des Bewusstseins von einem Status epilepticus gesprochen. Oft wird zur Ableitung von Handlungskonsequenzen auch die Marke von mindestens 5 min genutzt.

b) **Falsch.** Gefahrenquellen und Gegenstände im Mundraum sollten entfernt werden, zudem können Betroffenen eventuell umgelagert und gepolstert werden. Festhalten sollte man sie allerdings nicht.

c) **Falsch.** Vor Therapieeskalation sollten Benzodiazepine wiederholt verabreicht werden. Bei Persistenz trotz zweier intravenöser Gaben kann und sollte eskaliert werden, da die Durchbrechung des Status mit zunehmender Dauer immer schwieriger wird.

d) **Falsch.** Phenytoin kann über 20 min i.v. verabreicht werden, allerdings sollte keine zweite Gabe erfolgen. Des Weiteren ist darauf zu achten, dass ein eigener Zugang nötig ist, um ein Mischen mit anderen Substanzen zu vermeiden. Eine paravasale Injektion kann zudem zu starken Hautnekrosen führen.

e) **Richtig.** Eine weiterführende Diagnostik ist zur Ursachenfindung wichtig.

## Frage 92

Sie werden als Notarzt bzw. Notärztin zu einem 5-jährigen Mädchen gerufen, welches beim Spielen im Garten plötzlich ein seltsames Verhalten gezeigt und unzusammenhängend geredet hat. Bei Ihrem Eintreffen stellen Sie einen deliranten Zustand, trockene, gerötete Haut mit Fieber, eine Tachykardie und Mydriasis fest. Sie vermuten eine Intoxikation.

Welches Antidot ist am ehesten indiziert?

a. Silibinin
b. Digitalis-Antitoxin
c. Physostigmin
d. Atropin
e. Naloxon

## Antworten

a) **Falsch.** Silibinin ist das Antidot bei einer Amatoxin-Vergiftung, zum Beispiel durch Verzehr eines grünen Knollenblätterpilzes. Allerdings würde das Mädchen erst nach circa 12 h gastrointestinale Symptome wie Diarrhö und Erbrechen entwickeln. Nach einigen Tagen kann das Toxin ein Nieren- und Leberversagen verursachen.

b) **Falsch.** Das Digitalis-Antitoxin wird bei Digitalis-Intoxikation verabreicht, welche zum Beispiel durch Verzehr von Pflanzen der Fingerhut-Gattung ausgelöst wird. Hier ständen allerdings Übelkeit, Bauchschmerzen, Erbrechen, Durchfall und Sehstörungen im Vordergrund. Außerdem kann es zu jeglichen Herzrhythmusstörungen kommen.

c) **Richtig.** Hier wird ein anticholinerges Syndrom beschrieben, welches zum Beispiel durch Atropin-Intoxikation (Verzehr der schwarzen Tollkirsche) ausgelöst werden kann. Atropin hemmt kompetitiv die muskarinergen Acetylcholinrezeptoren. Durch Gabe des Acetylcholinesterase-Inhibitors Physostigmin wird die Konzentration von Acetylcholin im synaptischen Spalt erhöht, wodurch die kompetitive Hemmung abgeschwächt wird.

d) **Falsch.** Im Gegenteil, hier besteht wahrscheinlich eine Atropin-Vergiftung, welche anders behandelt wird. Atropin käme als Antidot zum Beispiel bei Intoxikation mit dem Insektizid Parathion (E605, irreversibler ACh-Esterase-Inhibitor) zum Einsatz. Klinisch würde sich hier allerdings ein cholinerges Syndrom mit Bradykardie und Miosis bis hin zur Atemlähmung zeigen.

e) **Falsch.** Naloxon ist ein Opioid-Antagonist und wird verwendet, um eine Opioid-Überdosierung rückgängig zu machen. In dem beschriebenen Fall mit delirantem Zustand, trockener, geröteter Haut mit Fieber, Tachykardie und Mydriasis liegt jedoch kein typisches Bild einer Opioid-Intoxikation vor.

---

### Frage 93

Sie werden zu einem kleinen Jungen gerufen, welcher sich am Medikamentenschrank seiner Eltern bedient hat und nun eine ähnliche Klinik zeigt wie in Frage 92. Welches der folgenden Medikamente war am ehesten der Auslöser?

a. Oxycodon
b. Amitriptylin
c. Ibuprofen
d. Lithium
e. Sertralin

---

### Antworten

a) **Falsch.** Eine Opioid-Intoxikation zeigt sich durch die typische Trias aus Vigilanzminderung, Miosis und Atemdepression.

b) **Richtig.** Amitriptylin ist ein trizyklisches Antidepressivum. Durch die Wiederaufnahmehemmung von Noradrenalin, Dopamin und Serotonin entsteht ein Ungleichgewicht zugunsten der parasympatholytischen Wirkung, was das hier beschriebene anticholinerge Syndrom auslöst. Im Vordergrund steht die Therapie mit Natriumhydrogencarbonat, welches die Bindung an Plasmaeiweiße begünstigt und so den Anteil der aktiven Antidepressiva mindert. Bei schwerer Symptomatik wird Physostigmin nötig.

c) **Falsch.** Ibuprofen verursacht keine anticholinergen Symptome wie beschrieben. Eine Intoxikation mit Ibuprofen führt eher zu gastrointestinalen Beschwerden wie Übelkeit, Erbrechen, Magenschmerzen und kann bei schweren Fällen zu Magenblutungen oder eingeschränkter Nierenfunktion führen.

d) **Falsch.** Eine Lithium-Intoxikation löst Ataxie, Krämpfe und Dysarthrie aus. Therapeutisch steht die Magenspülung und letztendlich die Hämodialyse im Vordergrund.

e) **Falsch.** Bei Sertralin handelt es sich um einen selektiven Serotonin-Wiederaufnahmehemmer, welcher daher kein antiholinerges Syndrom auslöst.

### Frage 94

Ordnen Sie die weiteren Antidote (1)–(4) der entsprechenden Intoxikation (A)–(D) zu.

| (1) Flumazenil | (A) Paracetamol |
|---|---|
| (2) N-Acetylcystein | (B) Acetylsalicylsäure |
| (3) Natriumbicarbonat | (C) Opioide |
| (4) Naloxon | (D) Benzodiazepine |

**Antwortmöglichkeiten**

a. 1D, 2A, 3B, 4C
b. 1C, 2B, 3A, 4D
c. 1A, 2C, 3D, 4B
d. 1C, 2A, 3B, 4D

### Antworten

Flumazenil ist ein kompetitiver Antagonist des $GABA_A$-Rezeptors und somit ein Antidot bei Benzodiazepin-Intoxikation.

N-Acetylcystein fängt über seine SH-Gruppe reaktive Paracetamolmetabolite ab.

Natriumbicarbonat wird unter anderem bei Intoxikation mit Acetylsalicylsäure gegeben, um eine Entgleisung der entstehenden metabolischen Azidose zu verhindern. Sollte dies nicht reichen, benötigen Betroffene eine Hämodialyse.

Naloxon ist ein kompetitiver Antagonist am Opioidrezeptor. Es benötigt allerdings eine wiederholte Gabe, da es eine sehr kurze Halbwertszeit besitzt. Die gesuchte Lösung ist somit Antwort **a**.

---

### Frage 95

Welche der folgenden Maßnahmen spielt in der Behandlung von Intoxikationen **am wenigsten** eine Rolle?

a. Fremdanamnese
b. Magenspülung
c. Induziertes Erbrechen
d. Aktivkohlegabe
e. Sicherung der Vitalfunktionen

---

### Antworten

a) Die Fremdanamnese spielt, besonders bei Bewusstlosigkeit, eine sehr große Rolle bei Intoxikationen. Wichtig ist es, zu erfahren, was zugänglich war, ob etwas fehlt, wann die Symptome eingesetzt haben usw.

b) Die Magenspülung wird in der primären Giftelimination innerhalb 1 h nach Ingestion eingesetzt. Kontraindikationen sind die Gefahr eines Krampfanfalls oder eines Bewusstseinsverlust oder die Ingestion ätzender Noxen.

c) Induziertes Erbrechen wird in der Regel nicht mehr eingesetzt. Es dient nur noch als Ausnahmefall bei lebensbedrohlichen Intoxikationen und nur nach Rücksprache mit dem Giftnotruf. Die Gefahr einer Aspiration, retrograden Verätzung, Verschwemmung des Gifts oder der Induzierung eines Krampfanfalls/einer Bewusstseinseintrübung ist hoch.

d) Die hoch dosierte Aktivkohlegabe stellt die am häufigsten eingesetzte Maßnahme zur primären Giftelimination dar.

e) Sicherung der Vitalfunktionen sollte stets Bestandteil der Versorgung sein, auch bei unklaren Intoxikationssituationen.

Die gesuchte Lösung ist somit Antwort **c**.

---

**Frage 96**

Welche Aussage zur Reanimation (ALS) nach ERC-Leitlinie trifft **nicht** zu?

a. Falls das Kind nicht auf einen Schmerzreiz reagiert, sollte der zentrale Puls getastet werden und, wenn dieser nicht auffindbar ist, mit der kardiopulmonalen Reanimation (CPR) begonnen werden.

b. Es sollte zum frühestmöglichen Zeitpunkt eine Rhythmuskontrolle mittels Monitor oder Defibrillator erfolgen und diese alle 2 min wiederholt werden.

c. Das Verhältnis von Thoraxkompression zu Beatmung beträgt beim Neugeborenen im Kreißsaal 3:1, darüber hinaus bis 18 Lebensjahre 15:2.

d. Bei Kammerflimmern oder pulsloser ventrikulärer Tachykardie sollte die CPR unterbrochen und 3–4 Defibrillationen mit zwischenzeitlicher CPR ohne weitere Kreislaufkontrolle durchgeführt werden.

e. Sollten mehr als 5 Schocks nötig sein, kann von 4 J/kgKG auf 8 J/kgKG eskaliert werden.

---

**Antworten**

a) Sollte das Kind nicht auf einen Schmerzreiz reagieren, sollte zunächst die Atmung überprüft werden. Ist diese nicht detektierbar bzw. liegt eine Schnappatmung vor, sollten direkt 5 Atemhübe durchgeführt werden. Erst bei weiteren fehlenden Lebenszeichen sollte der Puls überprüft und mit der CPR begonnen werden.

b) Dabei kann die EKG-Ableitung über Paddels, Klebepads oder EKG-Elektroden erfolgen.

c) Bei Neugeborenen sollte die Zwei-Daumen-Technik, bei Kleinkindern die Ein-Hand-Technik und bei größeren Kindern die Zwei-Hand-Technik eingesetzt werden.

d) Dies sind die beiden defibrillierbaren Rhythmen.

e) Bei entsprechend therapierefraktärer ventrikulärer Tachykardie oder Kammerflimmern kann die Joulezahl erhöht werden.

Die gesuchte Lösung ist somit Antwort **a**.

## Frage 97

Welche Aussage zu Medikamenten während der Reanimation trifft am ehesten zu?

a. Die erste Amiodaron-Gabe (5 mg/kgKG) sollte nach der fünften erfolglosen Defibrillation erfolgen.

b. Bei refraktärem Kammerflimmern kann ab der sechsten Defibrillation von 2 auf maximal 4 J/kgKG erhöht werden.

c. Es sollte alle 3–5 min ein Bolus von 2 mg/kgKG Adrenalin, unabhängig vom EKG-Rhythmus, verabreicht werden.

d. Wenn die wiederholte Adrenalingabe keinen Effekt zeigt, sollte Magnesiumsulfat 10 % verabreicht werden.

e. Bei kardiopulmonaler Reanimation über 20 min sollte Natriumbikarbonat 8,4 % eingesetzt werden.

## Antworten

a) **Falsch.** Die erste Dosis sollte bereits nach dem dritten erfolglosen Schock erfolgen.

b) **Falsch.** Es sollte initial mit 4 J/kgKG begonnen werden. Ab der sechsten Defibrillation und persistierendem Kammerflimmern bzw. ventrikulärer Tachykardie kann eine Steigerung auf 8 J/kg (maximal 360 J) erwogen werden.

c) **Falsch.** Die Dosierung von Adrenalin ist 10 µg/kgKG mit einem Maximum von 1 mg.

d) **Falsch.** Magnesiumsulfat sollte bei nachgewiesener Hypomagnesiämie oder Torsade-de-pointes-Tachykardie verabreicht werden. Sollte Adrenalin keinen Effekt zeigen, stellt Vasopressin eine Alternative dar.

e) **Richtig.** Natriumbikarbonat wird außerdem bei schwerer Azidose, Hyperkaliämie und hämodynamischer Instabilität verabreicht.

# Neuropädiatrie

Ein 6-jähriger Junge wird von seinen Eltern wegen Kopfschmerzen in Ihrer Ambulanz vorgestellt. Zusätzlich beklagt er besonders in das rechte Bein ausstrahlende Schmerzen. Den Eltern ist auch aufgefallen, dass er beim Laufen das Bein verspätet nachzieht. Die Gesichtsmuskulatur ist seit heute Morgen rechtsseitig erschlafft. Die Befunde der Liquorpunktion ergeben eine lymphozytäre Pleozytose sowie eine intrathekale IgM-Synthese. Außerdem lassen sich spezifische Antikörper im Serum nachweisen. Welche Therapie sollte am ehesten eingeleitet werden?

a. Azithromycin p.o.
b. Symptomatisch
c. Ceftriaxon i.v.
d. Aciclovir i.v.
e. Kortison

## Antworten

a) **Falsch**. Es handelt sich am ehesten um eine Neuroborreliose. Azithromycin ist eine Behandlungsoption des Erythema migrans, also der kutanen Frühmanifestation der Borreliose, bei Penicillin- bzw. Amoxicillinallergie.
b) **Falsch**. Dies wäre die Therapie bei der Frühsommer-Meningoenzephalitis.
c) **Richtig**. So wird die Neuroborreliose im Kindesalter ≤8 Jahren therapiert.

C. Papan, *Kinder- und Jugendmedizin. Fragen und Antworten*, https://doi.org/10.1007/978-3-662-67327-0_7

d) **Falsch.** Dies wäre die Therapie der Wahl bei einer Infektion durch Herpes-simplex-Virus oder Varizella-zoster-Virus.

e) **Falsch.** Die Befundkonstellation spricht gegen eine idiopathische Fazialis-parese, bei der oft, insbesondere in der Erwachsenenmedizin, Kortison ver-abreicht wird. Die Evidenz in der Pädiatrie hierfür ist nicht klar etabliert.

---

**Frage 99**

Welche Aussage zur Multiplen Sklerose im Kindesalter trifft **nicht** zu?

a. Der erste Schub ist üblicherweise monosymptomatisch.

b. Auch vor der Pubertät sind Mädchen häufiger betroffen als Jungen.

c. Es besteht eine höhere Schubrate, dazwischen bilden sich die Symptome je-doch oft vollständig zurück.

d. Es sollte frühzeitig mit einer Basistherapie (Interferone oder Glatiramerace-tat) begonnen werden.

e. Additiv kann der Einsatz von Ergotherapie sinnvoll sein.

---

**Antworten**

a) Oft sind die Schübe im Kindesalter so leicht, dass sie von den betroffenen Kindern nicht erwähnt werden.

b) Bei Eintreten vor der Pubertät sind Jungen genauso häufig betroffen wie Mädchen.

c) Zudem ist der Zeitraum bis zu einer signifikanten Behinderung länger als bei Erwachsenen.

d) Steroide sollten nur in der Schubbehandlung an 3 aufeinanderfolgenden Tagen (evtl. Wiederholung bei fehlendem Ansprechen) eingesetzt werden.

e) Neben der medizinischen Therapie kann insbesondere der Einsatz von Ergotherapie, aber auch psychosoziale Unterstützung für das betroffene Kind und die Familie sinnvoll sein.

**Frage 100**

Welche Aussage zur Anti-NMDA-Rezeptor-Enzephalitis trifft am ehesten zu?

a. Erstes Anzeichen sind neurologische Symptome, insbesondere epileptische Anfälle.
b. In den meisten Fällen bleibt die Ursache unklar (idiopathisch).
c. Trotz zugelassener Medikamente wie Rituximab oder Cyclophosphamid bleibt die Prognose infaust.
d. Die wichtigste Differenzialdiagnose ist die Schizophrenie.
e. Es handelt sich um eine durch Mykoplasmen hervorgerufene Infektionskrankheit.

**Antworten**

a) **Falsch.** Die Erkrankung beginnt typischerweise mit einem grippeähnlichen Prodromalstadium, gefolgt von psychiatrischen Symptomen (Psychosen, Agitation, Halluzination). Erst nach mehreren Wochen treten neurologische Symptome auf, zum Teil auch schwere autonome Beeinträchtigungen.
b) **Falsch.** In mehr als 50 % der Fälle entsteht die Enzephalitis paraneoplastisch, besonders bei ovariellen Teratomen. Daher sollte unbedingt eine Ursachenforschung erfolgen.
c) **Falsch.** Eine vollständige Genesung ist bei circa 75 % der Betroffenen zu erwarten. Nur bei ca. 4 % ist die Prognose infaust.
d) **Richtig.** Da die psychiatrischen Symptome zunächst meist im Vordergrund stehen und auch als einzige Symptome beschrieben wurden, stellt die Schizophrenie neben der limbischen Enzephalitis die wichtigste Differenzialdiagnose dar.
e) **Falsch.** Auch wenn Infektionen durch *Mycoplasma pneumoniae* eine Anti-NMDA-Rezeptor-Enzephalitis triggern können, handelt es sich daher nicht um eine Infektion, sondern vielmehr um eine para- oder postinfektiöse Komplikation.

**Zu Frage 101–103**

Ein 17-jähriges Mädchen klagt über kribbelnde Missempfindungen der unteren Extremität beidseits seit 3 Tagen. Auf Ihre Nachfrage hin berichtet sie über eine vorangegangene Durchfallerkrankung. Der Fersengang sowie das Aufrichten aus der Hocke sind ihr nicht möglich.

## Frage 101

Welcher weitere Untersuchungsbefund würde Ihre Verdachtsdiagnose am ehesten erhärten?

a. Areflexie
b. Dysphagie
c. Positive Pyramidenbahnzeichen
d. Doppelbilder
e. Kognitive Funktionseinschränkung

## Antworten

a) **Richtig.** Hier liegt sehr wahrscheinlich ein Guillain-Barré-Syndrom vor, welches sich durch symmetrisch aufsteigende Lähmungen mit Areflexie innerhalb weniger Tage bemerkbar macht.
b) **Falsch.** Im weiteren Verlauf können zwar Hirnnervenausfälle hinzukommen, da sich die Symptomatik bisher jedoch nur auf die untere Extremität bezieht, ist eine andere Antwortmöglichkeit wahrscheinlicher.
c) **Falsch.** Es besteht kein Grund für den Verdacht einer Pyramidenbahnläsion.
d) **Falsch.** Siehe Antwortmöglichkeit b).
e) **Falsch.** Beim Guillain-Barré-Syndrom (GBS) handelt es sich primär um eine Störung des peripheren Nervensystems, die zu motorischen und sensorischen Symptomen führt. In der Regel sind die kognitiven Fähigkeiten bei GBS-Patienten nicht direkt beeinträchtigt.

## Frage 102

Welche Konstellation von Liquorbefunden ist bei Ihrer Verdachtsdiagnose am ehesten typisch?

a. Stark erhöhte Granulozytenzahl, normale Erythrozytenzahl
b. Stark erhöhte Lymphozytenzahl, normaler Eiweißgehalt
c. Normaler Eiweißgehalt, Nachweis oligoklonaler Banden
d. Stark erhöhter Eiweißgehalt, normale Zellzahl
e. Stark erhöhte Erythrozytenzahl, normale Granulozytenzahl und normaler Eiweißgehalt

## Antworten

a) **Falsch.** Dies ließe eher eine bakterielle Meningitis vermuten. Zudem wäre der Laktatwert erhöht und Glukose erniedrigt.

b) **Falsch.** Dies ließe eher eine virale Meningitis vermuten.

c) **Falsch.** Dies ließe eher die Multiple Sklerose vermuten.

d) **Richtig.** Beim Guillain-Barré-Syndrom kommt es durch eine Schrankenstörung zu massiv erhöhten Eiweißwerten im Liquor.

e) **Falsch.** Diese Konstellation würde für eine blutige Punktion bei ansonsten unauffälligem Liquorstatus sprechen.

## Frage 103

Welche Therapie ist vorrangig indiziert?

a. Hochdosierte Glukokortikoide
b. Cyclophosphamid
c. Intravenöse Immunglobuline
d. Ceftriaxon + Ampicillin
e. Interferon-beta

## Antworten

a) **Falsch.** Bei dem hier vorliegenden Guillain-Barré-Syndrom haben Glukokortikoide keine Wirkung.

b) **Falsch.** Dies wird normalerweise nicht als Erstlinientherapie eingesetzt. Es kann in einigen Fällen bei unzureichendem Ansprechen auf andere Therapien erwogen werden.

c) **Richtig.** Auch wenn der genaue Wirkmechanismus noch nicht abschließend geklärt ist, gelten intravenöse Immunglobuline als Standardtherapie des Guillain-Barré-Syndroms. Bei Kindern werden 2g/kgKG über 4 Tage verabreicht. Die Prognose ist gut.

d) **Falsch.** Hier liegt keine bakterielle ZNS-Infektion vor.

e) **Falsch.** Interferone werden beim GBS aufgrund der fehlenden Wirksamkeit nicht routinemäßig eingesetzt.

### Frage 104

Die Diagnose verschiedener Kopfschmerzformen wird primär klinisch gestellt. Ordnen Sie die folgenden Charakteristika (a–m) den Kopfschmerzformen (1) Migräne, (2) Spannungskopfschmerz und (3) Clusterkopfschmerz zu. Mehrfachnennungen sind möglich.

a. Fokal-neurologische Symptome
b. 1–72 h anhaltend
c. Mehrmals täglich 0,25–3 h anhaltend
d. Häufig nachts
e. Episodisch mit beschwerdefreiem Intervall
f. Unilateral
g. Bilateral
h. Dumpf/drückend
i. Pulsierend
j. Übelkeit und/oder Erbrechen
k. Licht- oder Lärmempfindlichkeit
l. Verschlimmerung bei Anstrengung
m. Starker Bewegungsdrang
n. Dauer von Stunden bis Tagen

### Antworten

(1) Migräne: a), b), f), i), j), k), l)
(2) Spannungskopfschmerz: e), g), h), n), selten j)
(3) Clusterkopfschmerz: c), d), e), f), m)

### Frage 105

Welche Aussage zu Therapie und Prophylaxe der Migräne trifft am ehesten zu?

a. Sumatriptan sollte bei ersten Anzeichen einer Migräneattacke nasal appliziert werden.
b. Eine medikamentöse Dauerprophylaxe kommt häufig zum Einsatz und ist indiziert bei >2 Migräneattacken pro Woche.
c. Bei starker Übelkeit sollten Antiemetika wie Domperidon oder Metoclopramid vor der Gabe von Ibuprofen eingenommen werden.

d. Verhaltenstherapeutische Maßnahmen gelten als zweitrangig.

e. Eine Migräne kann durch den Verzehr von Schokolade ausgelöst werden und daher sollte Schokolade vollständig vermieden werden.

## Antworten

a) **Falsch.** Sumatriptan sollte erst nach Abklingen der Aura eingesetzt werden. Zudem ist es erst ab einem Alter von 12 Jahren zugelassen. In erster Linie wird z. B. Ibuprofen zur Schmerzlinderung eingesetzt.

b) **Falsch.** Eine Dauerprophylaxe im Kindesalter ist relativ selten und erst ab >8 Attacken pro Monat indiziert. Eingesetzt wird unter anderem Propanolol, Flunarizin oder Topiramat.

c) **Richtig.** Dabei ist MCP ab 14 Jahren zugelassen.

d) **Falsch.** Nichtmedikamentöse Therapien sind besonders im Kindesalter sehr wichtig. Dazu zählen verhaltenstherapeutische Maßnahmen (z. B. Biofeedback, Entspannungstechniken), Ausdauersport, das Erlangen eines geregelten Tagesablaufs und Tag-Nacht-Rhythmus sowie das Erkennen von Nahrungsintoleranzen.

e) **Falsch.** Es gibt keinen eindeutigen wissenschaftlichen Nachweis dafür, dass Schokolade generell Migräne auslöst. Migräneauslöser können individuell unterschiedlich sein und von Person zu Person variieren. Obwohl bestimmte Lebensmittel, einschließlich Schokolade, bei manchen Menschen Migräne auslösen können, ist dies nicht bei allen Migränepatienten der Fall. Es ist wichtig, individuelle Triggerfaktoren zu identifizieren und zu vermeiden, aber dies beinhaltet nicht zwangsläufig eine vollständige Vermeidung von Schokolade. Die Auslöser für Migräne können vielfältig sein und reichen von Stress und hormonellen Veränderungen bis hin zu bestimmten Lebensmitteln, Umweltfaktoren und anderen individuellen Einflüssen.

## Frage 106

Die Abgrenzung von idiopathischen Kopfschmerzen zu symptomatischen Kopfschmerzen ist essenziell. Bei welchem der folgenden Symptome ist eine zerebrale MRT-Bildgebung **am wenigsten** nötig?

a. Nächtliches Erwachen

b. Fokal-neurologische Symptome

c. Nüchternerbrechen

d. Alter der Betroffenen <3 Jahre
e. Chronifizierung

a) Nächtliches Erwachen kann ein Warnzeichen für eine strukturelle Ursache von Kopfschmerzen im Kindesalter sein.
b) Das Vorhandensein neurologischer Symptome, wie z. B. neurologische Ausfälle, Sehstörungen oder Bewusstseinsveränderungen, erfordert eine weitergehende Untersuchung, einschließlich einer zerebralen MRT-Bildgebung, um mögliche strukturelle Ursachen für die Kopfschmerzen auszuschließen.
c) Nüchternerbrechen kann ein Anzeichen für erhöhten intrakraniellen Druck sein und erfordert eine zerebrale MRT-Bildgebung zur weiteren Abklärung.
d) Bei Kindern unter 3 Jahren kann das Auftreten von Kopfschmerzen ein Warnsignal für eine zugrunde liegende strukturelle Ursache sein. Eine zerebrale MRT-Bildgebung wird empfohlen, um mögliche Pathologien auszuschließen.
e) Die Chronifizierung von Kopfschmerzen allein ist kein direkter Hinweis auf eine strukturelle Ursache und erfordert keine zerebrale MRT-Bildgebung. Chronische Kopfschmerzen können verschiedene Ursachen haben und erfordern eine umfassende Bewertung.

Die gesuchte Lösung ist somit Antwort **e**.

**Frage 107**

Sie übernehmen einen 10-jährigen Jungen in Ihrer Praxis von Ihrem Vorgänger. Bei Erstkontakt fallen Ihnen direkt unwillkürliche Bewegungen der proximalen Extremitäten auf, die sich bei intendierter Bewegung verstärken. Auf Nachfrage berichtet der Junge aber über ruhigen Schlaf. In welche Gruppe der Bewegungsstörungen können Sie das klinische Bild am ehesten einteilen?

a. Athetose
b. Spastik
c. Dystonie
d. Chorea
e. Tremor

**Antworten**

a) **Falsch.** Bei einer Athetose lägen eher langsame, distal betonte Bewegungen vor, bei denen der Junge zwischenzeitlich verharren würde.

b) **Falsch.** Bei der Spastik handelt es sich eher um eine Art der Muskeltonuserhöhung, die durch ZNS-Schädigungen hervorgerufen wird.

c) **Falsch.** Bei der Dystonie handelt es sich um anhaltende unwillkürliche Muskelkontraktionen, die zu verzerrten Bewegungen und Haltungen führen.

d) **Richtig.** Zudem können die unwillkürlichen Bewegungen Gesicht, Hals und Rumpf betreffen. Typischerweise nehmen sie unter Stress zu.

e) **Falsch.** Ein Tremor ist ein rhythmischer, zitternder Bewegungsablauf, der nicht zu den unwillkürlichen Bewegungen passt, die bei dem beschriebenen klinischen Bild auftreten. Tremor tritt typischerweise in Ruhe oder während bestimmter Bewegungen auf und kann verschiedene Ursachen haben, ist aber nicht charakteristisch für die Symptome des Jungen in diesem Fall.

**Frage 108**

Welche Aussage zu Zerebralparesen trifft **nicht** zu?

a. Zumeist liegt eine dyskinetische Bewegungsstörung vor.

b. Mögliche Ursachen sind Fehlbildungen, Durchblutungsstörungen oder Infektionen.

c. Die Prävalenz korreliert mit dem Geburtsgewicht.

d. Häufig entstehen pathologische Veränderungen der Gelenke, Knochen und Skelettmuskulatur.

e. Auch bei Reifgeborenen kann es zu einer Zerebralparese kommen.

**Antworten**

a) Es kann zwar eine dyskinetische Bewegungsstörung zumeist durch hypoxisch-ischämische Enzephalopathie entstehen, dies ist aber relativ selten (<10 %). Häufiger sind spastische Zerebralparesen (bilateral oder unilateral). Zudem können ataktische Formen auftreten.

b) Ursächlich ist eine Schädigung in der Hirnentwicklung, welche auf unterschiedliche Weisen entstehen kann.

c) Besonders steigt die Prävalenz bei einem Geburtsgewicht von <1500 g.

d) Luxationen, Deformierungen und Kontrakturen stehen im Vordergrund, welche nicht selten operativ versorgt werden müssen.

e) Infarkte im Stromgebiet der Arteria cerebri media können zum Bild einer spastischen Zerebralparese (unilateral) führen.

Die gesuchte Lösung ist somit Antwort **a**.

## Frage 109

Kraniosynostosen entstehen durch eine gestörte Verknöcherung einer oder mehrerer Suturen. Zumeist ist dies lediglich ein kosmetisches Problem, es kann aber zu erhöhtem Hirndruck führen. In 60 % der Fälle kommt es zum Skaphozephalus (Synonyme: Kahnschädel, Langschädel). Welche Sutur ist betroffen?

a. Sutura coronalis
b. Sutura sagittalis
c. Sutura lambdoidea
d. Sutura frontalis
e. Sutura metopica

## Antworten

a) **Falsch.** Hier resultiere ein frontaler Plagiozephalus (frontaler Schiefkopf). Es handelt sich um die zweithäufigste Form.
b) **Richtig.**
c) **Falsch.** Hier resultiere ein okzipitaler Plagiozephalus (okzipitaler Schiefkopf).
d) **Falsch.** Hier resultiere ein trigonozephalus (Dreiecksschädel).
e) **Falsch.** Die Sutura metopica ist eine Schädelnaht zwischen den beiden Stirnbeinhälften und verknöchert normalerweise im frühen Kindesalter. Eine vorzeitige Verknöcherung dieser Naht führt zur Bildung eines trigonocephalen Schädels, nicht aber zum Skaphozephalus.

## Frage 110

Welche Aussage zu angeborenen Fehlbildungen des ZNS trifft **nicht** zu?

a. Der Lissenzephalie liegt eine Migrationsstörung kortikaler Neurone mit resultierender Agyrie oder Pachygyrie zugrunde.

b. Beim Tethered-Cord-Syndrom sind Blasenfunktionsstörungen ausgeprägt.

c. Betroffene einer Chiari-1-Malformation sind häufig klinisch unauffällig.

d. Die Holoprosenzephalie kann zu schweren Entwicklungsstörungen führen.

e. Bei der Chiari-3-Malformation besteht eine Chiari-2-Malformation mit Erweiterung des 4. Ventrikels und partieller Vermisagenesie.

## Antworten

a) Die Furchung der Gehirnoberfläche ist hier gestört. Zudem liegen weitere Organfehlbildungen vor, es kommt zur ausgeprägten geistigen Retardierung und häufig zu Krampfanfällen.

b) Hier kommt es zum Anheften des kaudalen Rückenmarks an den Spinalkanal. Die Symptomatik kann variieren, typisch sind Blasenfunktionsstörungen.

c) Durch eine Liquorabflussstörung kann es ggfs. schon früh zu Kopfschmerzen kommen.

d) Bei der Holoprosenzephalie ist das Gehirn nicht in zwei getrennte Hemisphären unterteilt. Es tritt eine unvollständige Trennung der Hirnstrukturen auf, was zu schweren Entwicklungsstörungen führen kann.

e) Bei der Chiari-3-Malformation liegt zusätzlich eine okzipitale Zephalozele vor. Hier wurden Teile einer Dandy-Walker-Malformation beschrieben.

Die gesuchte Lösung ist somit Antwort e.

## Frage 111

Sie werden als Notarzt/-ärztin zu einem 4-jährigen Jungen gerufen, der tonisch-klonisch krampft. Bei Ihrem Eintreffen ist der Anfall bereits vorbei. Laut Angaben der Mutter sei so etwas noch nie vorgekommen. Sie messen eine Körpertemperatur von 40,2°C, Anzeichen einer ZNS-Infektion finden sich nicht. Als Sie aufbrechen wollen, tritt ein weiterer Krampfanfall auf. Wie sollten Sie zunächst am ehesten vorgehen?

a. Gabe von Paracetamol zur Fiebersenkung.

b. Gabe von Carbamazepin.

c. Abwarten und erst bei einer Krampfdauer von >15 min einschreiten.

d. Verabreichung von Morphin zur Schmerzlinderung.

e. Gabe von Diazepam.

a) **Falsch.** Sobald ein zweiter Krampfanfall innerhalb von 24 h auftritt, gilt er als kompliziert und sollte unbedingt medikamentös unterbrochen werden. Vorranging ist daher die Anfallsbehandlung und nachrangig die Fiebersenkung.

b) **Falsch.** Carbamazepin ist zwar hilfreich in der Dauertherapie fokaler Epilepsien, aber nicht zur Anfallsunterbrechung geeignet.

c) **Falsch.** Die Kriterien eines komplizierten Fieberkrampfes sind bereits erfüllt, weshalb eingeschritten werden sollte.

d) **Falsch.** Die Gabe von Morphin, einem Opioid-Schmerzmittel, ist nicht die geeignete Maßnahme zur Krampfanfallsbehandlung

e) **Richtig.** Zur Anfallsdurchbrechung werden Benzodiazepine, bevorzugt rektal, verabreicht.

## Frage 112

Welche Aussage zu zerebralen Fieberkrämpfen trifft **nicht** zu?

a. Bei Kindern <1 Jahr sollte immer eine Lumbalpunktion erfolgen.

b. Sie treten meist im Fieberanstieg auf.

c. Falls verfügbar, sollte möglichst direkt ein EEG angelegt werden.

d. Bestehen keine Risikofaktoren, ist das Risiko einer späteren Epilepsie nicht erhöht.

e. Fokale Symptome deuten auf einen komplizierten Fieberkrampf hin.

a) Hier ist eine Meningitis klinisch nicht auszuschließen, weshalb eine Liquorpunktion durchgeführt werden sollte.

b) Zudem sind sie häufig erstes Symptom eines Infekts.

c) In der Akutsituation bringt ein EEG keinen Vorteil und hat keine therapeutische Relevanz. Bei Vorliegen eines komplizierten Fieberkrampfes sollte mindestens 24 h nach Entfieberung ein EEG durchgeführt werden, nach einer Woche sollte sich der Befund normalisieren.

d) Risikofaktoren wären zum Beispiel ein komplizierter Fieberkrampf, eine positive Familienanamnese oder neurologische Auffälligkeiten.

e) Weitere Kriterien, die einen komplizierten Fieberkrampf ausmachen, sind die Länge von >15 min Krampfdauer, ein Rezidiv innerhalb von 24 h sowie postiktal persistierende neurologische Auffälligkeiten.

Die gesuchte Lösung ist somit Antwort c.

## Frage 113

Die Rolando-Epilepsie stellt die häufigste Epilepsie im Kindesalter dar. Welche Aussage trifft am ehesten zu?

a. Die psychomotorische Entwicklung der Betroffenen ist verzögert.
b. Typisch sind Zuckungen und Parästhesien im Bereich des Gesichts.
c. Die Anfälle treten vermehrt bei Konzentration auf.
d. Die Rolando-Epilepsie ist eine generalisierte Epilepsieform.
e. Im EEG finden sich typische 3/s Spike-Wave-Komplexe.

## Antworten

a) **Falsch.** Die Rolando-Epilepsie ist benigne und in der Regel bis zum 16. Lebensjahr selbstlimitierend.
b) **Richtig.** Typisch ist außerdem ein vermehrter Speichelfluss.
c) **Falsch.** Die einfach-fokalen Anfälle treten überwiegend im Schlaf auf.
d) **Falsch.** Die Rolando-Epilepsie ist keine generalisierte Epilepsie, sondern eine fokale Epilepsie, bei der die Anfälle auf einen bestimmten Bereich des Gehirns (zentro-temporale Region) beschränkt sind.
e) **Falsch.** Im EEG finden sich zentro-temporale Sharp-Waves.

## Frage 114

Die 7-jährige Marie, die schon immer sehr träumerisch war, wird Ihnen vorgestellt. Nun fiel den Eltern jedoch auf, dass sie beim Sprechen oft kurz innehalte, währenddessen nicht ansprechbar sei und sich hinterher nicht daran erinnere. Der Blick sei währenddessen aufwärts gewandt und sie verharre still. Ihre Verdachtsdiagnose lässt sich durch ein EEG bestätigen. Welches der folgenden Medikamente stellt die Therapie der ersten Wahl dar?

a. Valproat
b. Diazepam

c. Primidon
d. Ethosuximid
e. Lamotrigin

a) **Falsch.** Hier wird die einzige Ausnahme der idiopathischen, generalisierten Epilepsiesyndrome beschrieben, bei denen Valproat nicht das Medikament der 1. Wahl ist.
b) **Falsch.** Benzodiazepine werden hier nicht eingesetzt.
c) **Falsch.** Primidon ist ein Prodrug von Phenobarbital und sollte hier nicht eingesetzt werden.
d) **Richtig.** Hier wird eine Absence-Epilepsie beschrieben, die im Schulkindalter aufgrund der besseren Verträglichkeit mit Ethosuximid behandelt wird.
e) **Falsch.** Lamotrigin wird hauptsächlich zur Behandlung anderer Epilepsieformen verwendet und ist nicht die erste Wahl für Absence-Epilepsie.

**Frage 115**

Ein Säugling fällt durch blitzartig einsetzendes Kopfnicken und Zuckungen der Extremitäten, bei denen es die Hände vor der Brust kreuzt, auf. Welche Aussage zum hier beschriebenen Epilepsie-Syndrom trifft **nicht** zu?

a. Dem Syndrom liegt eine strukturelle Hirnschädigung zugrunde.
b. Im EEG finden sich hohe Deltawellen mit einzelnen unregelmäßigen Spikes und Sharp-Waves.
c. Die Anfälle dauern nur wenige Sekunden, treten jedoch in Serien von bis zu 50 Anfällen auf.
d. Die Letalität beträgt 5 %.
e. Typisches Erkrankungsalter ist zwischen dem 3. und 7. Lebensmonat.

a) Die Hirnschädigung liegt in der grauen Substanz und kann prä-, peri- oder postnatal entstehen.
b) Dies wird auch als Hypsarrhythmie bezeichnet und ist typisch für das hier beschriebene West-Syndrom.

c) Das West-Syndrom ist gekennzeichnet durch charakteristische Anfalls-formen, die als infantile Spasmen bezeichnet werden. Dabei handelt es sich um kurze, symmetrische Muskelkontraktionen, die meist plötzlich auftreten und von einem charakteristischen Zucken der Arme, Beine oder des Rump-fes begleitet werden. Die Anfälle treten typischerweise in Serien auf und können Hunderte von Anfällen pro Tag erreichen.

d) Bereits vor dem 3. Lebensjahr versterben 25 %. Insgesamt hängt die Prog-nose von der Grunderkrankung ab.

e) Die meisten Erkrankungsfälle beginnen im ersten Lebensjahr. Jungen sind etwas häufiger betroffen als Mädchen.

Die gesuchte Lösung ist somit Antwort **d**.

## Frage 116

Das Dravet-Syndrom gehört zur Gruppe der schweren myoklonischen Epi-lepsien des Säuglings- und Kleinkindesalters. Welche Aussage trifft **nicht** zu?

a. Therapeutisches Mittel der ersten Wahl ist Phenytoin.

b. Das hohe Risiko der Entwicklung eines Status epilepticus ist lebens-gefährlich.

c. Erstsymptome sind fiebrige, fokale, unilaterale, motorische Krampfanfälle.

d. Begleitend tritt eine hirnorganische Entwicklungsstörung mit psycho-motorischer Retardierung auf.

e. Der Beginn der Erkrankung liegt meistens im ersten Lebensjahr.

## Antworten

a) Die Gabe von $Na^+$-Kanal-Blockern ist kontraindiziert, da sie den Anfall ver-stärken könnten. Dem Dravet-Syndrom liegt nämlich eine Spontanmutation des zentralnervösen spannungsabhängigen Natriumkanals zugrunde (Kana-lopathie, SCN1A-Gen). Durch die Dysfunktion kommt es zu Spontanent-ladungen und resultierenden epileptischen Anfällen. Ein Behandlungsver-such mit Valproat oder Topiramat ist indiziert, häufig besteht jedoch eine Therapieresistenz.

b) Besonders im Krankheitsbeginn ist die sekundäre Generalisierung und Ent-wicklung eines Status epilepticus häufig und vital bedrohlich.

c) Erst im Krankheitsverlauf wird das Symptombild von großen tonisch-klonischen Anfällen dominiert.

d) Das Ausmaß ist individuell unterschiedlich.
e) Der Erkrankungsbeginn liegt im ersten Jahr und die Kinder zeigen bis dahin oft eine unauffällige Entwicklung.

Die gesuchte Lösung ist somit Antwort **a**.

## Frage 117

Ein 7 Monate alter Säugling mit großer, offener Fontanelle wird Ihnen aufgrund eines ersten Krampfanfalls vorgestellt. Im Blutbild sind Kalzium- sowie Phosphatwerte erniedrigt und die Spiegel des Parathormons und der alkalischen Phosphatase erhöht. Wie therapieren Sie am ehesten?

a. Indapamid zur renalen Einsparung des Kalziums
b. Vitamin D und $Ca^{2+}$ zur Stoffwechselregulation
c. Valproat zur Vorbeugung weiterer Krampfanfälle
d. Supplementierung mit Parathormon
e. Carbamazepin zur Vorbeugung weiterer Krampfanfälle

## Antworten

a) **Falsch.** Thiaziddiuretika sind hier definitiv nicht indiziert.
b) **Richtig.** Die Konstellation der Laborparameter zeigt einen sekundären Hyperparathyreoidismus als Folge des Kalziummangels an. Die große, offene Fontanelle verstärkt den Verdacht auf einen Vitamin-D-Mangel, welcher in Krampfanfällen resultieren kann. Er sollte dringlichst ausgeglichen werden.
c) **Falsch.** Zunächst sollte eine physiologische Stoffwechsellage angestrebt werden. Bei Wiederauftreten der Krampfanfälle sollte über eine antikonvulsive Therapie nachgedacht werden.
d) **Falsch.** Bei einem Säugling mit großer, offener Fontanelle und erniedrigten Kalzium- und Phosphatwerten sowie erhöhten Spiegeln von Parathormon und alkalischer Phosphatase liegt der Verdacht auf einen Vitamin-D-Mangel vor, der zu einem sekundären Hyperparathyreoidismus führt. In diesem Fall ist die Therapie der Wahl die Gabe von Vitamin D und Kalzium, um den Vitamin-D-Mangel auszugleichen und den Stoffwechsel zu regulieren.
e) **Falsch.** Begründung siehe c.

## Frage 118

Welche Aussage bezüglich des Hydrozephalus im Säuglings-/Kindesalter trifft am ehesten zu?

a. Die Hirndrucksymptomatik entwickelt sich oft erst sehr spät.
b. Der kommunizierende Hydrozephalus wird in der Regel endoskopisch versorgt.
c. Nach Shuntanlage wird eine Ableitung in den rechten Herzvorhof bevorzugt.
d. Die Sonografie stellt die Methode der Wahl zur Darstellung der Ventrikelweite dar.
e. Die CT-Bildgebung ist die Methode der Wahl zur Darstellung der Ventrikelweite

## Antworten

a) **Richtig.** Entscheidend ist, ob die Schädelnähte offen oder bereits geschlossen sind. Bei offenen Schädelnähten kann es zu Irritabilität oder Unruhe kommen. Kopfschmerzen, Erbrechen oder Vigilanzminderung entstehen erst bei geschlossenen Schädelnähten.

b) **Falsch.** Beim kommunizierenden Hydrozephalus liegt eine Liquorresorptionsstörung vor, welche durch eine Shuntanlage therapiert wird. Ein obstruktiver Hydrozephalus wird üblicherweise endoskopisch (endoskopische dritte Ventrikulostomie) versorgt.

c) **Falsch.** Bevorzugt wird die Ableitung ins Peritoneum, da sonst die Gefahr kardialer Thromben oder pulmonaler Hypertonie besteht.

d) **Falsch.** Die Sonografie findet nur im Säuglingsalter bei offener Fontanelle Anwendung. Ansonsten gilt das MRT des Schädels als Goldstandard.

e) **Falsch.** Ein CT wäre mit einer viel zu hohen Strahlenbelastung verbunden, sodass hier auch aufgrund der hervorragenden Darstellungsmöglichkeiten ein MRT empfohlen wird.

Welche Aussage zu Schlaganfällen im Kindesalter trifft **nicht** zu?

a. Der neonatale Schlaganfall ist zumeist thrombembolischer Genese.
b. AV-Malformationen haben ein höheres Blutungsrisiko als im Erwachsenenalter.
c. Diagnostisch wird die Computertomografie der Magnetresonanztomografie vorgezogen.
d. Initial entstehen zumeist Krampfanfälle.
e. Eine VZV-assoziierte Vaskulitis kann zu einem Schlaganfall führen.

a) Schlaganfälle im Kindesalter sind zwar selten, häufen sich jedoch in der prä-, peri- und postnatalen Phase sowie im Schulkindesalter. Jedes akute fokal-neurologische Defizit bedarf des Ausschlusses eines Schlaganfalls.
b) Das Risiko beträgt durch die venöse Erweiterung circa 2 %/Jahr.
c) Eine Computertomografie wird nur in Ausnahmefällen durchgeführt.
d) Zudem kann die Klinik insgesamt sehr unterschiedlich ausfallen und muss keine klare Hemisymptomatik zeigen.
e) Wochen oder Monate nach einer akuten VZV-Infektion kann es zu einer fokalen, zerebralen Arteriopathie kommen („post varicella vasculopathy").

Die gesuchte Lösung ist somit Antwort **c**.

Die Eltern des 1-jährigen Max suchen Sie auf, da ihnen zahlreiche hellbraune Flecken auf seiner Haut aufgefallen sind. Welche Aussage trifft am ehesten zu?

a. Es handelt sich am ehesten um eine vererbliche Krankheit, dessen Wiederholungsrisiko für die Eltern 25 % beträgt.
b. Ein Akustikusneurinom bei der Mutter würde Ihre Verdachtsdiagnose erhärten.
c. Im Verlauf ist die Entstehung zahlreicher gutartiger Hauttumore zu erwarten.
d. Die Flecken verschwinden mit der Zeit.
e. Ein Optikusgliom beim Vater würde Ihre Verdachtsdiagose erhärten.

**Antworten**

a) **Falsch.** Es besteht am ehesten der Verdacht einer Neurofibromatose Typ I, welche autosomal-dominant vererbt wird. Das Wiederholungsrisiko beträge demnach 50 %. Alternativ kann eine Spontanmutation vorliegen.

b) **Falsch.** Akustikusneurinome treten bei Neurofibromatose Typ II auf. Hautmanifestationen sind jedoch selten, wodurch eine andere Aussage eher zutrifft.

c) **Falsch.** Die Entstehung multipler Neurofibrome ist zwar zu erwarten, es handelt sich bei den Knoten jedoch um gutartige Nerventumore, die von den Schwannzellen der Nervenfasern ausgehen.

d) **Falsch.** Im Verlauf der NF1 ist zwar die Entwicklung zahlreicher gutartiger Hauttumore, der sogenannten Neurofibrome, zu erwarten. Jedoch verschwinden diese Flecken nicht von alleine, sondern bleiben bestehen und können sich im Laufe der Zeit vermehren.

e) **Richtig.** Optikusgliome sind bei Betroffenen häufig, weshalb regelmäßige augenärztliche Kontrollen durchgeführt werden sollten.

**Frage 121**

Ein Säugling entwickelt wiederholte Krampfanfälle. Bei der weiteren klinischen Untersuchung fallen eine fleckige Hypopigmentierung der Haut sowie der Iris auf. In der kraniellen Kernspintomografie findet sich eine Raumforderung im linken Seitenventrikel. Welches neurokutane Syndrom liegt am wahrscheinlichsten vor?

a. Sturge-Weber-Syndrom
b. Ataxia teleangiectatica
c. Tuberöse Sklerose
d. Neurofibromatose Typ I
e. Von-Hippel-Lindau-Syndrom

**Antworten**

a) **Falsch.** Typisch wäre ein frontotemporaler Naevus flammeus.

b) **Falsch.** Wie der Name schon sagt, wären Teleangiektasien typisch. Zudem bestände eine zerebelläre Ataxie.

c) **Richtig.** Typisch für die tuberöse Sklerose sind die beschriebenen „white spots", das Vorliegen von subependymalen Riesenzellastrozytomen und die Entstehung einer Epilepsie. Zudem kommt es häufig zu fazialen Angiofibromen und Plaques. Das Vorliegen von renalen Angiomyolipomen ist nicht selten.

d) **Falsch.** Bei dem beschriebenen klinischen Bild mit fleckiger Hypopigmentierung der Haut und Iris, Raumforderung im Seitenventrikel und wiederholten Krampfanfällen liegt das Tuberöse-Sklerose (TSC)-Syndrom am wahrscheinlichsten vor. Beim TSC-Syndrom treten typischerweise Hautveränderungen in Form von angiofibromatösen Plaques oder tuberösen Läsionen auf, zudem können subependymale Riesenzellastrozytome im Gehirn auftreten. Das Vorliegen von renalen Angiomyolipomen ist ebenfalls charakteristisch. Die Neurofibromatose Typ I hingegen ist durch das Auftreten von Neurofibromen, Café-au-lait-Flecken und weiteren klinischen Merkmalen gekennzeichnet, die nicht mit den beschriebenen Symptomen übereinstimmen.

e) **Falsch.** Typisch wären retinale und zerebelläre Beteiligungen.

---

**Frage 122**

Welche Aussage zu neurokutanen Syndromen trifft **nicht** zu?

a. Die Diagnose Neurofibromatose Typ II wird häufig erst im jungen Erwachsenenalter gestellt.

b. Im Rahmen des Von-Hippel-Lindau-Syndroms sind Epilepsien zumeist therapieresistent.

c. Bei Vorliegen eines Louis-Bar-Syndroms sollten regelmäßig Immunglobuline verabreicht werden.

d. Girlandenförmige zerebrale Verkalkungen entstehen bei Vorliegen eines Sturge-Weber-Syndroms bereits ab dem 2. Lebensjahr.

e. Optikusgliome und Café-au-lait Flecken kommen bei der Neurofibromatose Typ I vor.

---

**Antworten**

a) Auffällig werden die Betroffenen oft erst durch einen langsamen Hörverlust, welcher durch ein- oder beidseitige Akustikusneurinome entsteht.

b) Das Von-Hippel-Lindau-Syndrom (retinozerebelläre Angiomatose) ist nicht mit Epilepsien assoziiert. Therapieresistente Epilepsien liegen oft beim Sturge-Weber-Syndrom vor, welche gelegentlich epilepsiechirurgischer Eingriffe bedürfen.

c) Hier liegt ein kombinierter Immundefekt vor, welcher durch einen B- und T-Zell-Defekt entsteht. Zum Schutz vor rezidivierenden Infektionen sollten Immunglobuline verabreicht werden.

d) Diese sind pathognomonisch.

e) Bei der NF Typ II werden diese nicht beobachtet.

Die gesuchte Lösung ist somit Antwort **b**.

## Frage 123

Welche Aussage zu spinalen Muskelatrophien (SMA) trifft am ehesten zu?

a. Die Diagnose wird durch Muskelbiopsie gestellt.
b. Ursächlich ist eine autoimmunvermittelte Reaktion gegen α-Motoneurone.
c. Sie werden im Neugeborenen-Screening erfasst.
d. Die Ursache ist eine Mitochondriopathie
e. Die Therapie ist symptomatisch.

## Antworten

a) **Falsch.** Muskelbiopsien sind nicht nötig. Die Diagnose wird molekulargenetisch gestellt.

b) **Falsch.** Ursächlich ist ein autosomal-rezessiv vererbter Defekt im SMN1-Gen, wodurch es durch Proteinmangel zur Degeneration des 2. Motoneurons kommt.

c) **Richtig.** Seit Oktober 2021 wird die SMA im Neugeborenen-Screening erfasst.

d) **Falsch.** Es handelt sich nicht um eine Mitochondriopathie, sondern um einen Gendefekt im SMN1-Gen.

e) **Falsch.** Neue Gentherapeutika (z. B. Nusinersen) verbessern die motorischen Funktionen.

### Frage 124

Welche der folgenden Untersuchungsbefunde sprechen für das Vorliegen einer Muskeldystrophie Typ Duchenne?

(1) Gowers-Zeichen
(2) Hyperkyphose
(3) Abgeschwächte Muskeleigenreflexe
(4) Babinski-Zeichen
(5) Trendelenburg-Zeichen

**Antwortmöglichkeiten**

a. Alle sind richtig.
b. Nur (1) bis– (4) sind richtig.
c. Nur (2) und (3) sind richtig.
d. Nur (1), (3) und (5) sind richtig.

### Antworten

(1) **Richtig.** Hier kommt der Patient nur durch Aufstützen auf den Oberschenkeln in den aufrechten Stand.
(2) **Falsch.** Passender wäre eine Hyperlordose.
(3) **Richtig.** Durch die Paresen sind die Reflexe von proximal nach distal abgeschwächt.
(4) **Falsch.** Pyramidenbahnzeichen sind negativ.
(5) **Richtig.** Durch Schwäche der Mm. Glutei sinkt die Hüfte beim Einbeinstand nach kontralateral ab.

Somit ist die gesuchte Lösung ist somit Antwortmöglichkeit **d**.

### Frage 125

Welche Aussage zu Muskeldystrophien trifft **nicht** zu?

a. Die Gliedergürteldystrophie äußert sich durch asymmetrische Muskelschwächen.
b. Durch Kortisongabe kann die Gehfähigkeit verlängert erhalten werden.

c. Die fazioskapulohumerale Muskeldystrophie wird autosomal-dominant vererbt.
d. Auch bei Konduktorinnen ist die Kreatinkinase typischerweise erhöht.
e. Bei manchen Muskeldystrophien kommt es zu Antizipation.

## Antworten

a) Asymmetrie ist für die fazioskapulohumerale Muskeldystrophie typisch.
b) Auch wenn die entscheidende Wirksamkeit nicht bewiesen ist, lässt sich der Effekt beschreiben.
c) Der Krankheitsbeginn ist variabel.
d) Bei 70 % der Anlageträgerinnen ist die Kreatinkinase im Serum ebenfalls erhöht.
e) Bei der Antizipation kommt es zur Ausdehnung der repetitiven, krankhaften DNA-Sequenzen in den nachfolgenden Generationen. Das Phänomen der Antizipation ist vor allem bei bestimmten Formen der Muskeldystrophie, wie beispielsweise der myotonen Dystrophie Typ 1 (DM1) oder der fragilen X-assoziierten Muskeldystrophie (FXTAS), bekannt, und die Symptome treten bei den Nachkommen früher und in schwererer Form auf.

Die gesuchte Lösung ist somit Antwort **a**.

# Rheumatologie / Immunologie

8

Welche Aussage zur juvenilen idiopathischen Arthritis (JIA) trifft **nicht** zu?

a. Auch bei Fehlen von Entzündungszeichen sowie Autoantikörpern kann eine JIA vorliegen.

b. Die akute lymphoblastische Leukämie stellt eine wichtige Differenzialdiagnose dar.

c. Die definitive Diagnosestellung sowie Subgruppenzuordnung sollte frühestens nach 12 Monaten erfolgen.

d. Methotrexat sollte im Gegensatz zu systemischen Glukokortikoiden frühzeitig in Erwägung gezogen werden.

e. Bei der JIA sollte eine augenärztliche Mitbeurteilung erfolgen.

a) Die Konstellationen der Entzündungsparameter (besonders BSG und CRP) sowie der Autoantikörper (besonders RF, ANA) variiert zwischen den verschiedenen Subgruppen. Negative Befunde dienen nie dem Ausschluss einer JIA.

b) Die akute lymphoblastische Leukämie hat als Erstsymptome oft Gelenkschwellungen, Rötungen und Bewegungsbeeinträchtigungen. Sie sollte als Differenzialdiagnose beachtet und ausgeschlossen werden.

© Der/die Autor(en), exklusiv lizenziert an Springer-Verlag GmbH, DE,
ein Teil von Springer Nature 2023
C. Papan, *Kinder- und Jugendmedizin. Fragen und Antworten*,
https://doi.org/10.1007/978-3-662-67327-0_8

c) Die Voraussetzung für die Diagnosestellung ist eine Symptomdauer von mindestens 6 Wochen sowie ein Beginn vor dem 16. Lebensjahr. Eine Subgruppenzuordnung nach der ILAR-Klassifikation sollte allerdings frühestens nach einem halben Jahr erfolgen.

d) Da Glukokortikoide eine katabole Wirkung aufzeigen, sollten sie systemisch möglichst sparsam eingesetzt werden. Standardmedikamente stellen NSAR, intraartikuläre Glukokortikoide und Methotrexat dar. Generell sollte eine Basistherapie (DMARDs) bei hoher Krankheitsaktivität frühzeitig erwogen werden.

e) Es geht um die frühzeitige Detektion einer Uveitis, einer entzündlichen Erkrankung des vorderen Augenabschnitts.

Die gesuchte Lösung ist somit Antwort **e**.

---

### Frage 127

Aufgrund des häufigen Auftretens einer Uveitis anterior im Rahmen einer juvenilen idiopathischen Arthritis ist die regelmäßige ophthalmologische Mitbeurteilung wichtig. Bei welcher Subgruppe ist die Gefahr besonders hoch?

a. Juvenile Psoriasis-Arthritis
b. Oligoarthritis
c. Seronegative Polyarthritis
d. Enthesitis-assoziierte Arthritis
e. Systemische juvenile idiopathische Arthritis

---

### Antworten

a) **Falsch.** Das Risiko ist zwar vorhanden, aber eher moderat.
b) **Richtig.** Die Oligoarthritis ist die häufigste Form der JIA und auch oft mit dem Auftreten einer Uveitis anterior verbunden. Generell steigt das Risiko (bzw. die Auftretenswahrscheinlichkeit) mit dem Auftreten von antinukleären Antikörpern (ANA).
c) **Falsch.** Das Risiko ist zwar vorhanden, aber eher moderat.
d) **Falsch.** Das Risiko ist zwar vorhanden, aber eher moderat.
e) **Falsch.** Das Risiko einer Uveitis ist bei der sJIA im Gegensatz zu den anderen JIA-Formen sehr selten.

**Frage 128–129**

Der 4-jährige Max wird Ihnen von seinen besorgten Eltern vorgestellt. Seit knapp drei Wochen habe er regelmäßig Fieberschübe in Kombination mit rosafarbenem Hautausschlag. Beides halte circa zwei Stunden an. Da zusätzlich die Lymphknoten geschwollen seien, hatte der Hausarzt eine Infektion vermutet. Gestern hätten die Eltern eine Schwellung von Max linkem Knie sowie Sprunggelenk bemerkt. Auf Nachfrage geben Sie an, dass er schon seit Monaten eher weinerlich sei und ungern laufe.

**Frage 128**

Welche der folgenden Diagnosen stellen Sie am ehesten?

a. Reaktive Arthritis
b. Systemischer Lupus erythematodes
c. Purpura Schönlein-Henoch
d. Morbus Still
e. Hüftschnupfen

**Antworten**

a) **Falsch.** Der fluktuierende Hautausschlag mit intermittierendem Fieber ist eher typisch für eine andere Erkrankung. Bei der reaktiven Arthritis bestünde die Gelenksymptomatik auch erst nach einem Infekt.

b) **Falsch.** Eine Arthritis kann zwar Teil des SLE sein, der fluktuierende Hautausschlag mit intermittierendem Fieber ist aber typisch für eine andere Erkrankung.

c) **Falsch.** Hier wäre eine palpable Purpura obligat. Die restliche Anamnese bis auf die Arthritis passt ebenfalls nicht.

d) **Richtig.** Hier liegt wahrscheinlich eine systemische juvenile idiopathische Arthritis („Morbus Still") mit der Trias Fieber, Exanthem und Arthritis vor. Für die definitive Diagnosestellung bedarf es weiterer Diagnostik sowie einer genauen Exploration des Symptombeginns.

e) **Falsch.** Eine Coxitis fugax (Hüftschnupfen) ist eine Ausschlussdiagnose und betrifft in der Regel nur einseitig das Hüftgelenk als postinfektiöse, benigne verlaufende Manifestation im Kontext einer akuten Atemwegsinfektion

## Frage 129

Ihre Verdachtsdiagnose hat sich bewahrheitet. Welche diesbezügliche Aussage trifft am ehesten zu?

a. CRP und BSG sind typischerweise stark erhöht.
b. Das S-100A8/9-Protein ist in der Regel nicht wegweisend.
c. In der Frühphase werden NSAR und Methotrexat eingesetzt.
d. Es besteht eine Assoziation zu chronischen Darmerkrankungen.
e. Häufig sind Betroffene HLA-B27-positiv.

## Antworten

a) **Richtig.** Besonders im Vergleich zu anderen Subgruppen der juvenilen idiopatischen Arthritis ist dies ein wichtiger Punkt.
b) **Falsch.** Das S-100A8/9 ist insbesondere bei der sJIA erhöht und eignet sich gut zur Differenzierung zu anderen rheumatischen bzw. autoinflammatorischen Erkrankungen.
c) **Falsch.** In der Frühphase sollte eine hoch dosierte Kortisonstoßtherapie durchgeführt werden. Bei schweren Verläufen können direkt Biologicals zur IL-1-Blockade eingesetzt werden. Methotrexat sollte lediglich bei Reaktivierung in der Reduktionsphase der Kortisontherapie eingesetzt werden.
d) **Falsch.** Dies wäre bei der Enthesitis-assoziierten Arthritis der Fall. Der Morbus Still ist eher mit Splenomegalie, Hepatomegalie und Serositis (z. B. Peritonitis, Pleuritis) verbunden.
e) **Falsch.** Häufig HLA-B27 positiv sind die juvenile Psoriasis-Arthritis sowie die Enthesitis-assoziierte Arthritis. Der Morbus Still ist in der Regel zudem ANA- und RF-negativ.

## Frage 130

Ein 10-jähriges Mädchen stellt sich bei Ihnen mit Knieschmerzen und begleitender Schwellung vor. Sie habe die Schmerzen vor 2 Monaten schon einmal gehabt, sie seien aber ohne Therapie nach einigen Tagen wieder rückläufig gewesen. An eine kürzlich durchgemachte Infektion kann das Mädchen sich nicht erinnern. In der körperlichen Untersuchung fällt Ihnen eine massive Schwellung des Kniegelenks auf. Welche der folgenden ist die wahrscheinlichste Diagnose?

a. Coxitis fugax
b. Rheumatisches Fieber
c. Lyme-Arthritis
d. Juvenile idiopathische Arthritis
e. Psoriasis-Arthritis

## Antworten

a) **Falsch.** Krankheitsbilder der Hüfte können zwar Knieschmerzen und Schonhinken verursachen, eine Knieschwellung ist jedoch untypisch. Außerdem halten die Schmerzen der Coxitis fugax in der Regel nur wenige Wochen an und kehren nicht wieder.
b) **Falsch.** Rheumatisches Fieber ist eine Folgeerkrankung einer Infektion mit Streptokokken der Gruppe A, welche wenige Wochen danach auftritt. Die Arthritis ist ein häufiges Symptom, jedoch zumeist spontan rückläufig und nicht dauerhaft auf ein Gelenk begrenzt.
c) **Richtig.** Der leicht rezidivierende Verlauf passt zur Lyme-Arthritis. Sie kann sich Monate bis Jahre nach einer Infektion mit *Borrelia burgdorferi* entwickeln. Die Diagnose sollte serologisch, ggf. auch mittels PCR aus dem Kniepunktat, gesichert werden.
d) **Falsch.** Die fluktuierende Symptomatik passt nicht zur juvenilen idiopathischen Arthritis.
e) **Falsch.** Psoriasis-Arthritis ist eine Form der entzündlichen Arthritis, die bei Patienten mit Psoriasis (Schuppenflechte) auftreten kann. Typischerweise sind Hautveränderungen wie Schuppenbildung und Rötung vorhanden, die mit Gelenksymptomen einhergehen.

## Frage 131

Die Diagnose „rheumatisches Fieber" wird anhand der Jones-Kriterien gestellt, sobald 2 Hauptkriterien oder 1 Hauptkriterium und 2 Nebenkriterien erfüllt sind. Bei welcher der folgenden Konstellationen kann die Diagnose folglich **nicht** gestellt werden?

a. Erhöhter ASL-Titer + subkutane Knoten + Polyarthralgien
b. Erhöhte BSG + Fieber + Karditis
c. Erythema marginatum + Chorea minor
d. Polyarthritis + verlängerte PQ-Zeit + Leukozytose
e. Karditis + Polyarthritis

a) Der ASL-Titer ist nicht Inhalt der Jones-Kriterien. Somit ist mit subkutanen Knoten nur 1 Hauptkriterium und mit Polyarthralgien nur 1 Nebenkriterium gegeben.
b) Die Karditis stellt das Hauptkriterium dar. Erhöhte BSG und Fieber sind Nebenkriterien.
c) Dies sind beides Hauptkriterien.
d) Die Polyarthritis, welche meist die großen Gelenke betrifft und „wandert", ist ein Hauptkriterium, während die anderen beiden Nebenkriterien darstellen.
e) Karditis und Polyarthritis sind beides Hauptkriterien. Im Rahmen der Karditis kann es durch Vernarbung zu entsprechenden Klappenpathologien kommen.

Die gesuchte Lösung ist somit Antwort **a**.

## Frage 132

Die jugendliche Mara stellt sich bei Ihnen vor. Sie entwickle verstärkte Müdigkeit, Abgeschlagenheit und Gelenkschmerzen in Schulter, Knie und Fingerendgelenken mit Morgensteifigkeit. In letzter Zeit habe sie 5 kg abgenommen. Im Labor findet sich eine Panzytopenie, eine erhöhte BSG bei normalem CRP sowie ein angestiegenes Kreatinin. Sie vermuten eine immunvermittelte Erkrankung. Welche der folgenden Antikörper sollten Sie am ehesten bestimmen?

a. Anti-GBM-Antikörper
b. Anti-neutrophile cytoplasmatische Antikörper
c. Anti-MPO-Antikörper
d. Anti-DNase-Antikörper
e. Anti-nukleäre Antikörper

a) **Falsch.** Diese Antikörper gegen die glomeruläre Basalmembran sind typisch für das Goodpasture-Syndrom, welches zum Kreis der rapid progressiven Glomerulonephritiden gehört und eine typische pulmonale Beteiligung aufweist.

b) **Falsch.** ANCA sind bei anderen Erkrankungen, zum Beispiel der mikroskopischen Polyangiitis, nachweisbar.

c) **Falsch.** Antikörper gegen die Myeloperoxidase gehören zum Kreis der ANCAs (pANCA).

d) **Falsch.** Hierbei handelt es sich um einen Antikörper, der gegen ein Enzym von *Streptococcus pyogenes* gerichtet ist und oft bei der Abklärung von Post-Streptokokken-Erkrankungen bestimmt wird.

e) **Richtig.** Hier besteht der starke Verdacht auf das Vorliegen eines systemischen Lupus erythematodes. ANAs sind hier in den meisten Fällen positiv. Außerdem sollten Antiphospholipid-Antikörper sowie Lupus-Antikoagulans bestimmt werden.

## Frage 133

Welche Aussage zur Dermatomyositis trifft **nicht** zu?

a. Das Vorliegen von typischen Hautveränderungen ist für die Diagnosestellung obligat.

b. Die Diagnose wird bei passender Symptomkonstellation durch eine Muskelbiopsie gesichert.

c. Erhöhte Muskelenzyme gehören zu den Diagnosekriterien.

d. Die begleitende Muskelschwäche beginnt symmetrisch und proximal betont.

e. Gottron-Papeln entstehen bevorzugt auf den Streckseiten der Hände.

## Antworten

a) Pathognomonisch für die Dermatomyositis sind lilafarbene, symmetrische Erytheme auf den Oberlidern und auf den Wangen. Zusätzlich kann es zu Effloreszenzen über den Fingergelenken kommen. Sollte der Hautbefund fehlen, spricht man von einer Polymyositis.

b) Heutzutage können invasive Verfahren wie eine Muskelbiopsie durch eine MRT-Diagnostik ersetzt werden. Trotzdem beinhalten die noch immer angewandten Diagnosekriterien von 1975 den Nachweis von lymphozytären Infiltrationen im bioptischen Material.

c) Typischerweise finden sich erhöhte Werte für CK, GOT, LDH oder Aldolase.

d) Zudem ist die Muskelschwäche progredient und geht mit erhöhten Muskel-
enzymen einher.
e) Gottron-Papeln sind weiße bis hellrote Papeln, die besonders am Nagelfalz
und an den Streckseiten der Hände und Finger entstehen.

Die gesuchte Lösung ist somit Antwort **b**.

### Frage 134

Patienten mit Sklerodermie werden zumeist auffällig durch ein Raynaud-
Phänomen. Typisch ist ein Farbwechsel der Haut in welcher Reihenfolge?

a. Rot – weiß – blau
b. Weiß – blau – rot
c. Blau – weiß – rot
d. Rot – blau – weiß
e. Rot – weiß – rot

### Antworten

a) **Falsch.** Das Raynaud-Phänomen kann idiopathisch durch Vasospasmen
oder sekundär durch Gefäßveränderungen entstehen.
b) **Richtig.** Zunächst kommt es durch Ischämie (Vasokonstriktion) zur Weiß-
färbung der Haut, welche in der Regel schmerzhaft ist. Durch die daraus
entstehende Hypoxie kommt es zur Zyanose und somit Blaufärbung. Die reaktive Hyperämie lässt die Haut rot erscheinen. Diese klassische Veränderung wird „Tricolore-Zeichen" genannt.
c) **Falsch.** Bei der Sklerodermie entstehen im Verlauf Ödeme, welche fibro-
tisch umgewandelt werden.
d) **Falsch.** Das Raynaud-Phänomen hält wenige Minuten bis eine Stunde an.
e) **Falsch.** Bei dieser Kombination ist die zyanotische Phase nicht angegeben.

### Frage 135

Die Diagnose des Kawasaki-Syndroms (mukokutanes Lymphknotensyndrom)
wird klinisch gestellt. Bei welcher der folgenden Befundkonstellationen ist dies
der Fall?

a. Konjunktivitis, Lymphadenopathie beidseits, hochrote Lippen, Leukozytose mit Erhöhung von BSG und CRP, Palmarerythem
b. Erdbeerzunge, geröteter Mund-Rachen-Raum, schuppendes stammbetontes Exanthem, Anämie
c. Fieber über 5 Tage, Lymphadenopathie einseitig, Thrombozytose, stammbetontes Exanthem
d. Fieber über 5 Tage, Konjunktivitis, hochrote Lippen, Lymphadenopathie, Erythem an Händen und Füßen
e. Fieber über 7 Tage, Gallenblasenhydrops, Meningismus, Irritabilität.

## Antworten

a) **Falsch.** Fieber über 5 Tage ist obligat für die Diagnosestellung.
b) **Falsch.** Die Anämie ist kein Diagnosekriterium.
c) **Falsch.** Zusätzlich zum Fieber müssen ≥4 der 5 Hauptsymptome (Konjunktivitis, Stomatitis, Exanthem, Extremitätenbeteiligung, Lymphadenopathie) vorliegen. Die Thrombozytose ist kein Diagnosekriterium.
d) **Richtig.** Hier sind die Diagnosekriterien erfüllt. Im Verlauf wird die kardiovaskuläre Beteiligung (besonders Koronararterienaneurysmen) entscheidend für den weiteren Verlauf und die Prognose.
e) **Falsch.** Gallenblasenhyrops, Meningismus und Irritabilität gehören zu weiteren unspezifischen Symptomen bzw. Befunden, die bei Kawasaki vorkommen können und insbesondere bei der Diagnose eines inkompletten Kawasai-Syndroms hilfreich sein können.

## Frage 136

Welche der Folgenden sind Teil der primären Therapie des Kawasaki-Syndroms?

(1) i.v.-Immunglobuline
(2) Paracetamol
(3) Acetylsalicylsäure
(4) Glukokortikoide
(5) Methotrexat

**Antwortmöglichkeiten**

a.  Alle der Genannten
b.  Nur (1) bis (4)
c.  Nur (2) und (4)
d.  Nur (1) und (3)

## Antworten

(1)  Intravenöse Immunglobuline sind Therapie der Wahl. Sie verbessern die Symptomatik und reduzieren das Auftreten von Koronaraneurysmen.
(2)  Zur Fiebersenkung sollte ein anderes Präparat eingesetzt werden.
(3)  ASS sollte initial zur Entzündungshemmung und im weiteren Verlauf zur Thrombozytenaggregationshemmung eingesetzt werden.
(4)  Glukokortikoide sind nur bei weiter bestehender Krankheitsaktivität über die Therapie mit zwei i.v.-Immunglobulingaben hinaus indiziert.
(5)  Methotrexat sollte nicht eingesetzt werden.

Somit ist die gesuchte Lösung Antwort **d**.

## Frage 137

Welche Aussage zu Autoinflammationserkrankungen trifft **nicht** zu?

a.  Bei Autoinflammationserkrankungen liegt eine Störung der angeborenen Immunität vor.
b.  Autoinflammationserkrankungen führen zu wiederkehrenden inflammatorischen Episoden.
c.  Die Diagnose eines PFAPA wird vorrangig anhand der Genetik gestellt.
d.  Die Amyloidose ist eine gefürchtete Komplikation der Autoinflammationserkrankungen.
e.  Es gibt autoinflammatorische Erkrankungen mit unbekannter Genetik.

## Antworten

a) Besonders die Funktion der Makrophagen und Granulozyten ist gestört, wodurch vermehrt proinflammatorische Zytokine (besonders Interleukin 1) gebildet werden.

b) Besonders während der „Attacken" sind BSG und CRP stark erhöht.

c) Viele der autoinflammatorischen Erkrankungen sind hereditäre, oft monogenetische Erkrankungen, sodass in diesen Fällen die Diagnose genetisch bestätigt wird. Beim PFAPA-Syndrom (periodisches Fieber, aphthöse Stomatitis, Pharyngitis, Lymphadenopathie) ist bislang keine monogenetische Ursache bekannt. Diese Diagnose wird daher in der Regel klinisch, ggf. nach Ausschluss anderer, monogenetischer Syndrome, gestellt.

d) Da das Serum-Amyloid A bei chronischen Entzündungsprozessen vermehrt gebildet wird (Akute-Phase-Protein), kann es zu Ablagerungen im Parenchym verschiedener Organe kommen. Klinisch entsteht zum Beispiel eine Nephro-, Neuro- oder Arthropathie.

e) Beispielhaft sei PFAPA genannt, bei dem bislang keine monogenetische Ursache gefunden wurde. Dank neuerer Sequenziertechnologie wurden in den letzten Jahren zahlreiche Genmutationen beschrieben, die einzelnen klinischen Entitäten zugrunde liegen. Weitere genetische Zu- und Beschreibungen sind zu erwarten.

Somit ist die gesuchte Lösung Antwort c.

## Frage 138

Welche der folgenden Aussage zum familiären Mittelmeerfieber (FMF) trifft am ehesten zu?

a. Die Colchizin-Gabe kann die Entstehung einer Amyloidose verhindern.

b. Fieber von über 38°C ist für die Diagnosestellung des FMF obligat.

c. Bei akuten Schübe des FMF sollten Glukokortikoide eingesetzt werden.

d. Zwischen den Schüben liegen symptomfreie Intervalle von wenigen Tagen.

e. Zur endgültigen Diagnose muss die Mutation homozygot vorliegen.

## Antworten

a) **Richtig.** Colchizin hemmt die Granulozytenfunktion und kann so die Symptomatik des FMF verbessern. Es wirkt prophylaktisch der Entstehung einer Amyloidose entgegen.

b) **Falsch.** Für die Diagnosestellung müssen zwei von fünf möglichen Diagnosekriterien zutreffen. Neben den charakteristischen Fieberattacken zählen dazu der abdominelle Schmerz, Brustschmerzen, Arthritis oder eine positive Familienanamnese auf FMF. Fieber ist also nicht obligat.

c) **Falsch.** Glukokortikoide sind hier nicht wirksam. Symptomatisch können NSAR eingesetzt werden.

d) **Falsch.** Die Schübe halten in der Regel 6–72 h an und das symptomfreie Intervall beträgt Wochen bis Monate.

e) **Falsch.** Neben compound-heterozygoter Konstellationen sind auch heterozygote Mutationsträger mit eindeutiger Krankheitssymptomatik bekannt, bei denen die Diagnose gestellt werden kann.

**Fragen 139–140** Ein 4-jähriger Junge wird Ihnen mit Abszessen der Haut und einer Lungenfunktionsstörung vorgestellt. Die Eltern berichten zusätzlich von einer starken Infektionsanfälligkeit des Kindes, weshalb Sie einen Immundefekt vermuten. Den mitgebrachten Befunden der letzten Behandlungen entnehmen Sie, dass es sich häufig um Infektionen mit *Staphylococcus aureus* und *Aspergillus* spp. gehandelt hat.

## Frage 138

Welcher Immundefekt liegt am ehesten?

a. Ataxia teleangiectatica
b. Septische Granulomatose
c. Schwerer kombinierter Immundefekt (SCID)
d. Wiskott-Aldrich-Syndrom
e. Selektiver IgA-Mangel

a) **Falsch.** Hier kommt es durch einen Defekt in der DNA-Reparatur zu einem T- und B-Zelldefekt, zudem zu den namensstiftenden teleangiektatischen Hautveränderungen (auch an den Konjunktiven) sowie zu einer progressiven Ataxie.

b) **Richtig.** Bei der septischen Granulomatose (chronic granulomatous disease, CGD) liegt ein Phagozytosedefekt vor. Krankheitserreger, die Katalase enthalten (bestimmte Bakterien und Pilze), können so intrazellulär nicht abgetötet werden, wodurch es zur Granulombildung und ungestörten Ausbreitung der Erreger kommt. Typischerweise entstehen Abszesse und Funktionsstörungen einiger Organe. Es sollte ein Granulozytenfunktionstest durchgeführt werden.

c) **Falsch.** Betroffene eines SCID leiden unter einer kombinierten Störung der humoralen und zellulären Immunität. Sie werden bereits kurz nach Geburt auffällig durch schwere Infektionen. Ohne Therapie überleben die Betroffenen das erste Lebensjahr nicht.

d) **Falsch.** Betroffene des Wiskott-Aldrich-Syndroms werden zusätzlich zu verstärkten bakteriellen Infektionen auffällig durch Blutungen (Thrombozytopenie und Thrombozytenfunktionsstörung) und Ekzeme.

e) **Falsch.** Der selektive IgA-Mangel ist der häufigste primäre Immundefekt und verläuft bei den meisten Betroffenen asymptomatisch bzw. mit milden Infektionen. Es besteht eine Assoziation mit der Zöliakie.

**Frage 139**

Welche der folgenden Maßnahmen sollten erfolgen?

(1) Cotrimoxazol-Prophylaxe
(2) Immunglobulinsubstitution
(3) Kortikosteroide
(4) Stammzelltransplantation
(5) Itraconazol-Prophylaxe

**Antwortmöglichkeiten**

a. Alle der Genannten
b. Nur (1), (2) und (3)
c. Nur (1), (4) und (5)
d. Nur (2) und (3)

## Antworten

a) Cotrimoxazol ist Bestandteil der antimikrobiellen Prophylaxe, welche auch das Infektionsrisiko mit Pneumocystis jirovecii reduzieren soll.
b) Da hier kein Defekt der humoralen Immunität vorliegt, ist die Immunglobulinsubstitution nicht hilfreich.
c) Kortikosteroide sind nicht indiziert.
d) Die Stammzelltransplantation stellt eine kurative Therapieoption dar.
e) Itraconazol wäre ebenso wie Cotrimoxazol ein Teil der antiinfektiven Prophylaxe, in diesem Fall mit einer Schimmelpilz-wirksamen Substanz.

Somit ist die gesuchte Lösung Antwort **c**.

## Frage 141

Welche Aussage zum jeweiligen Immundefekt trifft **nicht** zu?

a. Bei der Bruton-Agammaglobulinämie findet sich eine Hypoplasie des sekundären lymphatischen Gewebes.
b. Der selektive IgA-Mangel verläuft oft asymptomatisch und ist gehäuft mit dem Auftreten einer Zöliakie vergesellschaftet.
c. Betroffene des Wiskott-Aldrich-Syndroms haben ein erhöhtes Malignomrisiko.
d. Rezidivierende Infektionen mit Meningokokken lassen einen erworbenen Immundefekt vermuten.
e. Eine Asplenie prädisponiert zu Infektionen mit bekapselten Erregern.

a)  Durch den B-Zell-Defekt kommt es zur Hypoplasie von Lymphknoten, Milz und Tonsillen.

b)  Der Zusammenhang kommt mutmaßlich über die Assoziation mit bestimmten HLA-Haplotypen zustande.

c)  Ein erhöhtes Malignomrisiko ist bei vielen primären Immundefekten zu beobachten, da ein funktionierendes Immunsystem auch für die Surveillance und Früherkennung von ersten maligne entarteten Zellen elementar ist.

d)  Dies ließe eher einen Komplementdefekt vermuten, da Komplementfaktoren eine wichtige Rolle in der Abwehrreaktion spielen.

e)  Durch den Wegfall der Filterfunktion der Milz besteht ein erhöhtes Risiko für invasive Infektionen mit bekapselten Erregern wie z. B. *Streptococcus pneumoniae* und *Haemophilus influenzae*.

Somit ist die gesuchte Lösung Antwort **d**.

# Infektiologie

9

Frage 142

Welche Aussage zur Tonsillopharyngitis im Kindesalter ist am ehesten richtig?

a. Die häufigste Ursache ist eine Infektion mit *Fusobacterium necrophorum*.
b. Eitrige Stippchen sind spezifisch für *Streptococcus pyogenes*.
c. Die Therapie der Wahl ist orales Penicillin für mindestens 10 Tage.
d. Husten ist ein typisches Symptom für eine Streptokokken-Angina.
e. Ein Streptokokken-Schnelltest sollte erst ab einem McIsaac Score von 3 erwogen werden.

**Antworten**

a) **Falsch.** Die häufigste Ursache der Tonsillopharyngitis sind, kumulativ betrachtet, Viren (EBV, Adeno-, Influenza-, Parainfluenza-, Herpes-, Corona-, Enteroviren). Der häufigste bakterielle Erreger ist *Streptococcus pyogenes* (Streptokokken der Gruppe A), der für bis zu 30 % aller Tonsillopharyngitiden verantwortlich ist. *Fusobacterium necrophorum*, ein Anaerobier, der für besonders komplizierte, abszedierende Verläufe gefürchtet ist, zählt zu den selteneren Ursachen.

b) **Falsch.** Stippchen haben eine geringe Spezifität und erlauben keinen verlässlichen Rückschluss auf einen bestimmten Erreger, da insbesondere auch bei vielen Virusinfektionen Stippchen auf den Tonsillen vorkommen können.

© Der/die Autor(en), exklusiv lizenziert an Springer-Verlag GmbH, DE, ein Teil von Springer Nature 2023
C. Papan, *Kinder- und Jugendmedizin. Fragen und Antworten*,
https://doi.org/10.1007/978-3-662-67327-0_9

c) **Falsch.** Sofern eine bakterielle Infektion vorliegt (s. o.), besteht die Therapie der Wahl aus einer 7-tägigen Therapie mit Penicillin V. Die 10-tägige Therapie ist ein historisches Relikt aus der Zeit frequenter Ausbrüche, wo eine Eradikation mit 10 Tagen durchgeführt wurde. Asymptomatische Träger sollten nicht therapiert werden.

d) **Falsch.** Das Vorhandensein von Husten spricht eher für eine virale Ursache als für eine Tonsillopharyngitis durch *S. pyogenes*.

e) **Richtig.** Ein Test auf Streptokokken, ob per Antigenschnelltest, isothermaler Amplifikation (wie PCR, nur schnell) oder per Kultur, sollte lediglich vorgenommen werden, wenn die Vortestwahrscheinlichkeit hoch genug ist. Diese beträgt bei einem McIsaac Score von 3 nur 35 %, bei einem Score von 4 immerhin 50 %, dass eine bakterielle Infektion vorliegt.

---

**Frage 143**

Welche Aussage zur akuten Otitis media (AOM) ist **am wenigsten** zutreffend?

a. Die meisten Fälle betreffen initial ein Ohr und sind viral bedingt.
b. Zu den häufigsten Erregern einer bakteriellen AOM gehören Pneumokokken.
c. Zu den möglichen Komplikationen gehören Hörverlust und Mastoiditis.
d. Innerhalb der ersten 6 Lebensmonate wird in der Regel mit Antibiotika behandelt.
e. Für die sichere Diagnose einer AOM ist es ausreichend, ein gerötetes Trommelfell zu sehen.

---

**Antworten**

---

a) Die meisten Fälle einer akuten Otitis media im Kindesalter beginnen als Virusinfektion, in deren Verlauf sich eine bakterielle Ko-(Super-) Infektion aufpfropfen kann. Auch die Einseitigkeit ist typisch für den initialen Beginn einer Virusinfektion. Zu den Symptomen gehören neben der Otalgie ein Tragusdruckschmerz, Hörminderung und Otorrhö bei Trommelfellperforation. Husten und Schnupfen sind durch begleitende Infektionen nicht selten.

b) Trotz flächendeckender Impfung gehören Pneumokokken (*Streptococcus pneumoniae*) zu den häufigsten bakteriellen Erregern einer akuten Otitis media, insbesondere durch die Impfung nicht erfasste Serotypen.

c) Mögliche Komplikationen einer unzureichend verheilenden bzw. behandelten aktuen Otitis media sind Hörverlust, Schwindel, chronische Ergussbildung, aber auch die besonders gefürchtete Mastoiditis.

d) Aufgrund der höheren Komplikationsrate und dem Risiko für schwere, auch systemische Infektionen, ist die Hemmschwelle für eine antibakterielle Behandlung innerhalb der ersten 6 Lebensmonate besonders niedrig. Kinder zwischen 6 und 24 Monaten sollten nur noch bei sicherer Diagnose antibiotisch behandelt werden. Ältere Kinder nur bei schweren Symptomen oder Persistenz. Das Antibiotikum der Wahl ist Amoxicillin.

e) Für die sichere Diagnose einer AOM sind neben Zeichen einer Mittelohrentzündung, wie Trommelfellrötung oder auch ein Mittelohrerguss bzw. eine Otorrhoe sowie ein akuter Krankheitsbeginn mit Fieber, Irritabilität und Krankheitsgefühl erforderlich.

Somit ist die gesuchte Lösung Antwort **e**.

---

**Frage 144**

Welche Aussage zur Mastoiditis ist am ehesten richtig?

a. Zu den häufigsten Symptomen gehört u. a. Fotophobie.
b. Die Diagnose erfordert ein Angio-CT des Gehirns.
c. Die Therapie der Wahl ist Ampicillin i.v.
d. Begleitend kann eine Sinusvenenthrombose vorliegen, die ggf. eine Antikoagulation erfordern kann.
e. Nur eine unzureichend behandelte Otitis führt zu einer Mastoiditis.

---

**Antworten**

a) **Falsch.** Auch wenn sich in manchen Fällen eine Meningitis als Komplikation einer Mastoiditis entwickeln kann, gehört die Fotophobie nicht zu den häufigsten Symptomen. Die Mastoiditis äußert sich eher durch eine abstehende Ohrmuschel mit Otalgie sowie retroaurikulären Schmerzen mit Schwellung und Rötung. Fieber ist nicht selten.

b) **Falsch.** Die Diagnose einer Mastoiditis wird in der Regel klinisch gestellt. Im Zweifel und/oder bei Verdacht auf intrakranielle Ausbreitung kann ein CT oder MRT erwogen werden, aber kein Angio-CT.

c) **Falsch.** Die Therapie mit Ampicillin i.v. oder Amoxicillin p.o. wäre die adäquate Erstlinientherapie für eine akute Otitis media. Bei Therapierefraktärität oder Komplikationen, wie der Mastoiditis, ist eine breitere Erfassung von bakteriellen Erregern nötig, z. B. mittels Ampicillin-Sulbactam oder alternativ Ceftriaxon und Clindamycin (Letzteres aufgrund der fehlenden Anaerobier-Wirksamkeit der Cephalosporine). Die frühe Behandlung ist für die Vermeidung intrakranieller Komplikationen fundamental.

d) **Richtig.** Insbesondere bei einer subperiostalen Abszedierung kann es zu einer Sinusvenenthrombose kommen. Die Evidenzlage für oder wider eine Antikoagulation ist nicht abschließend geklärt.

e) **Falsch.** Diese Vereinfachung ist nicht ganz zulässig, da es auch nach einer regelgerechten Behandlung einer akuten Otitis media zu einer Mastoiditis kommen kann.

### Frage 145

Welche Aussage zur ambulant erworbenen Pneumonie im Kindesalter (pediatric community acquired pneumonia, pCAP) ist am ehesten richtig?

a. Der häufigste Erreger im Säuglingsalter ist *Mycoplasma pneumoniae*.
b. Ein Pleuraempyem bzw. parapneumonischer Erguss tritt bei ca. 1 % aller Fälle auf.
c. Von Tachypnoe im Alter von 6 Monaten spricht man ab einer Atemfrequenz von >70/min.
d. Sie sollte in jedem Fall stationär behandelt werden.
e. Mittel der Wahl sind Chinolone, die wirksam gegen Pneumokokken und atypische Erreger sind.

### Antworten

a) **Falsch.** Mykoplasmen gehören zu den häufigsten Erregern der ambulant-erworbenen Pneumonie im Schulkindesalter. Im Säuglingsalter dominieren virale Erreger wie z. B. RSV bzw. bakterielle Erreger wie *Streptococcus pneumoniae*.
b) **Richtig.** Diese sind überwiegend mit bakteriellen Infektionen assoziiert.
c) **Falsch.** Nach WHO-Kriterien liegt eine Tachypnoe in der Alterskategorie 2–11 Lebensmonate vor bei einer Atemfrequenz >50/min (1–5 Jahre: >40/min; ab 5 Jahren: >20/min).
d) **Falsch.** Sofern keine schwere Pneumonie mit Sauerstoffpflichtigkeit vorliegt und insbesondere eine adäquate Versorgung inkl. Nachsorge gewährleistet ist, kann eine ambulante Versorgung bevorzugt werden.

e) **Falsch.** In der Behandlung der pCAP ist zunächst eine supportive Therapie indiziert. Bei vorliegendem Fieber oder schwerer pneumonischer Symptomatik sollten Amoxicillin oder Ampicillin eingesetzt werden. Chinolone sind im Kindes- und Jugendalter nicht zugelassen.

## Frage 146

Welche Aussage zur Diagnostik der pädiatrischen ambulant erworbenen Pneumonie (pCAP) trifft am ehesten zu?

a. Beim Röntgenbild des Thorax, sofern indiziert, ist die Seitaufnahme in der Regel verzichtbar.
b. Bei hypersonorem Klopfschall in der Perkussion der Lunge sollte eine Thorax-Sonografie durchgeführt werden.
c. Bei Vorstellung in der Notaufnahme und folgender Entlassung sollte zur Sicherheit eine Blutgasanalyse durchgeführt werden.
d. Bei Vorstellung im August mit klinischem Verdacht auf eine pCAP sollte ein RSV-Schnelltest durchgeführt werden.
e. Auch bei milden pCAP-Patienten soll eine Urinuntersuchung auf Pneumokokken-Antigen erfolgen.

## Antworten

a) **Richtig.** Eine Röntgenaufnahme im sagittalen Strahlgang ist zur Detektion der meisten Pathologien ausreichend, sodass auf die zusätzliche Strahlenbelastung, die mit der Seitaufnahme einhergeht, verzichtet werden kann. Bei einer milden pCAP sollte gänzlich von einer Röntgenaufnahme abgesehen werden.
b) **Falsch.** Eine Thorax-Sonografie ist bei Verdacht auf einen Pleuraerguss indiziert. In der Perkussion käme es allerdings zum hyposonoren Klopfschall durch die im Pleuraspalt befindliche Flüssigkeit. In der Auskultation wäre das Atemgeräusch abgeschwächt.
c) **Falsch.** Eine BGA ist nur bei stationärer Aufnahme indiziert.
d) **Falsch.** Ein RSV-Schnelltest sollte in der Regel nur in der entsprechenden Saison durchgeführt werden, welche circa von November bis April ist. Ausgenommen sind Verschiebungen in der Epidemiologie, die auch außersaisonale Peaks verursachen können, wie z. B. im Rahmen der COVID-19-Pandemie beobachtet wurde.
e) **Falsch.** Zwar hat dieser Test den Vorteil, gering invasiv mit einer Urinprobe machbar zu sein; er ist jedoch gleichzeitig von sehr limitierter Aussagekraft, was die Sensitivität und Spezifität einer echten Pneumokokken-Pneumonie angeht.

**Frage 147**

Welches Kriterium spricht am ehesten für eine benigne Lymphknotenvergrößerung, wie z. B. bei einer Lymphadenitis colli?

a. Zervikal und ventral des Musculus sternocleidomastoideus
b. Verbackene, nicht mehr als einzelne identifizierbare Lymphknoten
c. Derbe Konsistenz, Größe >2 cm, nicht schmerzhaft
d. Sonografisch: echoarm, Längs-Quer-Verhältnis <2
e. Nicht verschieblich

**Antworten**

a) **Richtig.** Eine inguinale Lage wäre auch eher benigne. Verdächtig auf Malignität sind geschwollene Lymphknoten dorsal des M. sternocleidomastoideus sowie supraklavikulär oder axillär gelegene Knoten.
b) **Falsch.** Benigne Lymphknoten liegen eher einzeln vor.
c) **Falsch.** Benigne Lymphknoten sind schmerzhaft bei der Palpation und wirken weich. Sie sind zumeist nicht größer als 1 cm, im Kieferwinkel werden sie eventuell etwas größer.
d) **Falsch.** In der Sonografie wirken sie eher inhomogen bei unterschiedlicher Echogenität und abgrenzbarer Binnenstruktur. Da sie eher eine ovale Form haben, ist das Längs-Quer-Verhältnis >2.
e) **Falsch.** Verschieblichkeit ist ein Anzeichen einer benignen Lymphknotenvergrößerung.

**Frage 148**

Zur Lymphknotenschwellung kann es durch einfache Proliferation von Immunzellen kommen. Bei infektiöser Ursache lässt die körperliche Untersuchung vereinzelt Rückschlüsse auf die entsprechenden wahrscheinlichsten Erreger zu. Ordnen Sie die Erreger den am ehesten passenden Befunden zu.

1. Akute bilaterale Lymphadenopathie
2. Akute unilaterale Lymphadenopathie
3. Subakute unilaterale Lymphadenopathie
4. Generalisierte Lymphadenopathie

A  EBV, CMV, HIV
B  Adeno-, Influenza-, Parainfluenzaviren

C  *Bartonella henselae*
D  Nichttuberkulöse Mykobakterien
E  *Staphylococcus aureus*

**Antwortmöglichkeiten**

a. 1A, 1D, 2B, 3C, 4E
b. 1B, 2E, 3C, 3D, 4A
c. 1C, 2D, 2E, 3B, 4A
d. 1E, 2C, 2D, 3A, 4B
e. 1C, 2A, 3B, 4D, 4E

**Antworten**

1) Eine akute bilaterale Lymphadenopathie, v. a. zervikal, wird typischerweise bei den häufigen viralen Infektionen der oberen Atemwege beobachtet.

2) Eine akute unilaterale Lymphadenopathie ist eher mit bakterieller Lymphadenitis colli assoziiert.

3) Bei einer subakuten einseitigen Lymphadenopathie kommt als Ursache z. B. *Bartonella henselae* in Frage, der Erreger der Katzenkratzkrankheit. Auch eine Lymphadenitis durch nichttuberkulöse Mykobakterien kann derart manifestieren.

4) Bei systemischen Virusinfektionen mit Herpesviren wie z. B. EBV oder CMV kommt es zur generalisierten Lymphknotenschwellung. Eine akute HIV-Infektion, insbesondere bei Adulten oder Adoleszenten, kann sich initial mit einer Mononukleose-ähnlichen Manifestation präsentieren, wobei Fieber, Lymphadenopathie, Pharyngitis und ein Ausschlag im Vordergrund stehen.

Somit ist die richtige Lösung Antwort **b**.

**Frage 149**

Welche Aussage zur Osteomyelitis bzw. septischen Arthritis trifft am ehesten zu?

a. Die häufigste Lokalisation ist die Brustwirbelsäule.
b. Der häufigste Erreger ist *Staphylococcus aureus*.
c. Bei Neugeborenen ist der Befall typischerweise unifokal, bei älteren Kindern oft multifokal.

d. Der am besten etablierte Entzündungswert zum Therapiemonitoring ist Procalcitonin.

e. Zur Frühdiagnostik eignet sich besonders die Röntgenuntersuchung.

a) **Falsch.** Eine Osteomyelitis findet sich am häufigsten in langen Röhrenknochen, also in Femur, Tibia oder Humerus.

b) **Richtig.** *S. aureus* stellt den häufigsten Erreger dar, wobei die Entzündung von Knochen und -mark durch hämatogene Streuung entsteht. Weitere mögliche Erreger sind *Kingella kingae*, Streptokokken und bei Neugeborenen auch *E. coli*.

c) **Falsch.** Bei Neugeborenen steht eine multifokale Symptomatik im Vordergrund. Zudem bestehen unspezifische Symptome wie Trinkschwäche oder Irritabilität. Bei älteren Kindern ist die Symptomatik eher lokalisiert auf den Fokus. Es kann zudem zu Fieber, Abgeschlagenheit und Einnahme einer Schonhaltung kommen. Bei septischer Arthritis kommt es in allen Altersgruppen zusätzlich zur Gelenkschwellung.

d) **Falsch.** Das CRP und die BSG spielen in der Labordiagnostik eine größere Rolle und werden auch zum Therapiemonitoring eingesetzt.

e) **Falsch.** Ein initiales Röntgen kann sinnvoll sein zur Abgrenzung gegen andere Differenzialdiagnosen. Jedoch ist ein Röntgen gerade zu Beginn der Erkrankung nicht sensitiv genug zur Erkennung von Knochenveränderungen.

---

**Frage 150**

Welche Liquorkonstellation ist bei einer bakteriellen Meningitis am ehesten zu erwarten?

(1) Zellzahl >1000/µl

(2) Eiweiß >40 mg/dl

(3) Laktat >3,5 mmol/l

(4) Glukose >70 mg/dl

(5) Liquor trüb

**Antwortmöglichkeiten**

a. Nur (1) ist richtig.
b. Nur (2) und (3) sind richtig.
c. Nur (1) und (4) sind richtig.
d. (1), (2), (3) und (5) sind richtig.

## Antworten

(1) **Richtig.** Bei bakterieller Meningitis kommt es zur höheren Pleozytose. Das Zellbild wird zum größten Teil von Granulozyten bestimmt.
(2) **Richtig.** Bei Neugeborenen steigen die Eiweißwerte sogar auf >90 mg/dl.
(3) **Richtig.** Das Laktat entsteht durch den verstärkten anaeroben Glukosemetabolismus im Zuge der bakteriellen Infektion.
(4) **Falsch.** Bei bakterieller Meningitis wird vermehrt Glukose verstoffwechselt. Es findet sich somit eine Konzentration von <30 mg/dl im Liquor (oft auch Liquor/Serum-Ratio der Glukose von <2/3).
(5) **Richtig.** Aufgrund der hohen Zellzahl erscheint der Liquor trüb.

Somit ist die gesuchte Lösung Antwort **d**.

## Frage 151

Welche Aussage zur Meningitis trifft am ehesten zu?

a. Der häufigste Erreger einer Meningitis im Kindesalter (>6 Wochen) ist *Haemophilus influenzae*.
b. Es ist ausreichend, einen Rachenabstrich zu entnehmen, da die Erreger die Patient*innen meist im Nasopharynx kolonisieren.
c. Neugeborene werden in der Regel durch Fieber und Meningismus auffällig.
d. Aufgrund eines begleitend möglichen SIADH sollte auf eine sehr hohe Flüssigkeitszufuhr geachtet werden.
e. Bei Verdacht auf Meningitis sollte idealerweise vor Beginn einer antibiotischen Therapie eine Liquorpunktion durchgeführt werden.

a) **Falsch.** Insgesamt sind virale Erreger (Enteroviren, VZV, HSV, FSME usw.) weitaus öfter verantwortlich als bakterielle Erreger. Zu den häufigsten bakteriellen Erregern gehören Meningokokken (*Neisseria meningitidis*), Pneumokokken (*Streptococcus pneumoniae*) sowie Haemophilus influenzae, wobei die letzteren beiden seit Einführung der Impfung rückläufig sind. Durch die während der Pandemie eingeführten nichtpharmazeutischen Interventionen wie das Maskentragen und Abstandhalten haben auch zu einem Rückgang dieser Erreger beigetragen.

b) **Falsch.** Zwar stimmt die Aussage, dass die meisten bakteriellen Erreger den Nasopharynx besiedeln und von dort aus hämatogen streuen. Jedoch kann die definitive Diagnose nur durch eine Liquoruntersuchung erfolgen. Neben der Anfertigung eines Grampräparats folgt die Anlage einer Kultur. Parallel erfolgen die Zellzahlbestimmung und die Liquorchemie. Die zusätzliche Durchführung von PCR-Untersuchungen auf die gängigen Erreger kann sinnvoll sein, insbesondere bei vor der Punktion antibiotisch anbehandelten Kindern. Zusätzlich sollte eine Blutkultur entnommen werden.

c) **Falsch.** Vor allem bei Neugeborenen ist das klinische Bild leider nicht ganz so eindeutig und Fieber fehlt oft komplett. Bei Berührungsempfindlichkeiten, Trinkunlust, einer gespannten Fontanelle und einer veränderten Hautfarbe sollte daher unbedingt an eine Meningitis gedacht werden.

d) **Falsch.** Beim Syndrom der inadäquaten ADH-Sekretion liegt schon eine starke Verdünnung mit Hyponatriämie vor. Daher ist es wichtig, dass die Ein- und Ausfuhr gut bilanziert und eine weitere Absenkung der Serum-Osmolalität vermieden wird, um eine lebensbedrohliche Hyponatriämie zu verhindern.

e) **Richtig.** Idealerweise sollte die Liquorpunktion vor dem Beginn der Therapie begonnen werden, um die Chance des Keimnachweises hoch zu halten. Sollte die Punktion jedoch nicht sofort möglich sein, darf die antibiotische Therapie nicht verzögert werden.

Welche Aussage zur Therapie der Meningitis trifft **nicht** zu?

a. Die Therapiedauer ist abhängig vom Erreger und vom Alter der Patient*innen.

b. Bei Kindern über 3 Monaten ist in der Regel eine Monotherapie mit Ceftriaxon ausreichend.

c. Bei Verdacht auf eine Meningitis durch *Haemophilus influenzae* und nicht ausreichendem Impfschutz sollte zusätzlich Dexamethason verabreicht werden.

d. Neugeborene mit Meningitis und zusätzlicher fokaler Symptomatik sollten mit Ceftriaxon, Ampicillin und Aciclovir behandelt werden.

e. Alle engen Kontaktpersonen von Meningokokken-Meningitis-Indexpatient*innen sollten über 3 Tage mit Ceftriaxon behandelt werden.

## Antworten

a) Neugeborene sollten 14-tägig therapiert werden. Sobald gramnegative Darmbakterien oder Non-Fermenter nachgewiesen werden, bedarf es in der Regel einer Therapie von 21 Tagen. Ältere Kinder sollten 7- bis 10-tägig therapiert werden. Bei Meningokokken-Nachweis ist in der Regel eine Therapiedauer von 4 bis 7 Tagen ausreichend.

b) Da hier eine Infektion mit Listerien unwahrscheinlich ist, genügt die Monotherapie mit Ceftriaxon. Es ist gut wirksam gegen die wahrscheinlichsten Erreger (Meningokokken, Pneumokokken und gramnegative Erreger).

c) Bei weniger als drei Hib-Impfungen und Verdacht auf diesen ursächlichen Erreger sollte supportiv Dexamethason verabreicht werden.

d) Neugeborene mit Meningitis sollten stets mit Ceftriaxon + Ampicillin behandelt werden. Bei bestehender Ausfallsymptomatik und fehlendem Ausschluss einer HSV-Enzephalitis sollte zudem hoch dosiertes Aciclovir i.v. verabreicht werden. Generell gilt: Bei fokaler Symptomatik im Zuge einer Meningitis muss bis zum Beweis des Gegenteils von einer HSV-Enzephalitis ausgegangen werden.

e) Die Chemoprophylaxe, auf die diese Antwortmöglichkeit abzielt, sollte für enge Kontakte (z. B. mit oropharyngealen Sekreten oder Haushaltskontakte) mit Exposition zwischen 7 Tagen vor Krankheitsbeginn bis 24 h nach initiierter Antibiotikatherapie erfolgen und kann bis maximal 10 Tage nach letztem Kontakt initiiert werden. Dabei kommen zum Einsatz Rifampicin über 2 Tage, alternativ eine einmalige Gabe von Ceftriaxon (z. B. für Schwangere) oder die einmalige Einnahme von Ciprofloxacin.

Die gesuchte Lösung ist somit Antwort **e**.

### Frage 153

Welche Aussage zur nekrotisierenden Fasziitis trifft **am wenigsten** zu?

a. Eine Varizelleninfektion stellt einen Risikofaktor dar.
b. Zu den häufigsten Erregern gehören *Staphylococcus aureus* und *Streptococcus pyogenes*.
c. Zur Therapie gehört ein elektives Debridement, insbesondere im Verlauf.
d. Zum empirischen Therapieregime gehört zusätzlich Clindamycin.
e. Die Gabe von intravenösen Immunglobulinen kann erwogen werden.

### Antworten

a) Varizelleninfektionen sowie Hautverletzungen begünstigen die Entstehung einer nekrotisierenden Fasziitis, welche eine Notfalldiagnose darstellt.
b) Bei der nekrotisierenden Fasziitis handelt sich um eine Infektion von Haut, Unterhaut und Muskelfaszie, welche mit stärksten Schmerzen und einem ausgeprägten Krankheitsgefühl einhergeht. Der initiale Lokalbefund ist nur von einer geringen Rötung und Schwellung geprägt. Im Verlauf kommt es aber zur Bläschenbildung und dunklen Verfärbung der Haut. S. aureus und Str. pyogenes stellen die häufigsten Erreger dar.
c) Es handelt sich um einen klinischen Notfall mit hoher Mortalität. Es sollte dringlichst innerhalb von 24 h ein Débridement durchgeführt werden.
d) Neben dem operativen Débridement sollten Clindamycin eingesetzt werden.
e) Intravenöse Immunglobuline sind auf Grundlage von Beobachtungsdaten vorteilhaft bezüglich der Mortalität und werden daher von einigen Expert*innen empfohlen.

Die gesuchte Lösung ist somit Antwort **c**.

### Frage 154

Welche Aussage zum Toxic Shock(-like) Syndrome (TSS bzw. TSLS) trifft am ehesten zu?

a. Ursächlich für die Schocksymptomatik ist eine überschießende Reaktion der unspezifischen Immunzellen.
b. Auslöser sind die Toxin-bildenden Bakterien *Staphylococcus epidermidis* und *Streptococcus mutans*.

c. Besonders beim Staphylokokken-TSS steht die Lungenbeteiligung in Form eines ARDS im Vordergrund.

d. Zum Staphylokokken-TSS gehört der positive Nachweis von Staphylokokken aus einem Hautabstrich.

e. Clindamycin sollte verabreicht werden, da es die Exotoxinproduktion hemmt.

## Antworten

a) **Falsch.** Die von den Bakterienstämmen ausgeschütteten Exotoxine wirken als Superantigene, welche T-Lymphozyten (spezifische Immunzellen) aktivieren und es somit zum Zytokinsturm kommt. Das Krankheitsbild ist lebensbedrohlich.

b) **Falsch.** Das TSS lässt sich am häufigsten einer Infektion mit *S. aureus* zuordnen. Das Toxin wird jedoch nur von ca. 1 % der Stämme produziert, zumeist nach Infektion mit Bakteriophagen. *S. pyogenes* sowie Gruppe-C- und -G-Streptokokken können ebenfalls ursächliche Superantigene bilden und führen dann zum Streptokokken-TSS. In seltenen Fällen wurde auch *Yersinia pseudotuberculosis* als Auslöser eines TSS nachgewiesen.

c) **Falsch.** Die Hauptsymptome des Staphylokokken-TSS sind Fieber, arterielle Hypotension und Exanthembildung mit Desquamation im Verlauf. Zusätzlich kommt es zum Multisystembefall von ≥3 der folgenden Systeme: Gastrointestinaltrakt, Muskulatur, Schleimhäute, Nieren, hämatologisch, ZNS. Demgegenüber kommt es beim Streptokokken-TSS vermehrt zur Beteiligung von Leber und Lunge sowie zu Weichteilnekrosen.

d) **Falsch.** Für die Diagnosekriterien wird gefordert, dass Blut-, Rachen- und Liquorkulturen steril bleiben bzw. dass aus Blutkulturen S. aureus nachweisbar ist. Der Nachweis von Staphylokokken (man beachte die fehlende Differenziertheit der Angabe) aus einem (beliebigen?) Hautabstrich ist nicht zielführend.

e) **Richtig.** Es sollte eine empirische Antibiotikatherapie (z. B. mit Ampicillin-Sulbactam) in Kombination mit Clindamycin durchgeführt werden. Es ist gut gewebegängig, verstärkt die Phagozytose und hemmt die Exotoxinproduktion. Der Einsatz von i.v.-Immunglobulinen stellt eine mögliche zusätzliche Option dar. Des Weiteren sollte eine Umgebungsprophylaxe (Penicillin V oder Cefalexin) in Erwägung gezogen werden.

## Frage 155

Welche der genannten Substanzen ist **am wenigsten** wirksam gegen *Staphylococcus aureus*?

a. Ampicillin/Sulbactam
b. Flucloxacillin
c. Ceftazidim
d. Cefazolin
e. Cotrimoxazol

### Antworten

a) Ampicillin/Sulbactam wird zwar nur selten zur Therapie einer Infektion mit *S. aureus* verwendet (insbesondere sollte es nicht für eine Bakteriämie eingesetzt werden), die Kombination aus dem Betalaktam-Antibiotikum und Betalaktamaseinhibitor ist aber wirksam.

b) Flucloxacillin ist das Mittel der Wahl bei einer Infektion mit *S. aureus*. Es handelt sich um ein Isoxazolylpenicillin.

c) Ceftazidim ist ein Cephalosporin der dritten Generation und zeigt nur eine geringe Wirksamkeit gegenüber grampositiven Erregern wie *S. aureus*.

d) Cefazolin ist ein Cephalosporin der ersten Generation und gegen *S. aureus* exzellent wirksam. Es wird mittlerweile mit Flucloxacillin gleichrangig betrachtet.

e) Cotrimoxazol (Trimethoprim/Sulfamethoxazol) ist ein gut wirksames Antibiotikum gegen *S. aureus* und wird insbesondere bei Haut- und Weichteilinfektionen eingesetzt.

Die gesuchte Lösung ist somit Antwort **c**.

## Frage 156

Welche der genannten Antibiotika bzw. Antibiotika-Kombinationen stellt **keine** ausreichende Wirksamkeit gegen Anaerobier dar?

a. Ceftriaxon + Ciprofloxacin
b. Meropenem
c. Ceftazidim + Metronidazol
d. Clindamycin
e. Ampicillin/Sulbactam

a) Weder Ceftriaxon noch Ciprofloxacin haben eine Wirksamkeit gegen anaerobe Bakterien.

b) Meropenem ist ein Breitspektrumantibiotikum aus der Gruppe der Carbapeneme (Beta-Laktam-Antibiotikum). Es ist wirksam gegen aerobe und anaerobe grampositive und gramnegative Erreger und sollte lebensbedrohlichen Infektionen vorbehalten werden.

c) Ceftazidim wäre zwar in der Monotherapie nicht wirksam, die Kombination mit Metronidazol ist jedoch gut wirksam gegen Anaerobier.

d) Clindamycin (Gruppe der Lincosamide) ist wirksam gegen Anaerobier und gut gewebegängig, weshalb es gut bei Infektionen von Knochen, Gelenken, Haut und Weichteilen eingesetzt werden kann. Aufgrund schwerer möglicher Nebenwirkungen sollte es jedoch als Reserveantibiotikum betrachtet werden.

e) Ampicillin erweitert um das Sulbactam ermöglicht hier die Wirksamkeit der Anaerobier.

Die gesuchte Lösung ist somit Antwort a.

**Frage 157**

Ordnen Sie die Erreger bzw. Erkrankung ihrer typischerweise vorliegenden Symptomatik zu.

(1) Respiratory Syncytial Virus
(2) Influenza-Virus
(3) Bordetella pertussis
(4) Mycobacterium tuberculosis
(5) Parainfluenza-Virus

A. Giemen, Tachydyspnoe, Überblähung
B. Abgeschlagenheit, Gewichtsverlust, Inappetenz
C. Fieber, Kopf-, Gliederschmerzen
D. Anfallsartiger Stakkatohusten, Apnoen, afebril
E. Bellender Husten, Stridor, Atemnot

**Antwortmöglichkeiten**

a.  1A, 2B, 3C, 4E, 5D
b.  1D, 2C, 3B, 4E, 5A
c.  1A, 2C, 3D, 4B, 5E
d.  1E, 2D, 3A, 4C, 5B

## Antworten

(1) Eine RSV-Infektion verursacht typischerweise eine Bronchiolitis bzw. eine obstruktive Bronchitis. Symptome sind Giemen, Tachydyspnoe und Überblähung. Die Temperatur kann leicht erhöht sein, Husten und Nasenflügeln kann vorliegen. Bei älteren Kindern beschränkt sich die Symptomatik oft auf die oberen Atemwege.

(2) Eine Infektion mit Influenza (zumeist Typ A oder B) beginnt in der Regel mit plötzlich einsetzendem Fieber, Abgeschlagenheit sowie Kopf- und Gliederschmerzen. Im weiteren Verlauf kann es zu Husten, Schnupfen und Heiserkeit kommen. In schweren Fällen entwickelt sich eine Pneumonie. In manchen Fällen können respiratorische Symptome gänzlich fehlen, bei Kleinkindern ist eine gastrointestinale Beteiligung nicht selten.

(3) Eine Pertussis ist in der Regel afebril und lässt sich in drei Stadien einteilen. Zunächst kommt es im Stadium catarrhale zu Zeichen einer leichten Oberen-Atemwegs-Infektion. Im darauf folgenden Stadium convulsivum steht der charakteristische anfallsartige Husten im Vordergrund. Es kann im Zuge dessen zu Keuchen und Apnoen kommen. Nach circa 6 Wochen klingt die Symptomatik ab (Stadium decrementi).

(4) Die Symptomatik der Tuberkulose ist zumeist unspezifisch. Vor allem bei Kleinkindern fehlen die typischen Symptome oft. Zumeist liegt eine B-Symptomatik (Fieber, Nachtschweiß, Gewichtsverlust) vor. Zudem sind Betroffene abgeschlagen, haben verminderten Appetit und leiden unter einem protrahierten Husten. Beachten sollte man zudem eine Hepatosplenomegalie und Lymphadenopathie.

(5) Parainfluenzaviren sind die häufigste Ursache vom Pseudokrupp (Laryngotracheitis, Krupp-Syndrom), wenngleich andere Viren ebenso ursächlich sein können. Eine Erregerdiagnostik ist beim klinisch-anamnestisch meist klar-abgrenzbaren Pseudokrupp in der Regel nicht notwendig.

Somit ist die gesuchte Lösung Antwort **c**.

**Frage 158**

Welche der genannten Therapien für eine RSV-Bronchiolitis ist am ehesten von ausreichender Evidenz gestützt?

a. Inhalation mit hypertonem Kochsalz
b. Inhalation mit ß2-Mimetika
c. Inhalation mit Suprarenin
d. Prophylaktischer Beginn mit Antibiotika
e. Systemische Kortikosteroide

**Antworten**

a) **Richtig.** Die Therapie der RSV-Bronchiolitis ist supportiv. Mittels Inhalation von NaCl wird die Schleimhaut des Nasopharynx feucht gehalten, wourch die Sekretmobilisation und Funktion des Flimmerepithels aufrechterhalten wird.

b) **Falsch.** Gelegentlich hilft die Inhalation mit Bronchodilatatoren (aber insbesondere Adrenalin) bei Atemnot. Der Verlauf der Bronchiolitis wird jedoch nicht beeinflusst.

c) **Falsch.** Gelegentlich hilft dies bei Atemnot, der Verlauf der Bronchiolitis wird jedoch nicht beeinflusst.

d) **Falsch.** Es gibt keinerlei Evidenz für den prophylaktischen Einsatz mit Antibiotika bei einer RSV-Bronchiolitis, sofern nicht eine Ko- bzw. Super-Infektion mit Bakterien, z. B. *Streptococcus pneumoniae*, *Staphylococcus aureus* oder *Haemophilus influenzae*, vorliegt.

e) **Falsch.** Systemische Kortikosteroide sollten nur in schwersten Fällen eingesetzt werden.

**Frage 159**

Welche Aussage zur Pertussis ist am ehesten richtig?

a. Bei Säuglingen sollte immer ein Direktnachweis des Erregers erfolgen.
b. Die antibiotische Therapie ist nur im frühen Erkrankungsstadium sinnvoll.
c. Im Stadium catarrhale sollte ein ELISA zum Nachweis von IgG-Antikörpern durchgeführt werden.

d. Bei Ausbrüchen sollte eine postexpositionelle Impfung mit einem monovalenten Impfstoff erfolgen.

e. Entbindende sollen frühestens 4 Wochen nach Entbindung selbst gegen Pertussis geimpft werden.

## Antworten

a) **Richtig.** Generell sollte die PCR-Diagnostik (oder evtl. Kultur) aus nasopharyngealen Abstrichen bei Verdacht auf Pertussis vorgezogen werden. Ab drei Wochen nach Krankheitsbeginn ist eine Serologie möglich. Bei Säuglingen ist diese aber durch die noch vorhandenen maternalen Antikörper nicht aussagekräftig und sollte daher nicht durchgeführt werden.

b) **Falsch.** Die antibiotische Therapie (erste Wahl: Erythromycin) kann den Krankheitsverlauf zwar nur bei frühem Beginn günstig beeinflussen, die Kontagiosität kann jedoch auch in späteren Stadien noch unterbrochen werden. Daher ist der Einsatz weiterhin sinnvoll.

c) **Falsch.** Das Stadium catarrhale stellt das Frühstadium (ca. 1–2 Wochen) dar. Eine Serologie ist jedoch erst nach circa 3 Wochen möglich. Im Frühstadium sollte ein Erregernachweis mittels PCR oder Kultur erfolgen.

d) **Falsch.** Eine postexpositionelle Impfung bei Pertussis-Ausbrüchen ist zwar sinnvoll, ein monovalenter Impfstoff ist in Deutschland jedoch nicht verfügbar. Trotz möglicher bestehender Immunitäten sollte ein Kombinationsimpfstoff mit Tetanus und Diphterie (ggf. zusätzlich mit Poliomyelitis, Hib, Hepatitis B) eingesetzt werden. Bei engen Kontaktpersonen ohne ausreichenden Impfschutz oder bei Hochrisiko-Personen ist eine Chemoprophylaxe mit Makroliden indiziert.

e) **Falsch.** Es besteht eine STIKO-Empfehlung zur Pertussis-Impfung im 3. Trimenon (ab 28. SSW, bester Schutz im frühen 3. Trimenon) für alle Schwangeren (bei absehbarer Frühgeburtlichkeit im 2. Trimenon), weil so sowohl die schwangere Person als auch dann das Kind geschützt werden (Reduktion des Pertussis-Risikos in den ersten 3 Lebensmonaten um 90 %). Im Rahmen einer Kokon-Strategie sollen auch andere, enge Familienmitglieder möglichst bis 4 Wochen vor dem Geburtstermin geimpft werden.

**Frage 160**

Sie stellen klinisch die Diagnose einer akuten infektiösen Mononukleose. Welcher serologische Befund (ELISA und Western Blot) lässt sich damit am ehesten vereinen?

a. Anti-EA-IgM positiv, Anti-EBNA-IgM positiv, Anti-VCA-IgG negativ
b. Anti-VCA-IgM positiv, Anti-VCA-IgG positiv, Anti-EBNA-IgG negativ
c. Anti-HBc-IgM positiv, Anti-HBc-IgG positiv, Anti-HBs-IgG negativ
d. Anti-EA-IgG negativ, Anti-VCA-IgG positiv, Anti-EBNA-IgG positive
e. Heterophile Antikörper negativ, Anti-EA-IgG positiv, Anti-EBNA-IgG negativ

**Antworten**

a) **Falsch.** Die serologischen Marker einer EBV-Infektion sind Anti-VCA-IgM, Anti-VCA-IgG, Anti-EA-IgG und Anti-EBNA-IgG. Je nachdem, ob es sich um eine Primärinfektion, durchgemachte Infektion oder Reaktivierung/chronisch aktive Infektion handelt, findet sich eine unterschiedliche Konstellation positiver Befunde. Grundsätzlich spricht ein positives Anti-VCA-IgM für eine aktive Infektion, während ein positives Anti-EBNA-IgG eine durchgemachte Infektion angibt (auch bei Reaktivierung positiv).

b) **Richtig.** Dies ist die typische Konstellation einer EBV-Primärinfektion. Da in der Fragestellung keine Angabe gemacht wurde, ob es sich um eine Primärinfektion handelt, wäre folgende serologische Konstellation einer Reaktivierung ebenfalls möglich: Anti-VCA-IgM positiv, Anti-VCA-IgG positiv, Anti EA-IgG positiv, Anti-EBNA-IgG positiv.

c) **Falsch.** Dies wäre der serologische Befund einer akuten Hepatitis-B-Infektion.

d) **Falsch.** Dies wäre der Befund einer schon vor mehreren Monaten durchgemachten EBV-Infektion.

e) **Falsch.** Die heterophilen Antikörpern sind bei Kindern unter 4 Jahren weniger verlässlich. Insgesamt spricht die Konstellation für eine kürzlich, d. h. vor ein paar Wochen durchgemachte Infektion.

**Frage 161**

Ein 4-jähriges Mädchen wird notfallmäßig in Ihrer Ambulanz vorgestellt, da sie unter Luftnot leidet. Die Mutter gibt an, dass ihre Tochter schon seit 3 Wochen abgeschlagen sei. Seit einer Woche habe sie hohes Fieber, Glieder- und Halsschmerzen. In der körperlichen Untersuchung zeigt sich eine Lymphadenopathie zervikal beidseits sowie eine Splenomegalie und Tonsillenhypertrophie. Zudem hören Sie einen inspiratorischen Stridor in der Auskultation. Welche der folgenden Therapie(n) sollten Sie einleiten?

(1) Paracetamol
(2) Amoxicillin
(3) Glukokortikoide
(4) Körperliche Schonung
(5) Flüssigkeitszufuhr

**Antwortmöglichkeiten**

a.  Alle sind richtig
b.  Nur (1), (4), (5) sind richtig
c.  Nur (2), (4), (5) sind richtig
d.  Nur (1), (3), (4), (5) sind richtig
e.  Nur (2) und (3) sind richtig

**Antworten**

(1) **Richtig.** Es ist eine Antipyrese erforderlich.
(2) **Falsch.** Es handelt sich am wahrscheinlichsten um eine Epstein-Barr-Virus (EBV)-Infektion. Die Behandlung mit Antibiotika ist nur bei nachgewiesenen Sekundärinfektionen indiziert. Generell sollten die Wirkstoffe Ampicillin und Amoxicillin vermieden werden, da sie häufig ein generalisiertes Exanthem bei EBV-Infektionen auslösen.
(3) **Richtig.** Das Mädchen leidet aufgrund der Tonsillenhypertrophie unter Luftnot, zudem besteht ein inspiratorischer Stridor. Dies klassifiziert als schwerer Verlauf und sollte mit Glukokortikoiden behandelt werden.
(4) **Richtig.** Die körperliche Schonung ist bei EBV-Infektionen, besonders bei Splenomegalie mit der damit verbundenen Gefahr der Milzruptur, sehr wichtig.
(5) **Richtig.** Auf eine ausreichende Flüssigkeitszufuhr sollte geachtet werden.

Somit ist die gesuchte Lösung Antwort **d**.

**Frage 162**

Welcher Erreger ist für die häufigsten konnatalen Infektionen verantwortlich?

a. Toxoplasma gondii
b. Treponema pallidum
c. Herpes-simplex-Virus
d. Zytomegalievirus (CMV)
e. Rötelnvirus

**Antworten**

a) **Falsch.** Relevanz hat lediglich die Primärinfektion der Mutter. In Deutschland beträgt die Durchseuchungsrate ca. 50 %. Sollte es zu einer konnatalen Toxoplasmose kommen, führt dies im 1. Trimenon häufig zum Abort, während eine Infektion im 2. und 3. Trimenon zumeist klinisch unauffällig verbleibt. Möglich ist allerdings die Ausbildung einer Retinochorioiditis und seltener eines Hydrozephalus, intrazerebraler Verkalkungen, eines Ikterus oder einer Hepatosplenomegalie.

b) **Falsch.** Bei Infektion der Mutter ist eine Übertragung auf das Kind zwar sehr wahrscheinlich, insgesamt ist die konnatale Lues jedoch seltener als eine andere konnatale Infektion. Eine frühe Infektion führt häufig zum Abort, ansonsten unterscheidet man eine Frühmanifestation (Lues connata praecox) mit z. B. blutigem Schnupfen, Hautbläschen an Plantae und Palmae, Hepatosplenomegalie und eine Spätmanifestation (Lues connata tarda) mit z. B. der Hutchinson-Trias (Tonnenzähne, Innenohrschwerhörigkeit, Keratitis parenchymatosa), der Ausbildung einer Sattelnase und Tabes dorsalis.

c) **Falsch.** Eine andere konnatale Infektion ist häufiger. Bei Ausbildung einer konnatalen Herpes-simplex-Infektion kann es bei transplazentärer Übertragung z. B. zu Mikrozephalie und -ophthalmie sowie zu intrazerebralen Verkalkungen kommen. Bei intra- oder postpartalen Übertragungen kommt es vermehrt zur Ausbildung einer Keratitis, typischen Herpesbläschen und evtl. einer ZNS-Beteiligung.

d) **Richtig.** Bei der CMV-Infektion handelt es sich um die häufigste konnatale Infektion, obwohl sie zumeist asymptomatisch bleibt. Das Symptomspektrum ist vielseitig und kann unter anderem das ZNS (z. B. Mikrozephalus, Hydrozephalus, periventrikuläre Verkalkungen), das Auge (Chorioretinitis) und weitere Organsysteme (z. B. Ikterus, Thrombozytopenie, Anämie) betreffen. Typische Spätschäden sind eine psychomotorische Retardierung sowie Hör- und Sehschäden.

e) **Falsch.** Röteln können zu sehr schwerwiegenden konnatalen Infektionen führen, was jedoch seit der Einführung der MMR-Impfung deutlich zurückgegangen ist.

## Frage 163

Welche Aussage zu HIV-Infektionen im Kindes- und Säuglingsalter trifft am ehesten zu?

a. Da bei HIV-positiven Schwangeren primär eine Sectio durchgeführt wird, ist das vertikale Übertragungsrisiko geringer als das horizontale.
b. Besonders gefürchtete Komplikationen sind die *Pneumocystis-jiroveci*-Pneumonie und die HIV-bedingte Enzephalopathie.
c. Die Mehrzahl der infizierten Säuglinge entwickelt bereits im 1. Lebensjahr AIDS-definierende Erkrankungen.
d. Die Diagnose sollte vor Erreichen des zweiten Lebensjahrs mittels HIV-PCR gestellt werden.
e. Bei Adoleszenten ist die Infektion über kontaminierte Blutprodukte der häufigste Infektionsweg.

## Antworten

a) **Falsch.** Im Kindesalter entstehen HIV-Infektionen überwiegend transplazentar oder perinatal (vertikal), obwohl die Übertragungsrate sich durch adäquate antiretrovirale Therapie der Mutter auf <1 % senken ließ. Horizontale Übertragungen (z. B. über Blutprodukte oder sexuelle Kontakte) sind vergleichsweise selten. Zudem ist die vaginale Geburt bei mütterlicher Viruslast von <50 Kopien/ml möglich.
b) **Richtig.** Beide Erkrankungen zählen zu den AIDS-definierenden Erkrankungen und sind besonders im Säuglingsalter gefürchtete Komplikationen. Vor dem Erreichen des ersten Lebensjahrs sollte sogar jede*r HIV-Infizierte*r eine *Pneumocystis-jiroveci*-Prophylaxe mit Trimethophrim/Sulfamethoxazol (Cotrimoxazol) erhalten. Anschließend ist diese abhängig von der CD4-Zellzahl.
c) **Falsch.** Zwar steigt die Viruslast besonders bei vertikal infizierten Kindern sehr schnell an, der Anteil der bereits im 1. Lebensjahr symptomatisch werdenden Kinder (HIV-assoziierte und AIDS-definierende Erkrankungen) beträgt allerdings nur 20–30 %.

d) **Falsch.** Hier ist die Differenzierung nach Übertragungsweg nötig. Für vertikal infizierte Kinder stimmt diese Aussage, da maternale Antikörper bis zu 24 Wochen persistieren können und so der Nachweis nicht aussagekräftig wäre. Bei horizontaler Infektion ist der HIV-Antiköpertest indiziert.

e) **Falsch.** Dieser Übertragungsweg war in der Anfangszeit häufiger und ist mittlerweile durch die angehobenen Sicherheitsstandards und Testung der Spender extrem selten geworden. Der häufigste Infektionsweg bei Adoleszenten ist der per Geschlechtsverkehr.

Welche Aussage zur Therapie einer HIV-Infektion im Kindesalter (nach S2k-Leitlinie) trifft **nicht** zu?

a. Bei HIV-positiver Mutter (<50 Kopien/ml) soll eine postnatale Expositionsprophylaxe mit Zidovudin für 2 Wochen erfolgen.

b. Die Indikation zum generellen, unverzüglichen Beginn einer antiretroviralen Therapie (ART) besteht im Kindesalter für alle Altersstufen und unabhängig von Klinik oder CD4-Zellzahl.

c. In der Initialtherapie soll eine Kombination aus drei Wirkstoffen eingesetzt werden, welche zwei Nukleosidanaloga enthält.

d. Vor Therapiebeginn soll eine genotypische Resistenztestung durchgeführt werden.

e. Vor Beginn einer Kombinationstherapie mit Abacavir soll eine Diagnostik bezüglich HLA-B*5701 erfolgen.

a) Bei <50 Kopien/ml kann trotz vaginaler Geburt auf eine intrapartale Expositionsprophylaxe verzichtet werden. Innerhalb von 6 h nach Geburt sollte Zidovudin oral für 2 Wochen verabreicht werden. Falls die Mutter bereits vor der Schwangerschaft eine ART erhielt und in engmaschigen Kontrollen stets bei <50 Kopien/ml war, kann nach neuesten Leitlinien (2019) selbst auf dies verzichtet werden.

b) Im Gegensatz zum Management von Erwachsenen mit HIV wird diese Frage in der Pädiatrie weiterhin, auch in der aktuellsten deutschsprachigen Leitlinie von 2019 (zum Teil im Gegensatz zu anderen, internationalen Leitlinien), differenziert betrachtet. So gilt die höchste Empfehlungsstufe für

Säuglinge („sollen unverzüglich"), gefolgt von Kleinkindern zwischen 12 und 36 Monaten, unabhängig von Klinik und immunologischem Status („sollen"), Kinder zwischen 37 Monaten und 12 Jahren wenn symptomatisch und/oder bei Vorliegen eines Immundefektes („sollen"), sowie Jugendliche über 12 Jahren („sollen wie Erwachsene therapiert werden"), unabhängig von Klinik und immunologischem Status. In einer mittleren Empfehlungsstufe folgt die Therapieempfehlung für asymptomatische Kinder ohne Immundefekt zwischen 37 Monaten und 12 Jahren („sollten").

c) Es sollte stets eine Kombination eingesetzt werden, welche aus 2 nukleosidischen reverse Transkriptase Inhibitoren (NRTI) und entweder einem nichtnukleosidischen RTI (NNRTI) oder geboostertem Proteaseinhibitor oder Integraseinhibitor besteht.

d) Um die optimal wirksame Therapie einzusetzen, sollte zuvor eine genotypische Resistenztestung erfolgen.

e) Bei HLA-B*5701-Träger*innen besteht eine hohe Wahrscheinlichkeit einer Hypersensitivitätsreaktion auf Abacavir, womit dieses Medikament kontraindiziert wäre.

Die gesuchte Lösung ist somit Antwort **b**.

---

### Frage 165

In Ihrem Notdienst melden sich besorgte Eltern bei Ihnen. Ihr Kind habe auf dem Spielplatz eine Fixernadel gefunden und sich beim Spielen daran verletzt. Geimpft sei das Kind nicht. Was raten Sie den Eltern am ehesten?

(1) Eine antiretrovirale Postexpositionsprophylaxe (HIV-PEP)
(2) Impfung gegen Tetanus
(3) Impfung gegen Hepatitis B
(4) Impfung gegen Hepatitis C

**Antwortmöglichkeiten**

a. Nur (2) und (3)
b. Nur (1) und (2)
c. Nur (1), (3) und (4)
d. Alle der Genannten

(1) **Falsch.** Laut aktueller Leitlinie wird in der beschriebenen Situation keine HIV-PEP empfohlen. Als Gründe werden die generell geringe Infektiösität bei Nadelstichverletzungen, das schnelle Austrocknen der Blutreste und der nur 10%ige Anteil von HIV-positiven Drogenabhängigen in Deutschland angegeben.

(2) **Richtig.** Eine Impfung ist hier indiziert.

(3) **Richtig.** Eine Impfung ist hier indiziert.

(4) **Falsch.** Für die beschriebene Situation ist lediglich ein Überprüfen des Hepatitis-C-Infektionsstatus sowie dessen Kontrolle nach 6 und 12 Wochen indiziert, um eine mögliche Infektion frühzeitig zu erkennen.

Die gesuchte Lösung ist somit Antwort **a**.

## Frage 166

Welche Aussage zur Tuberkulose im Kindesalter trifft **nicht** zu?

a. Therapeutisch wird eine Dreifach-Kombination für 2 Monate und anschließend eine Zweifach-Kombination für 4 Monate eingesetzt.

b. Der Tuberkulinhauttest sollte erst nach 24 h ausgewertet werden.

c. Trotz Inkubationszeit von 6–8 Wochen ist der kulturelle Erregernachweis der Referenzstandard.

d. Vor dem Schulalter wird der Erreger im Magensaft nachgewiesen.

e. Bei Kindern mit einer TB-Diagnose soll eine HIV-Diagnostik laufen.

a) Solange kein komplizierter klinischer Verlauf oder Resistenzen vorliegen, wird eine Dreifach-Therapie aus Isoniazid, Rifampicin und Pyrazinamid eingesetzt. Bei kompliziertem Verlauf wird zusätzlich Ethambutol nötig.

b) Der Tuberkulinhauttest sollte erst nach 48–72 h ausgewertet werden. Er gilt als positiv bei einer Induration von über 5 mm.

c) Der kulturelle Erregernachweis hat die geringste Nachweisgrenze und gilt somit als Referenzstandard. Der Nukleinsäure-Amplifikationstest (NAT) ist zwar schnell, kann jedoch nicht zwischen vitalen und abgetöteten Erregern unterscheiden. Diagnostische Relevanz hat zudem der indirekte Erreger-nachweis mittels Tuberkulinhauttest und Interferon-gamma-Release-As-say (IGRA).

d) Ab dem Schulalter dient Sputum als Probematerial.

e) Je nach Herkunft ist die Prävalenz einer entsprechenden Ko-Infektion be-achtlich. Das Wissen über eine Ko-Infektion hat zahlreiche Implikationen für die weitere Therapie beider Infektionen.

Die gesuchte Lösung ist somit Antwort **b**.

## Frage 167

Welche Aussage zu Candida-Infektionen im Neugeborenenalter trifft am ehesten zu?

a. Candida-Nachweis in einer Blutkultur ist verdächtig für Kontamination und sollte zunächst bestätigt werden.

b. Zur erweiterten Abklärung einer invasiven Candida-Infektion bei Neu-geborenen gehört auch die Kultur aus Urin und Liquor.

c. Mittel der Wahl zur Behandlung der oberflächlichen Candidiasis bei Neu-geborenen ist Amphotericin B.

d. Die Therapiedauer einer Candidämie beträgt in der Regel 7 Tage nach ers-tem Nachweis der positiven Blutkultur.

e. Jede Therapie sollte obligat 5-Flucytosin als Kombinationspräparat be-inhalten.

## Antworten

a) **Falsch.** *Candida* spp. in der Blutkultur stellen praktisch immer einen patho-logischen Befund dar und müssen daher immer behandelt werden.

b) **Richtig.** Eine Candidämie bei Neonaten (meistens Frühgeborene) ist eine schwerwiegende, invasive Erkrankung, die insbesondere in dieser Alters-gruppe mit hoher Streutendenz einhergeht, v. a. in die Harnwege sowie in das ZNS. Der Ausschluss einer zentralnervösen Beteiligung ist auch für die Therapiedauer von entscheidender Bedeutung.

c) **Falsch.** Mittel der Wahl zur Behandlung einer oberflächlichen Candidiasis (z. B. Mundsoor, Windelsoor) im Neugeborenenalter ist Fluconazol. Für in-vasive Infektionen gibt es die meiste Erfahrung für das Echinocandin Micafungin. Liposomales Amphotericin B wäre ein gängiges Alternativmedikament, aber auch das ältere Amphotericin-B-Deoxycholat wird von Neugeborenen besser vertragen als von älteren Patienten). Andere Echinocandine wie z. B. Caspofungin sind als nachrangige Alternative möglich, jedoch sind Erfahrungswerte im Gegensatz zu Erwachsenen (dort Caspofugin als Standardtherapeutikum der Candidämie ohne Organabsiedelung) limitiert.

d) **Falsch.** Die Therapiedauer orientiert sich an der ersten sterilen Blutkultur. Nach begonnener Therapie sollten daher initial höherfrequent Kontroll-Blutkulturen entnommen werden. Für eine Candidämie ohne Organabsiedelung bzw. nicht ausreichend saniertem Fokus ist die Therapiedauer in der Regel 14 Tage ab der ersten sterilen Blutkultur.

e) **Falsch.** Der Stellenwert des 5-Flucytosin ist umstritten. Für bestimmte Organmanifestationen (z. B. ZNS) wird bisweilen additives 5-Flucytosin bei Erwachsenen verwendet. Für neonatologische bzw. pädiatrische Patient*innen ist die Datenlage unklar.

---

**Frage 168**

Der 4-jährige Max wird Ihnen in Begleitung seiner Mutter vorgestellt. Sie berichtet Ihnen, dass Max seit ein paar Wochen tagsüber verstärkt müde sei und sich zudem häufig am Anus kratze. In der körperlichen Untersuchung sind lediglich starke Augenringe auffällig. Welche Aussage trifft auf Ihre Verdachtsdiagnose **nicht** zu?

a. Den ursächlichen Erreger können Sie am ehesten mikroskopisch nach einer Klebestreifenprobe nachweisen.

b. Es sollten Hygienemaßnahmen eingehalten werden und eventuell Haushaltsmitglieder mitbehandelt werden.

c. Das Beschwerdebild kann eine chronisch-entzündliche Darmerkrankung vorgaukeln.

d. Therapeutisch sollte Fluconazol oder Amphotericin B eingesetzt werden.

e. Bei Mädchen kann es zu einem Befall benachbarter Organkompartimente kommen.

a) **Richtig.** Hier handelt es sich wahrscheinlich um die häufigste Wurmerkrankung in Europa, die Enterobiasis. Da die Weibchen nachts ihre Eier in der Perianalgegend auf die Haut legen, kann man diese morgens vor dem Waschen mit einem Klebestreifen gewinnen und mikroskopisch nachweisen.

b) **Richtig.** Zu den Hygienemaßnahmen gehört zum Beispiel das morgendliche Duschen, das Schneiden der Fingernägel und regelmäßige Wechseln der Bettwäsche. Um ständige Reinfektionen zu verhindern, müssen oft Familienmitglieder ebenfalls behandelt werden.

c) **Richtig.** Daher sollte in der Abklärung einer möglichen chronisch-entzündlichen Darmerkrankung im Vorfeld eine entsprechende mikrobiologische und parasitologische Stuhldiagnostik erfolgen, insbesondere bei Vorliegen einer Eosinophilie und IgE-Erhöhung.

d) **Falsch.** Dies sind Antimykotika. Es handelt sich hier jedoch um eine parasitäre Erkrankung, welche mit Pyrantel, Pyrivinium oder Mebendazol behandelt werden kann.

e) **Richtig.** Bei Mädchen kann es zu einem vulvovaginalen Befall kommen.

---

**Frage 169**

Ein 4-jähriger, bislang gesunder Junge wird in der Kinderärzt*innenpraxis vorgestellt wegen wiederkehrendem Fieber, Schlappheit und Blässe. Der Impfstatus des Jungen ist komplett. Die beiden Geschwisterkinder und die Eltern sind gesund. Die Eltern berichten, vor 6 Monaten in der Toskana Urlaub gemacht zu haben. In der körperlichen Untersuchung fallen ein ausladendes Abdomen sowie eine ausgeprägte Hepatosplenomegalie auf. Im Blutbild wird Folgendes festgestellt: Hämoglobin 8 g/dl, Leukozyten 2,1 G/l, Thrombozyten 90 G/l. Es wird die Indikation zur Knochenmarkspunktion gestellt, um eine Leukämie auszuschließen. Welche Infektionserkrankung kommt aufgrund dieser Konstellation ebenfalls in Frage?

a. Amöbenleberabszess
b. Viszerale Leishmaniose
c. Chikungunya-Fieber
d. Leptospirose
e. West-Nil-Fieber

## Antworten

a) **Falsch.** Dem Amöbenleberabszess liegt eine Infektion mit *Entamoeba histolytica* zugrunde. Durch das enorme Leberwachstum kommt es zu epigastrischen Schmerzen und einem unspezifischen Druckgefühl. Eventuell liegen subfebrile Temperaturen vor.

b) **Richtig.** Die Leishmaniose entsteht durch Infektion mit *Leishmania* spp. (Protozoen), welche durch den Stich der Sandmücke auf den Menschen übertragen werden können und besonders Makrophagen befallen. Hunde und Nagetiere sind natürliche Reservoire. Süditalien gilt als Endemiegebiet. Unterschieden wird die kutane, mukokutane und viszerale Form. Typischerweise entwickeln sich bei der viszeralen Leishmaniose, wie in der Frage beschrieben, Fieber, Hepatosplenomegalie und Panzytopenie. Zur Therapie wird liposomales Amphotericin B eingesetzt.

c) **Falsch.** Bei Chikungunya findet sich neben Fieber eine ausgeprägte Polyarthritis. Die Inkubationszeit ist zudem nur 4–7 Tage und es kommt eher in sub-/tropischen Gebieten vor, obwohl europäische Fälle vermehrt beschrieben werden.

d) **Falsch.** Die Leptospirose ist eine bakterielle Erkrankung, welche durch akutes Fieber, Kopf- und Gliederschmerzen sowie konjunktivale Injektionen oder Blutungen auffällig wird. In seltenen schweren Fällen kann es zu Ikterus und Nierenversagen kommen.

e) **Falsch.** Eine Infektion mit dem West-Nil-Virus macht in der Regel eine selbstlimitierende grippe-ähnliche Erkrankung. In <1 % der Erkrankten kommt es zu einer neuroinvasiven Verlaufsform.

## Frage 170

Welche Aussage zu Impfungen im Kindesalter trifft am ehesten zu?

a. Bei Kindern unter 2 Jahren sollten nur Polysaccharidimpfstoffe zur Immunisierung gegen Pneumokokken verwendet werden.

b. Der Mindestabstand zwischen einer Impfung mit einem Lebendimpfstoff und einer elektiven Operation beträgt 48 h.

c. Eine Impfung gegen humane Papillomviren sollte nur für Mädchen angeboten werden.

d. Da Überimpfen gefährliche Nebenwirkungen hat, sollte im Zweifel bei unklarer Impfanamnese nicht nachgeimpft werden.

e. Bei der Komplettierung von ausstehenden Impfungen können alle vorangegangenen Impfungen mitgezählt werden.

a) **Falsch.** Für die Grundimmunisierung gegen Pneumokokken werden poly-
valente Konjugatimpfstoffe (PCV-10 oder -13) verwendet. Durch die Kopp-
lung an Trägerproteine kommt es zur verstärkten T-Zell-vermittelten
Immunantwort und somit zu einem verstärkten immunologischen Gedächtnis. Bei Kindern unter zwei Jahren ist der alleinige Polysaccharid-Impfstoff
(PPSV-23) nicht ausreichend wirksam. Er wird bei Standardimpfungen für
Personen ab 60 Jahren eingesetzt.

b) **Falsch.** Vor elektiven Operationen sollte ein Abstand von 14 Tagen für Lebendimpfstoffe und ein Abstand von 3 Tagen für Totimpfstoffe eingehalten werden.

c) **Falsch.** Seit 2018 empfiehlt die STIKO die HPV-Impfung auch für Jungen
im Alter von 9–14 Jahren (Nachholimpfung bis 17 Jahre). Sie sollte idealerweise vor dem ersten Geschlechtsverkehr durchgeführt werden.

d) **Falsch.** Zusätzlich verabreichte Impfdosen sind in der Regel nicht mit
einem Risiko für schwerwiegende Nebenwirkungen assoziiert. Selten kann
es zu einer Lokalreaktion kommen (Schwellung, Schmerzen, Rötung),
wenn bei vorbestehend hoher Antikörper-Konzentration mit Tetanus bzw.
Diphtherie-Toxoid geimpft wird. Um dieses sogenannte Artus-Phänomen
zu verhindern, kann im Einzelfall vor einer etwaigen Auffrischimpfung der
Impfstatus bezüglich Tetanus/Diphtherie mittels Antikörperbestimmung ermittelt werden.

e) **Richtig.** Alle ausstehenden Impfungen sollten nachgeholt werden. Generell
gilt, dass Mindestabstände eingehalten werden sollten, es aber keine zu
lange Abstände gibt.

Ein 12 Wochen altes Mädchen wird Ihnen zur U-Untersuchung vorgestellt. Bisher hat sie noch keine Impfungen erhalten. Welche Impfungen sollten Sie laut
aktueller STIKO-Empfehlung durchführen?

(1) Rotaviren-Impfung
(2) Pneumokokken-Impfung
(3) Tetanus-Impfung
(4) Meningokokken-Impfung
(5) Mumps-Masern-Röteln-Impfung

**Antwortmöglichkeiten**

a. Alle der Genannten
b. Nur (1) bis (4)
c. Nur (1) bis (3)
d. Nur (2) und (3)

## Antworten

(1) **Richtig.** Die STIKO empfiehlt die Rotaviren-Schluckimpfung ab dem Alter von 6 Wochen. Je nach Impfstoff handelt es sich um zwei oder drei Impf-stoffdosen im Mindestabstand von 4 Wochen. Die Impfserie sollte mög-lichst vor der 13. Lebenswoche begonnen werden und bis zum Alter von 16 (bzw. 22) Wochen abgeschlossen sein.

(2) **Richtig.** Zur Grundimmunisierung gegen Pneumokokken sollten drei Impf-stoffdosen PCV-13 (Konjugatimpfstoff) verabreicht werden, möglichst im 2., 4. und 11. bis 14. Lebensmonat. Bei nicht- bzw. unvollständig geimpften Kindern sollte dies nachgeholt bzw. komplettiert werden.

(3) **Richtig.** Die STIKO empfiehlt die Tetanus-Impfung im Zuge der Sechsfach-Impfung (zusätzlich Diphtherie, Pertussis, Poliomyelitis, Hepatitis B, Hib) mit vier Impfdosen im Alter von 2, 3, 4 und 11–14 Monaten. Bei nicht- bzw. unvollständig geimpften Kindern sollte dies nachgeholt bzw. komplet-tiert werden.

(4) **Falsch.** Die aktuelle STIKO-Empfehlung sieht eine einmalige Impfung im Alter von 12 Monaten als Grundimmunisierung gegen den Meningokokken Subtyp C vor. Seit 2013 ist ein Spaltimpfstoff gegen den in Deutschland häufiger vorkommenden Subtyp B zugelassen, die STIKO sprach jedoch noch keine Empfehlung aus.

(5) **Falsch.** Lebendimpfstoffe sollten erst ab einem Alter von 12 Monaten auf-grund des vorliegenden Nestschutzes durchgeführt werden.

Somit ist die gesuchte Lösung Antwort **c**.

### Frage 172

Ein 8-jähriger Junge stellt sich am Ende der Sommerferien in der kinderärztlichen Notaufnahme mit einem schmerzhaften und sezernierenden rechten Ohr vor. In den letzten Wochen habe er viel im lokalen Badesee geschwommen. Welcher Erreger ist am wahrscheinlichsten für die Infektion verantwortlich?

a. *Streptococcus pyogenes*
b. *Pseudomonas aeruginosa* ·
c. *Candida albicans*
d. *Aspergillus fumigatus*
e. *Klebsiella pneumoniae*

### Antworten

a) **Falsch.** *Streptococcus pyogenes* ist der häufigste bakterielle Erreger der Tonsillopharyngitis. Darüber hinaus können diese beta-hämolysierenden Gruppe-A-Streptokokken auch Haut- und Weichteilinfektionen hervorrufen. Auch bei einer Mastoiditis als Komplikation einer Otitis media können sie ursächlich beteiligt sein. Bei der hier beschriebenen Entität gehören sie eher zu den seltenen Ursachen.

b) **Richtig.** Die hier beschriebene Otitis externa („Swimmer's ear") wird vorrangig von *Pseudomonas aeruginosa* verursacht, die insbesondere in der aquatischen Umwelt ihr Zuhause haben. Die warmen Monate sowie die häufige Exposition sind hier ebenfalls Risikofaktoren. Andere patient*innenseitige Risikofaktoren sind Allergien, Gehörgangsekzeme, Fremdkörper oder Traumata.

c) **Falsch.** *Candida* spp. können insbesondere nach längerer antibakterieller Therapie einer Otitis externa zu einer (Ko-)Infektion führen, sind jedoch nicht vorrangig die häufigsten Erregern.

d) **Falsch.** Insgesamt sind Otomykosen seltener, jedoch darunter die durch *Aspergillus* spp. verursachten Fälle die häufigsten, z. B. *A. niger*.

e) **Falsch.** *Klebsiella* spp. und andere Vertreter der Enterobacterales können auch ursächlich sein, sind jedoch bei Weitem nicht so häufig.

## Frage 173

Welches Antibiotikum hat eine Wirksamkeit gegen *Pseudomonas aeruginosa*?

- a. Cotrimoxazol
- b. Amoxicillin/Clavulansäure
- c. Levofloxacin
- d. Clindamycin
- e. Linezolid

## Antworten

a) **Falsch.** Cotrimoxazol, die Kombination aus dem Folsäureantagonisten Trimethoprim und dem Sulfonamid Sulfamethoxazol, hat ein breites Wirkspektrum im grampositiven (inklusive Methicillin-sensibler *S. aureus*) und gramnegativen Bereich. Es wird häufig für Haut- und Weichteilinfektionen eingesetzt. Allerdings hat es keine ausreichende Wirkung gegen *P. aeruginosa*.

b) **Falsch.** Amoxicillin/Clavulansäure ist ein Aminopenicillin mit Beta-Laktamase-Inhibitor. Weder Amoxicillin alleine noch die Kombination mit der Clavulansäure besitzt eine ausreichende Pseudomonas-Wirksamkeit.

c) **Richtig.** Levofloxacin gehört zu den Fluorchinolonen, die aufgrund der schweren Nebenwirkungen mittlerweile nur noch als nachrangige bzw. Reservesubstanz oder für bestimmte Indikationen in der Erwachsenenmedizin zum Einsatz kommen. Ihre Verwendung in der Pädiatrie ist durch die fehlende Zulassung (theoretisches Risiko von Knorpelschäden, Daten aus Mausmodell) noch limitierter. Orale Sequenztherapien von Pseudomonas-Infektionen bzw. bei entsprechender Resistenz des kausalen Erregers gegen die Erstrang-Antibiotika sind möglich, falls das Chinolon (Ciprofloxacin, Levofloxacin) empfindlich getestet („I" = empfindlich bei erhöhter Exposition, d. h. Dosierung) wurde.

d) **Falsch.** Clindamycin ist ein Lincosamid, das durch Proteinsynthesehemmung funktioniert. Es wirkt hauptsächlich auf grampositive Bakterien und Anaerobier. Es hat keine Wirksamkeit gegen *P. aeruginosa*.

e) **Falsch.** Linezolid ist ein Oxazolidinon mit Wirksamkeit im grampositiven Bereich.

## Frage 174

Im Nachtdienst wird Ihnen ein 4-jähriges Kind vorgestellt, das vor 14 Tagen aus Kamerun nach Deutschland gekommen sei. Die Eltern berichten über hohes Fieber und Durchfall. Welche Aussage zur Malaria trifft am ehesten zu?

a. Die Infektion erfolgt meistens fäkal-oral.
b. Ein einmaliger negativer Blutausstrich schließt eine Malaria aus.
c. Aufgrund der Inkubationszeit kommt eine Malaria bei diesem Kind nicht in Frage.
d. Goldstandard ist die kulturelle Anzucht aus dem Blut.
e. Bei hoher Parasitendichte im Blut kann der Antigentest falsch-negativ ausfallen.

## Antworten

a) **Falsch.** Die Infektion erfolgt über den Stich der Anopheles-Mücke. Selten kann es zu einer Infektion durch akzidentelle Inokulation bzw. Nadelstichverletzung, Transplantation, Transfusion oder konnatal kommen.

b) **Falsch.** Der Blutausstrich sollte bei bestehendem Verdacht im 12- bis 24-Stunden-Intervall wiederholt werden.

c) **Falsch.** Die Inkubationszeit liegt meistens zwischen einer und sechs Wochen. Jedoch wird in der Regel empfohlen, jedes Fieber bis zu ein Jahr nach Rückkehr aus Endemiegebieten bezüglich einer Malaria abzuklären.

d) **Falsch.** Der Goldstandard ist der Nachweis im Blutausstrich und/oder dicken Tropfen.

e) **Richtig.** Beim Prozonenphänomen kommt es zur Hemmung der Präzipitation durch ein Überangebot an Antigen. Außerdem kann der Test bei Mutationen im PfHRP-2-Gen (plasmodium falciparum histidine-rich protein 2) negativ ausfallen.

## Frage 175

Ein 10-jähriger Junge wird Ihnen mit hohem Fieber, Kopfschmerzen und Gliederschmerzen sowie Übelkeit und Erbrechen vorgestellt. Die Eltern berichten, dass das Kind vor zwei Wochen mit Freunden an einem Fluss gespielt hat. In den letzten Tagen hat sich der Zustand des Kindes verschlechtert, es zeigt eine Gelbsucht und dunklen Urin. Welche Aussage zur Verdachtsdiagnose trifft am ehesten zu?

a. Die vermutete Erkrankung kann nur durch den direkten Kontakt mit infizierten Tieren übertragen werden.
b. Die Symptome deuten eher auf eine virale Infektion hin.
c. Die Diagnose kann durch den Nachweis von Antikörpern im Blut gestellt werden.
d. Die Diagnostik erfordert den Einsatz von Whole-Genome-Sequencing.
e. Ikterus und dunkler Urin sind typische Anzeichen für eine Harnwegsinfektion.

### Antworten

a) **Falsch.** Hier liegt der Verdacht auf eine Leptospirose vor. Die Leptospirose kann sowohl durch direkten Kontakt mit infizierten Tieren als auch durch den Kontakt mit kontaminiertem Wasser oder Boden übertragen werden.
b) **Falsch.** Obwohl die Symptome unspezifisch sein können, sind Fieber, Kopfschmerzen, Muskel- und Gelenkschmerzen typische Anzeichen für eine Leptospirose.
c) **Richtig.** Die Diagnose einer Leptospirose kann durch den Nachweis von spezifischen Antikörpern im Blut gestellt werden bzw. je nach Erkrankungsstadium auch per PCR aus dem Urin bzw. aus dem Blut oder Liquor, oder durch kulturelle Anzucht, was jedoch besonders zeitaufwändig ist.
d) **Falsch.** Sequenzierung aller in einer Probe, z. B. Blut, vorhandenen Erreger-Nukleinsäuren wird zunehmend eingesetzt, wenngleich bei vielen Testsystemen das Thema Validität nicht ausreichend beantwortet ist. Im vorliegenden Fall kann aufgrund der wegweisenden Anamnese und Symptomatik eine gezielte Diagnostik erfolgen.
e) **Falsch.** Ikterus und der folglich dunkel gefärbte Urin sind typische Anzeichen für eine Leberbeteiligung, die bei Leptospirose vorkommt, nicht jedoch bei einer Harnwegsinfektion.

### Frage 176

Sie behandeln eine 17-jährige Jugendliche, das aus einem Krisengebiet auf Ihre pädiatrische Intensivstation verlegt wird. Neben zahlreichen Verletzungen durch Granatsplitter hat die Patientin eine gerötete, sezernierende Wunde am Unterarm, aus der im Herkunftsgebiet schon eine *Klebsiella pneumoniae* nachgewiesen wurde. Nach Verlegung wird die Jugendliche septisch, die Nierenfunktion ist stark eingeschränkt, sie wird beatmungs- und katecholaminpflichtig. Nach Abnahme von Blutkulturen soll eine empirische Therapie begonnen werden. In einem Schnelltest der mikrobiologischen Abteilung aus der Blutkultur, die nach wenigen Stunden positiv wird, lassen sich gramnegative Stäbchen nachweisen, zudem der Schnellnachweis von KPC. Welche Substanz sollte am ehesten gewählt werden?

a. Hochdosiertes Meropenem
b. Tigecyclin
c. Ceftazidim-Avibactam
d. Ceftazidim
e. Ampicillin-Sulbactam

## Antworten

a) **Falsch.** Zwar wird Meropenem in hoher Dosierung, ggf. auch mit prolonierter Infusionsdauer (manchmal auch in Kombination mit Ertapenem, was vorrangig von dem KPC-Enzym hydrolysiert wird, kurz für *Klebsiella pneumoniae* Carbapenemase), in manchen Fällen eingesetzt, z. B. bei einer erhöhten minimalen Hemmkonzentration, die allerdings noch als empfindlich bei erhöhter Dosierung interpretiert werden kann. Allerdings wäre bei einer nachgewiesenen Carbapenemase (hier KPC) nicht von einer Wirksamkeit auszugehen, sofern nicht Meropenem-Vaborbactam eingesetzt wird, welches tatsächlich eine hervorragende Wirksamkeit bei guter Verträglichkeit hätte und nach aktueller (Stand Juni 2023) Empfehlung der infektiologischen Gesellschaft der USA die Substanz der Wahl wäre.

b) **Falsch.** Obwohl Tigecyclin durchaus wirksam gegen KPC-bildende Enterobacterales sein kann, ist ein Einsatz bei einer Blutstrominfektion mit Zurückhaltung zu empfehlen, da die Substanz die Besonderheit hat, bei den üblicherweise eingesetzten Dosierungen zu niedrige Blutspiegel zu erreichen, bei gleichzeitig guter Gewebepenetration.

c) **Richtig.** Ceftazidim-Avibactam, also die Kombination aus einem älteren Cephalosporin der dritten Gruppe sowie einem neueren Beta-Lactamase-Inhibitor, zeigt eine gute Wirksamkeit gegen KPC-bildende Enterobacterales und wäre von den hier genannten Substanzen die beste Wahl.

d) **Falsch.** Ceftazidim wäre bei dem Nachweis einer OXA-48-like-Carbapenemase ggf. noch empfindlich, aber bei einer KPC besteht keine Empfindlichkeit.

e) **Falsch.** Die KPC ist eine Ambler-Klasse-A Serin-Beta-Lactamase, bei der mit Ampicillin-Sulbactam keine Wirksamkeit zu erzielen ist. Die Wirkung des Sulbactam in Ampicillin-Sulbactam wird in Kombinationstherapie bei der Behandlung von Infektionen durch Carbapenem-resistente *Acinetobacter baumannii* empfohlen.

## Frage 177

Bei einem Frühgeborenen der 28. Schwangerschaftswoche wird bei Nachweis eines *Enterobacter cloacae* aus der Blutkultur am 1. Lebenstag eine Therapie mit Cefotaxim begonnen. Das Antibiogramm des nachgewiesenen *E. cloacae* zeigt eine Cefotaxim-Empfindlichkeit. Nach einer initialen klinischen Verbesserung kommt es 4 Tage nach Therapiebeginn zu einer sekundären Verschlechterung mit Katecholaminbedarf, Zunahme des Sauerstoffbedarfs und Anstieg der Entzündungswerte. In der erneut abgenommenen Blutkultur lässt sich wieder ein *E. cloacae* nachweisen. Was ist die wahrscheinlichste Ursache für diesen Verlauf?

a. Fehlerhafte Empfindlichkeitstestung der ersten Blutkultur
b. Nicht ausgeräumter Fokus, z. B. in den Harnwegen oder intraabdominell
c. Wirkverlust durch Unterdosierung bei gleichzeitig hoher Ultrafiltration
d. Neue Infektion durch einen anderen Enterobacter-Stamm
e. Dereprimierung der AmpC-Beta-Laktamase durch Cefotaxim

## Antworten

a) **Falsch.** Falsch-negative Resistenztestungen sind möglich, daher erfolgt die Interpretation der jeweiligen Messungen, die in der mikrobiologischen Routine oft im ersten Schritt durch automatisierte Verfahren erfolgen, anhand der Plausibilität in der Gesamtschau aller gemessenen minimalen Hemmkonzentrationen. Bei unplausiblen Konstellationen wird in der Regel eine Nachtestung mit einer anderen Methode (z. B. Agardiffusionstest mittels Plättchen oder Streifen) durchgeführt.

b) **Falsch.** Sofern kein Abszess oder anderweitiger, lokaler und ggf. abgekapselter Prozess besteht, ist diese Differenzialüberlegung weniger wahrscheinlich.

c) **Falsch.** Das ist eine mögliche und durchaus plausible Erklärung und sollte stets mitbedacht werden. Hier spricht der Verlauf (zunächst Besserung, dann erneuter Einbruch) gegen diese Hypothese.

d) **Falsch.** Dies wäre prinzipiell möglich, jedoch legt der sehr kurze Verlauf nahe, dass es sich um denselben Erreger wie initial handelt.

e) **Richtig.** *Enterobacter cloacae* gehört zu den Enterobacterales, die konstitutiv eine sogenannte AmpC-Beta-Laktamase exprimieren können. Diese ist beim Wildtyp reprimiert (unterdrückt), was jedoch durch eine Therapie mit Cephalosporinen (Ausnahme: Cefepim) dereprimiert, d. h. aktiviert werden kann. Dies kann unter Umständen schnell, d. h. innerhalb von Tagen geschehen. Daher wird bei einem Nachweis von *E. cloacae* in klinisch relevanten Materialien (z. B. Blutkulturen) stets zu einer Therapie mit Carbapenemen geraten (Alternative: Cefepim).

---

**Frage 178**

Ein 26-jähriger Medizinstudent, der sich aktuell mitten im zweiten PJ-Tertial befindet, stellt sich mit Hämaturie nach Rückkehr von seinem ersten PJ-Tertial, welches er in Malawi absolviert hatte, in Ihrer Sprechstunde vor. Auf gezielte Nachfrage gibt er an, auch mehrfach im Lake Malawi gebadet zu haben. Vor Ort sei es zu einer kurzzeitigen Episode mit erhöhter Körpertemperatur, Husten und juckendem Hautausschlag gekommen, welcher sich nach kurzer Zeit von alleine zurückgebildet hätte. Welche Aussage trifft am ehesten zu?

a. Die diagnostische Blutentnahme sollte nachts erfolgen, da die Erreger nur dann im Blut zu sehen sind.

b. Zur Diagnostik sollte ein Sammelurin über die Mittagszeit erfolgen, um die Eier der Erreger nachzuweisen.

c. Es sollte vorrangig eine Zystoskopie zum Ausschuss eines Blasenkarzinoms erfolgen.

d. Der beschriebene Hautausschlag ist am ehesten durch *Rickettsia* spp. ausgelöst worden, daher sollte eine Rickettsien-Serologie erfolgen.

e. Es sollten eine Blutkultur sowie eine Stuhlkultur abgenommen werden, da sich der Erreger zu diesem späteren Zeitpunkt auch im Stuhl nachweisen lässt.

---

**Antworten**

a) **Falsch.** Hier wird die Diagnostik von bestimmten Mikrofilariosen beschrieben, die sich, je nach Spezies, nur periodisch im Blut nachweisen lassen. Bei der beschriebenen Symptomatik mit möglichem Fieber und

Lungenbeteiligung kann differenzialdiagnostisch auch an bestimmte Filariosen gedacht werden, bei denen zum Teil eine diagnostische Blutentnahme nachts erforderlich sein kann, z. B. bei *Wuchereria bancrofti*.

b) **Richtig.** Hier liegt am ehesten eine Schistosomiasis (Bilharziose) vor, einer Helminthose durch *Schistosoma* spp. Je nach Spezies kann es zu einem intestinalen Befall (*S. mansoni*) oder urogenitalen Befall (*S. haematobium*) kommen. Als Zwischenwirt dienen Süßwasserschnecken, aus denen die infektiösen Zerkarien (Larvenstadium) freigesetzt werden, die die menschliche Haut penetrieren. Die vor Ort erlebte Episode mit Fieber, Husten und urtikariellem Ausschlag war vermutlich die akute Schistosomiasis (Katayama-Fieber), eine Immunkomplex-Reaktion. Die Länge der mittlerweile verstrichenen Zeit deutet daraufhin, dass die Präpatenzzeit (Zeit bis Ausreifen zu adulten Würmern), die mit mindestens 12 Wochen angenommen wird, verstrichen ist. Der Sammelurin zum Einachweis sollte um die Mittagszeit, zwischen 10 und 14 Uhr erfolgen. Die Therapie erfolgt in der Regel mit Praziquantel.

c) **Falsch.** Bei einer länger bestehenden Schistosomiasis und/oder dem Verdacht auf ein Blasenkarzinom wäre eine Zystoskopie indiziert.

d) **Falsch.** Rickettsiosen machen typischerweise neben Fieber, Allgemeinsymptomen und feinfleckigem Exanthem oft auch ein sogenanntes Eschar („tache noire", französisch für schwarzer Fleck) an der Stelle des Zeckenstichs.

e) **Falsch.** Hier wird Typhus bzw. Parathypus (systemische Infektion mit *Salmonella typhi* bzw. *paratyphi*) angedeutet, woran bei Fieber bei Reiserückkehrern differenzialdiagnostisch auch gedacht werden sollte. Die hier mutmaßlich vorliegende Inkubationszeit ist für Typhus (bis 60 Tage) relativ lang. Nach initialer Bakteriämie ist der Erreger im Verlauf dann eher in der Stuhlkultur detektierbar. Während der akuten Phase kann es zu einem feinfleckigen Ausschlag (Roseolen) kommen.

---

## Frage 179

Welches der genannten Antibiotika wird idealerweise in einer Einzelgabe pro Tag appliziert?

a. Gentamicin
b. Flucloxacillin
c. Dalbavancin
d. Vancomycin
e. Clindamycin

a) **Richtig.** Gentamicin gehört zu den Aminoglykosiden, die ihre bakterizide Wirkung über die hohe Spitzenkonzentration nach einer Einmalgabe pro Tag bewirken (konzentrationsabhängig). Bei der obsoleten Mehrfachdosierung pro Tag steigt die Rate an unerwünschten Nebenwirkungen (Oto- bzw. Nephrotoxizität).

b) **Falsch.** Flucloxacillin ist ein semisynthetisches Penicillin mit sehr guter Wirksamkeit gegen Staphylococcus aureus. Wie die meisten Beta-Laktam-Antibiotika sollte es idealerweise mehrfach täglich appliziert werden (zeitabhängig). Entscheidend für den Therapieerfolg ist nämlich der Prozentsatz des Dosierungsintervalls, in dem die Plasmakonzentration über der minimalen Hemmkonzentration des Erregers liegt (Zeit bzw. Prozent Zeit oberhalb der MHK).

c) **Falsch.** Hierbei handelt es sich um ein Lipoglykopeptid, welches aufgrund der langen Halbwertszeit (372 h) bei Erwachsenen an Tag 1 und an Tag 7 verabreicht wird. In der Pädiatrie soll laut Zulassung lediglich eine Einzelgabe verabreicht werden.

d) **Falsch.** Bei Glykopeptiden wie dem Vancomycin hat der Quotient aus AUC (area under the curve, Fläche unter der Konzentrations-Zeit-Kurve) und der MHK eine besondere Bedeutung (die Fläche unter der 24-h-Konzentrations-Zeit-Kurve bezogen auf die MHK: $AUC_{24}/MHK$).

e) **Falsch.** Ähnlich wie bei Beta-Laktam-Antibiotika spielt bei Clindamycin, einem Lincosamid, die zeitabhängige Wirkung eine große Rolle.

# Allergologie

# 10

## Frage 180

Welche Aussage zu den Grundlagen der Allergologie trifft **nicht** zu?

a. Der Begriff Atopie beschreibt die Prädisposition zur Entwicklung allergischer Reaktionen und Krankheiten.

b. Bei Kreuzreaktionen werden unterschiedliche Allergene vom gleichen spezifischen IgE erkannt.

c. Bei erneuter Allergenexposition spielen Zytokine in der Soforttyp-Reaktion eine entscheidende Rolle.

d. Typischerweise sind mehrere Organsysteme in zeitlicher Abfolge betroffen.

e. Mastzellen spielen bei allergischen Reaktionen eine zentrale Rolle.

## Antworten

a) Fälschlicherweise wird der Begriff Atopie oft als Synonym zur „Allergie" verwendet. Während die Allergie eine immunvermittelte Reaktion (Unverträglichkeit oder Hypersensitivität) mit klinischen Symptomen ist, stellt die Atopie lediglich die Prädisposition bzw. Bereitschaft dazu dar.

b) Bei homologer IgE-Bindungsstelle unterschiedlicher Allergene kann es zur Kreuzreaktion kommen. Oft kommt dies bei pollenassoziierten Nahrungsmittelallergien vor.

c) Zytokine spielen in der Sensibilisierung nach Erstkontakt eine Rolle, in der phagozytierte Allergene von B-Zellen auf MHC-Molekülen präsentiert werden. Durch Bindung von T-Helferzellen kommt es zur Zytokinausschüttung,

© Der/die Autor(en), exklusiv lizenziert an Springer-Verlag GmbH, DE, ein Teil von Springer Nature 2023
C. Papan, *Kinder- und Jugendmedizin. Fragen und Antworten*,
https://doi.org/10.1007/978-3-662-67327-0_10

welches die Bildung spezifischer IgE-Antikörper initiiert (Signal zur Reifung zu Plasmazellen). Die Antikörper werden nun von Mastzellen gebunden. Bei erneuter Allergenexposition kommt es zur Soforttyp-Reaktion, bei der nach Bindung durch mindestens zwei rezeptorgebundende IgE-Antikörper („Bridging" oder „Cross-linking") Entzündungsmediatoren (z. B. Histamin, Leukotriene) freigesetzt werden und somit die allergische/anaphylaktische Reaktion entsteht.

d) Dies wird allergischer/atopischer Marsch (oder veraltet „Etagenwechsel") genannt. Ein Beispiel ist die Entstehung eines atopischen Ekzems im Säuglingsalter und die spätere Entwicklung eines allergischen Asthma bronchiales im Schulkindesalter.

e) Mastzellen sind eine der wichtigsten Zellarten in der Allergie. Sie sind mit spezifischen Rezeptoren für IgE-Antikörper ausgestattet. Bei einer wiederholten Exposition gegenüber dem allergieauslösenden Allergen bindet das Allergen an die IgE-Antikörper auf der Oberfläche der Mastzellen und führt zur Freisetzung von Entzündungsmediatoren, wie unter c) beschrieben.

Die gesuchte Lösung ist somit Antwort **c**.

## Frage 181–182

In Ihrem Notdienst ruft Sie eine panische Auszubildende einer Kindertagesstätte an. Ein 3-jähriger Junge hatte plötzlich starken Ausschlag, geschwollene Augenlider und starken Husten entwickelt. Er würde stark schwitzen und beschleunigt, keuchend atmen.

### Frage 181

Welche Aussage trifft auf die geschilderte Situation am ehesten zu?

a. Es handelt sich um eine Anaphylaxie Grad III nach Müller.

b. Statistisch gesehen ist ein Insektenstich als Ursache am wahrscheinlichsten.

c. Häufiger kommt es bei Mastzelldegranulation lediglich zur Urtikaria pigmentosa.

d. Die Reaktion wird sich noch für mehrere Stunden anhand von Laborparametern nachvollziehen lassen.

e. Es handelt sich am ehesten um eine psychogene Ursache der Symptomatik.

a) **Falsch.** Die Anaphylaxiestadien nach Müller betrachten das Vorhandensein klinischer Symptome in unterschiedlichen Organsystemen. Da in der Fallfrage ein starkes Schwitzen beschrieben wird, handelt es sich um eine Beteiligung des Herz-Keislauf-Systems, was eine sofortige Einteilung in den Grad IV bedingt. In der körperlichen Untersuchung werden Tachykardie und Hypotonie zu finden sein. Es handelt sich um eine lebensbedrohliche Situation.

b) **Falsch.** Bei Erwachsenen ist der statistisch gesehen häufigste Auslöser einer Anaphylaxie der Insektenstich. Im Kindesalter überwiegen als Ursache Nahrungsmittel (ca. 60 %).

c) **Falsch.** Bei Mastzelldegranulation im Rahmen einer systemischen Mastozytose kommt es zwar zumeist lediglich zur Urtikaria pigmentosa, das Krankheitsbild ist jedoch sehr selten.

d) **Richtig.** Erhöhte Tryptasewerte im Blut (>20 µg/l) lassen sich für mehrere Stunden nach Mastzellaktivierung im Blut nachweisen.

e) **Falsch.** Die Fallbeschreibung deutet auf eine akute allergische Reaktion hin, die durch die Kombination von Symptomen wie Ausschlag, geschwollene Augenlider, starker Husten, starkes Schwitzen und beschleunigte, keuchende Atmung gekennzeichnet ist.

## Frage 182

Bei Ihrem Eintreffen hat sich die Situation bereits beruhigt. Eine erfahrenere Betreuerin kannte den Jungen und das von den Eltern deponierte Notfallset. Sie handelte sofort. Welches der folgenden wird darin **nicht** enthalten sein?

a. Adrenalin-Autoinjektor
b. Salbutamol-Inhalierer
c. Dexamethason-Saft
d. Antihistaminikum
e. Suprarenin-Inhalierer

a) Der Adrenalin-Autoinjektor ist der wichtigste Teil eines Anaphylaxie-Notfallsets. Für Kinder zwischen 7 und 24 kg werden 150 µg intramuskulär verabreicht.

b) Bei Vorliegen pulmonaler Symptome sind zwei Hübe mit jeweils 100 µg Salbutamol indiziert.

c) Ab einem Alter von zwei Jahren kann Bethametason-, Prednisolon- oder Dexamethasonsaft eingesetzt werden. Bei Säuglingen und Kleinkindern werden Prednison- oder Prednisolonzäpfchen bevorzugt.

d) Mittels eines Antihistaminikums, z. B. Cetirizin, kann schon im häuslichen Umfeld bzw. unterwegs Notfallmanagement betrieben werden, sofern eine orale Aufnahme möglich ist.

e) Die Inhalation mit Suprarenin wird nur im stationären Notfallmanagement durchgeführt oder bei Anwesenheit eines Notarztes/einer Notärztin. Es wird 1 ml als Feuchtinhalation verwendet und eine mögliche Indikation ist ein Stridor.

Die gesuchte Lösung ist somit Antwort **e**.

Welche Aussage zum Haut-Pricktest bei Verdacht auf Nahrungsmittelallergien trifft **nicht** zu?

a. Die Ablesung und Auswertung erfolgen nach circa 20 min.

b. Nach Aufbringen der Testlösungen auf den Unterarm wird die Haut leicht angestochen.

c. Die Reaktion bildet sich meist innerhalb von 1 bis 2 h zurück.

d. Wenn der gesamte Unterarm ohne Rötung oder Quaddelbildung bleibt, ist der gesamte Test als negativ zu werten.

e. Die klinische Relevanz positiver Befunde sollte mittels Nahrungsmittelprovokation (DBPCFC) überprüft werden.

a) Beurteilt wird anschließend die Hautrötung und Quaddelgröße.

b) Zudem sollte die Lanzette jedes Mal gewechselt werden, um eine Durchmischung der Testlösungen und somit falsch-positive Ergebnisse zu vermeiden.

c) Bei etwaiger Reaktion kommt es innerhalb der angegebenen Zeit meist zur Rückbildung.

d) Wenn der gesamte Unterarm unauffällig bleibt, ist der Test als ungültig zu werten. Es bedarf nämlich stets der Verwendung von Kontrolllösungen. Für die Negativkontrolle wird 0,9-prozentiges NaCl und für die Positivkontrolle eine histaminhaltige Lösung verwendet.

e) Besonders bei fehlendem vorherigen Kontakt sollte eine Überprüfung der Ergebnisse erfolgen. Den Goldstandard stellt dabei die doppelblinde, Placebo-kontrollierte Nahrungsmittelprovokation (DBPCFC) dar. Dabei sollten schrittweise zunehmende Portionen verabreicht werden

Die gesuchte Lösung ist somit Antwort c.

## Frage 184

Welche Nahrungsmittelunverträglichkeit hat bei strikter Karenz die höchste Remissionsrate?

a. Sojaallergie
b. Erdnussallergie
c. Kuhmilchallergie
d. Haselnussallergie
e. Fischallergie

## Antworten

a) **Falsch.** Die Soja-Allergie, die zu den häufigeren Allergien im Kindesalter gehört, zeigt im Kleinkindalter eine Spontanremissionsrate von nur 25 %.

b) **Falsch.** Die Erdnussallergie hat nur eine Spontanremissionsrate von circa 20 % nach 3 Jahren.

c) **Richtig.** Die Kuhmilchallergie führt bei 50 % der Betroffenen nach einem Jahr Karenz zur Remission.

d) **Falsch.** Die Remissionsraten für Baumnussallergien sind mit denen der Erdnussallergie vergleichbar.

e) **Falsch.** Fischallergien haben innerhalb der ersten Lebensdekade eine maximal 20-prozentige Remissionsrate.

### Frage 185

Welche Aussage zur allergischen Rhinitis bzw. Rhinokonjunktivitis trifft am ehesten zu?

a. Die Mehrzahl der Betroffenen entwickelt im Verlauf ein allergisches Asthma bronchiale.
b. Die perenniale Rhinitis wird insbesondere durch Hausstaubmilbenallergene verursacht.
c. Die allergische Rhinitis gilt als persistierend, sobald sie über 4 Monate besteht.
d. Die höchste Inzidenz und Prävalenz zeigt sich im Schulkindesalter.
e. Ambrosien gehören zu den häufigsten Allergenen im Kindesalter.

### Antworten

a) **Falsch.** Circa 40 % der Betroffenen entwickeln im Verlauf eine bronchiale Hyperreagibilität oder ein allergisches Asthma bronchiale. Die unteren Atemwege sollten stets mit untersucht werden.
b) **Richtig.** Der häufigste Auslöser der allergischen Rhinitis sind Pollenallergene, welche jedoch nur saisonal bestehen. Bei perennialer Symptomatik handelt es sich eher um eine allergische Reaktion gegen Hausstaubmilben oder Tierhaare.
c) **Falsch.** Sie gilt bereits als persistierend, sobald die Symptomatik >5 Tage pro Woche oder >5 Wochen pro Jahr besteht.
d) **Falsch.** Die Inzidenz beschreibt die Neuerkrankungsrate, welche im Schulkindesalter am höchsten ist. Die Prävalenz allerdings beschreibt den Krankheitsbestand, welcher im jungen Erwachsenenalter höher ist.
e) **Falsch.** Ambrosien (Taubenkräuter) spielen im Kindesalter eine nachrangige Rolle und müssen daher auch nicht in der allergologischen Routine abgeklärt werden.

### Frage 186

Welches der folgenden ist **kein** Risikofaktor für die Entstehung eines Asthma bronchiales.

a. Nahrungsmittelallergie
b. Elterliches Asthma
c. Nikotinabusus während der Schwangerschaft

d. Weibliches Geschlecht

e. Frühkindliche Häufung schwerer obstruktiver Bronchititiden

## Antworten

a) Eine Nahrungsmittelallergie sowie eine atopische Dermatitis stellen Risikofaktoren dar (Atopie).

b) Eine positive Familienanamnese erhöht das Risiko für die Entwicklung eines Asthma bronchiales.

c) Mütterliches Rauchen stellt einen Risikofaktor dar.

d) Männliches Geschlecht ist verstärkt mit dem Auftreten von Asthma bronchiale vergesellschaftet. Dabei kommt es bei weiblichem Geschlecht seltener zur Remission.

e) Hierbei kann diese frühe Häufung schwerer obstruktiver Episoden bzw. einer Bronchiolitis im ersten Lebensjahr auch schon Ausdruck der besonderen Suszeptibilität der Atemwege für eine höhere Inflammationsneigung sein.

Die gesuchte Lösung ist somit Antwort **d**.

## Frage 187

Welche Aussage zum Asthma bronchiale im Kindesalter trifft am ehesten zu?

a. Es ist in allen Altersgruppen am häufigsten allergisch bedingt.

b. Bei drei symptomatischen Tagen in einer Woche mit jeweiligem Medikationsbedarf besteht ein unkontrolliertes Asthma.

c. Die Spirometrie reicht in der Regel für die Diagnosestellung aus.

d. Kontrolliertes Asthma kann unter Symptomfreiheit auch bei gemessener Lungenfunktionseinschränkung bestehen.

e. Kinder mit Asthma bronchiale sollten körperliche Anstrengung vermeiden.

## Antworten

a) **Falsch.** Bei Säuglingen und Kleinkindern ist das Asthma bronchiale häufiger infekt- (besonders virus-)assoziiert.

b) **Falsch.** Für die Klassifikation als unkontrolliertes Asthma müssen mindestens drei Kriterien erfüllt sein. Hier sind es nur zwei, weshalb die Einteilung als teilweise kontrolliertes Asthma erfolgt.

c) **Richtig.** Nötig für die Diagnosestellung ist die Messung der forcierten Vitalkapazität, der Einsekundenkapazität (FEV$_1$) und der Flussraten der kleinen Atemwege. All dies ist mit der Spirometrie möglich.

d) **Falsch.** Sobald die Lungenfunktion objektivierbar vermindert ist (FEV$_1$ <80 %), gilt das Asthma nur noch als teilweise kontrolliert.

e) **Falsch.** Kinder mit Asthma bronchiale sollten ermutigt werden, sich körperlich zu betätigen und an sportlichen Aktivitäten teilzunehmen. Regelmäßiger Sport kann zur Verbesserung der Lungenfunktion und der allgemeinen Gesundheit beitragen. Jedoch sollten die Aktivitäten entsprechend angepasst und ärztlich abgesprochen sein, um mögliche Auslöser von Asthmaanfällen zu berücksichtigen und geeignete Vorkehrungen zu treffen.

---

**Frage 188**

Welche Aussage zum medikamentösen Stufenschema des kindlichen Asthma bronchiales trifft **nicht** zu?

a. Der Leukotrienrezeptorantagonist Montelukast kann ab Stufe 2 eingesetzt werden.

b. Biologika wie Mepolizumab können als Alternative in Stufe 6 eingesetzt werden.

c. Orale Steroide sollten stets nur temporär eingesetzt werden.

d. Als Bedarfsmedikation wird Salbutamol präferiert, Ipratropiumbromid stellt eine Alternative dar.

e. Allergenvermeidung gehört zu den nichtpharmazeutischen Bausteinen der Therapie.

---

**Antworten**

a) Inhalative Kortikosteroide werden hier zwar bevorzugt, Montelukast stellt aber die Alternative dar. Ab Stufe 4 werden die beiden Präparate in Kombination eingesetzt.

b) Mepolizumab (Anti-IL5) und alle anderen Biologika bis auf Omalizumab (Anti-IgE) sind bisher im Kindesalter nicht zugelassen. Omalizumab kann als Stufe 6 zusätzlich zur Stufe 5 eingesetzt werden.

c) Orale Steroide stellen eine Alternative zu Omalizumab in Stufe 6 dar, sollten jedoch nie langfristig eingesetzt werden.

d) Das schnell wirksame $\beta_2$-Sympathomimetikum stellt das Mittel der ersten Wahl in der Bedarfsmedikation dar.

e) Sofern bekannt und möglich, sollte der Kontakt zu auslösenden Allergenen gemieden werden. Eine weitere nichtpharmazeutische Maßnahme ist die Asthmaschulung, bei der kind- und altersstufengerecht Inhalte vermittelt werden, die das Krankheitsverständnis und Coping-Strategien verbessern sollen.

Die gesuchte Lösung ist somit Antwort **b**.

## Frage 189

Die häufigste Insektengiftallergie ist eine Allergie gegen Bienen- oder Wespengift. Welche Aussage trifft diesbezüglich am ehesten zu?

a. Da die Sensibilisierungsrate bei Kindern noch sehr gering ist, kommt es nur selten zur Anaphylaxie.

b. Bei gesteigerter Lokalreaktion sollte zur Sicherheit eine spezifische subkutane Immuntherapie durchgeführt werden.

c. Wenige Tage nach dem Ereignis sollte eine allergologische Testung durch Nachweis von spezifischem IgE erfolgen.

d. Bei einer urtikariellen Reaktion sollte ein Notfallset verordnet werden.

e. Nach durchgeführter Insektengifthyposensibilisierung ist eine Erfolgskontrolle überflüssig.

## Antworten

a) **Falsch.** Die Sensibilisierungsrate bei Kindern beträgt bis zu 50 %. Da es jedoch meist nur zu Lokalreaktionen kommt, liegt die Prävalenz systemischer Reaktionen bei unter 1 %.

b) **Falsch.** Eine Immuntherapie sollte erst ab einem Anaphylaxie-Grad II–IV durchgeführt werden. Das Vorliegen eines Asthma bronchiales begünstigt die Entscheidung.

c) **Falsch.** Die allergologische Testung sollte erst 4–6 Wochen nach dem Ereignis erfolgen.

d) **Falsch.** Ein Notfallset mit Adrenalininjektor wird in der Regel ab einer anaphylaktischen Reaktion verordnet.

e) **Richtig.** Die Insektengifthyposensibilisierung dauert 3(–5) Jahre und wird schrittweise unter stationären Bedingungen durchgeführt. Da die Erfolgsquote bei über 95 % liegt, wird keine Erfolgskontrolle (z. B. Stichprovokation) durchgeführt.

**Frage 190**

Welche Aussage zu Medikamentenallergien trifft am ehesten zu?

a. Sie sind meistens IgE-vermittelt.
b. Eine Überempfindlichkeitsreaktion auf ein über Monate regelmäßig eingenommenes Präparat ist unwahrscheinlich.
c. Da Ibuprofen und β-Laktamantibiotika direkte Histaminliberatoren sind, stellen sie die häufigste Ursache von Medikamentenallergien dar.
d. Ziel der weiterführenden Diagnostik nach einem Ereignis ist die Vermeidung lebensbedrohlicher Anaphylaxien.
e. Besonders bei Kindern sollte ein Intrakutantest durchgeführt werden, weil der Prick-Test nur eine geringe Sensitivität aufweist.

**Antworten**

a) **Falsch.** Medikamentenallergien können IgE-vermittelt sein, aber auch durch andere immunologische Mechanismen wirken, wie z. B. Opiodie, die direkte Histaminliberatoren sind.
b) **Richtig.** Auch wenn Medikamentenallergien meistens nicht IgE-vermittelt sind, tritt die Reaktion zumeist wenige Stunden (bis 8 Wochen) nach der ersten Einnahme auf. Ein Zusammenhang zur Dauermedikation ist daher unwahrscheinlich.
c) **Falsch.** Es wird zwar am häufigsten eine Allergie gegen Ibuprofen und β-Laktamantibiotika vermutet, in circa 90 % handelt es sich jedoch lediglich um eine leichte Unverträglichkeitsreaktion. Opioide sind zum Beispiel direkte Histaminliberatoren und können pseudoallergische Reaktionen auslösen.
d) **Falsch.** Das Ziel der diagnostischen Abklärung ist die Vermeidung von unnötigem Einsparen der verdächtigen, aber wichtigen Medikamente.
e) **Falsch.** Die Sensitivität des Prick-Tests ist zwar in der Tat gering, er sollte aber aufgrund der unkomplizierteren und angenehmeren Durchführung besonders bei Kindern vorgezogen werden. Falls trotz stark begründetem klinischen Verdacht alle In-vitro- und In-vivo-Tests negativ sind, wird der Intrakutantest herangezogen.

# Pneumologie

11

Frage 191

Welche Aussage zu primären ziliären Dyskinesien (PCD) trifft am ehesten zu?

a. Kommt es zusätzlich zur Sterilität, liegt zumeist ein Kartagener-Syndrom vor.
b. Eine respiratorische Anpassungsstörung bei Frühgeburtlichkeit macht das Vorliegen einer PCD besonders wahrscheinlich.
c. Bei Vorliegen eines chronischen, trockenen Hustens sollte der PICA-DAR-Score herangezogen werden.
d. Die Messung des nasalen Stickoxids ergibt in der Regel bei Betroffenen stark erniedrigte Werte.
e. Die Erkrankung wird autosomal-dominant vererbt.

## Antworten

a) **Falsch.** Ein Kartagener-Syndrom liegt vor, falls zusätzlich zur PCD ein Situs inversus besteht. Dies ist bei circa der Hälfte der Betroffenen der Fall. Durch die verminderte Spermienmotilität kommt es bei betroffenen Männern oft zur Sterilität, bei Frauen zu ektopen Schwangerschaften.
b) **Falsch.** Eine respiratorische Anpassungsstörung bei reifgeborenen Kindern, die nicht durch einen Infekt zu erklären ist, ist eher verdächtig.
c) **Falsch.** Der PICADAR-Score sollte nur bei Vorliegen eines feuchten Hustens herangezogen werden. Er beschreibt die Wahrscheinlichkeit für das Bestehen einer PCD anhand verschiedener Risikofaktoren.

C. Papan, *Kinder- und Jugendmedizin. Fragen und Antworten*, https://doi.org/10.1007/978-3-662-67327-0_11

d) **Richtig.** Die Ursache ist zwar ungeklärt, allerdings finden sich bei Betroffenen circa 10-fach niedrigere NO-Werte in der Nasenluft. Die Messung
wird als Screening-Test eingesetzt, ist aber fehleranfällig und beweist eine
PCD nicht.

e) **Falsch.** Die häufigsten Mutationen werden autosomal-rezessiv vererbt, weniger häufige X-chromosomal-rezessiv.

---

**Frage 192**

Welche Aussage zur Therapie der primären ziliären Dyskinesien (PCD) trifft
am ehesten zu?

a. Um Vernarbungen der Trommelfelle bei rezidivierender Otitis media zu vermeiden, sollte zur Anlage von Paukenröhrchen geraten werden.
b. Bei begleitenden Atemwegsinfektionen sollte bei der Antibiotikatherapie
   besonders auf Staphylokokken-Wirksamkeit geachtet werden.
c. Es sollten inhalative Kortikosteroide und langwirksame Betasympatho-
   mimetika in der Dauertherapie eingesetzt werden.
d. Mukolytika, wie z. B. N-Acetylcystein, erreichen eine gute Wirksamkeit in
   der Behandlung der PCD.
e. Dauertherapie mit Tobramycin per inhalationem.

---

**Antworten**

a) **Falsch.** Eingesetzte Paukenröhrchen können zu chronisch laufenden Ohren
führen und sollten nur bei schweren, rezidivierenden Paukenergüssen eingesetzt werden. Die Vernarbungen der Trommelfelle sind oft in der klinischen Untersuchung zu finden. Die Versorgung mit Hörgeräten kann
nötig sein.

b) **Richtig.** Zum Einsatz kommen zum Beispiel Amoxicillin/Clavulansäure
oder Cefuroxim. Bei Nachweis von *Pseudomonas aeruginosa* sollte Ciprofloxacin in Kombination mit inhalativen Antibiotika zur Eradikation eingesetzt werden. Aktuell laufen Studien für die Dauertherapie mit Azithromycin.

c) **Falsch.** Als Dauertherapie sollte lediglich eine hypertone Kochsalzlösung
inhaliert werden. Sollte es begleitend zu Asthma oder allergischer Rhinitis
kommen, kann die genannte Therapie nötig werden.

d) **Falsch.** Die Wirksamkeit ist umstritten. Die Nasenpflege und -spülung steht
eher im Vordergrund.

e) **Falsch.** Eine Dauertherapie mit Tobramycin p.i. wird nicht empfohlen. Sollte es zu einer Infektion durch *Pseudomonas aeruginosa* kommen, kann eine entsprechende gezielte Therapie indiziert sein, bei besiedelten Patient\*innen ggf. auch als inhalative Eradikationstherapie.

---

## Frage 193

Ihnen wird ein 3-jähriger Junge mit trockenem Husten und leichter Luftnot seit 4 Tagen vorgestellt. Die Anamnese ist leer, in der Auskultation stellen Sie ein abgeschwächtes Atemgeräusch über der linken Lunge fest. Der Befund der Röntgen-Thorax-Aufnahme, die in Exspiration aufgenommen wurde, beschreibt eine einseitige Überblähung. Welche Aussage trifft am ehesten zu?

- a. Es sollte eine starre Bronchoskopie in Allgemeinanästhesie durchgeführt werden.
- b. Die Perkussion wird wahrscheinlich einen hypersonoren Klopfschall ergeben.
- c. Aufgrund der Dyspnoe sollte der Junge auch bei adäquater Sättigung Sauerstoff per Nasenbrille erhalten.
- d. Der inspiratorische Stridor wäre ein weiterer, typischer Auskultationsbefund.
- e. Es sollte eine Schnittbildgebung angestrebt werden.

---

## Antworten

a) **Richtig.** Hier liegt vermutlich eine Fremdkörperaspiration vor. Bei jedem Verdacht ist eine Bronchoskopie indiziert. Goldstandard ist dabei die starre Bronchoskopie in Allgemeinanästhesie.

b) **Falsch.** Die Röntgenaufnahme lässt eine vollständige Obstruktion mit poststenotischer Resorptionsatelektase vermuten. Der Klopfschall wäre dabei hyposonor. Bei partieller Verlegung käme es zur Überblähung mit hypersonorem Klopfschall. Im Röntgenbild wäre allerdings eine vermehrte Strahlentransparenz und Rarefizierung der Gefäßzeichnung zu finden.

c) **Falsch.** Die Sauerstoffgabe ist erst ab einer Sättigung von <93 % indiziert.

d) **Falsch.** Das abgeschwächte Atemgeräusch und der Röntgenbefund lassen einen Fremdkörper im Bronchialsystem vermuten, welcher eher ein exspiratorisches Giemen auslöst.

e) **Falsch.** Der Verdacht bei dem geschilderten Hergang liegt stark auf einem Aspirationsereignis. Eine weitere Bildgebung ist per se nicht indiziert.

**Frage 194**

Die 4-jährige Clara wird Ihnen in unruhigem Zustand mit bellendem Husten und lautem inspiratorischen, sowie leisem exspiratorischen Stridor abends in der Notaufnahme vorgestellt. Das Exspirium ist verlängert und sie wirkt blass. Sie stellen außerdem eine Tachydyspnoe fest. Welche Aussage trifft **am wenigsten** zu?

a. Es liegt vermutlich eine Infektion mit Parainfluenzaviren vor, gegen die keine Impfung existiert.

b. Es sollte eine Feuchtinhalation von bis zu 5 ml Adrenalin, mit möglicher Wiederholung alle 2–8 h, erfolgen.

c. Es sollte eine Racheninspektion mit Abtragung möglicher Pseudomembranen erfolgen.

d. Es sollten systemische Steroide in Form von Dexamethason oder Prednisolon eingesetzt werden.

e. Bei ungewöhnlichem bzw. persistierendem Verlauf und vordergründig exspiratorischem Stridor sollte eine Endoskopie erfolgen.

**Antworten**

a) Hier wird das klinische Bild eines Pseudokrupps beschrieben, welcher am häufigsten durch Parainfluenzaviren, besonders in den Herbst- und Wintermonaten, verursacht wird.

b) Hier handelt es sich bereits um ein Stadium 3, in dem die stationäre Aufnahme und Inhalation von Adrenalin indiziert ist.

c) Eine Racheninspektion sollte möglichst vermieden werden, da jede Aufregung die Symptomatik verschlechtern kann. Pseudomembranen können bei der Kehlkopfdiphtherie („echter Krupp") vorliegen. Es handelt sich um weißlich-graue Beläge, die bei Berührung leicht bluten. Klinisch käme es zusätzlich z. B. zu Fieber, Dysphagie, Angina tonillaris, Cäsarenhals, Foetor ex ore usw. Die Erkrankung ist in Deutschland sehr selten und würde eine Behandlung mit systemischen Antibiotika und dem Diphtherie-Antitoxin erfordern.

d) Hier steht die symptomatische Therapie mit systemischen und/oder inhalativen Glukokortikoiden im Vordergrund.

e) Protrahierte Verläufe und v. a. der exspiratorische Stridor können auf eine andere Differenzialdiagnose hindeuten, z. B. Fremdkörper oder angeborene/ erworbene Stenosen.

Die gesuchte Lösung ist somit Antwort **c**.

## Frage 195

Ihnen wird ein febriles Kind mit akuter Bronchitis vorgestellt. Welches der genannten Medikamente ist am ehesten indiziert?

a. Antipyretika
b. Sekretolytika
c. Antibiotika
d. Antitussiva
e. Antihistaminika

## Antworten

a) **Richtig.** Antipyretika können zur Fiebersenkung indiziert sein. Oft ist die Erkrankung aber selbstlimitierend.
b) **Falsch.** Sekretolytika haben keine gute Evidenzgrundlage.
c) **Falsch.** In der Regel handelt es sich um virale Infektionen, sodass insbesondere außerhalb von respiratorischen Grunderkrankungen keine Indikation für eine antibakterielle Therapie besteht.
d) **Falsch.** Mittel zur Hustenstillung wie zum Beispiel Opiatderivate oder Antihistaminika sollten im Kindesalter nicht eingesetzt werden, da sie stark atemdepressive Nebenwirkungen besitzen.
e) **Falsch.** Für Antihistaminika besteht bei einer akuten Bronchitis in der Regel keine Indikation.

## Frage 196

Max leidet seit 5 Wochen unter feuchtem Husten. Welche Aussage trifft diesbezüglich **am wenigsten** zu?

a. Ein exspiratorisches Giemen in der Auskultation ist möglich, wobei ein Asthma bronchiale untypisch ist.
b. Sistiert die Symptomatik nach 5-wöchiger Antibiotikatherapie, ist die Diagnose einer protrahierten bakteriellen Bronchitis bestätigt.
c. Der tiefe nasopharyngeale Abstrich ist für den Erregernachweis der Sputumuntersuchung überlegen.
d. Tritt der Husten im Zusammenhang mit der Nahrungsaufnahme auf, sollte ein gastroösophagealer Reflux in Erwägung gezogen werden.
e. Inhalation mit hochprozentigem Kochsalz kann erwogen werden.

a) Sekret kann in den tiefen Atemwegen das auskultatorische Bild einer Obstruktion zeigen. Öfter kommt es allerdings zu Rasselgeräuschen. Bei einem Asthma bronchiale wäre eher trockener Husten zu erwarten.
b) Sofern kein Hinweis auf eine spezifische Erkrankung vorliegt (wie z. B. Fettstühle, Gewichtsverlust, Hämoptysen) sollten empirisch Antibiotika (Amoxicillin ± Betalaktamaseinhibitor) für mindestens 14 Tage eingesetzt werden. Sistiert der Husten, ist die Diagnose klinisch gestellt. Sollte es nicht zum Ansprechen oder zum Rezidiv kommen, ist eine erweiterte Diagnostik vonnöten (z. B. Bronchoskopie mit bronchoalveolärer Lavage, Röntgenthorax, Schweißtest usw.).
c) Sofern es möglich ist, sollte eine Sputumuntersuchung erfolgen. Ein Abstrich erfasst nicht die unteren Atemwege.
d) Des Weiteren könnte eine Fehlbildung vorliegen.
e) Hierfür gibt viel klinische Erfahrung bei mangelnder Studiendaten.

Die gesuchte Lösung ist somit Antwort **c**.

---

**Frage 197**

In der Behandlung der Bronchiolitis kann es zur paradoxen Reaktion mit Zunahme der Obstruktion kommen. Der Einsatz von welchem der folgenden Mittel ist im Falle einer lebensbedrohlichen Situation am ehesten möglich?

a. Montelukast
b. Ribavirin
c. Palivizumab
d. Ipratropiumbromid
e. Antibiotika

---

a) **Falsch.** Montelukast ist ein Leukotrienrezeptorantagonist und in der Behandlung nicht emfohlen.
b) **Richtig.** Ribavirin ist ein Virostatikum aus der Gruppe der Nukleosid-Analoga. Es weist eine hohe Teratogenität auf, kann aber im hier beschriebenen Fall eingesetzt werden, wenngleich keine allgemeine Empfehlung hierfür existiert.

c) **Falsch.** Palivizumab ist ein monoklonaler Antikörper, der zur passiven Immunisierung bei kindlichen Hochrisikopatient*innen als Prophylaxe einer schweren RSV-Infektion eingesetzt wird. Im beschriebenen Fall ist die Indikation allerdings nicht gegeben.

d) **Falsch.** Anticholinergika wie Ipratropiumbromid sind hier und auch in der generellen Bronchiolitis-Therapie nicht empfohlen.

e) **Falsch.** Antibiotika sind nicht indiziert, sofern kein Verdacht auf eine bakterielle Ko-Infektion besteht.

---

**Frage 198**

Bei welchem der folgenden Gründe für einen Pleuraerguss im Kindesalter ist der resultierende Erguss ein Exsudat?

a. Pneumonie
b. Linksherzinsuffizienz
c. Hypalbuminämie
d. Atelektase
e. Nephrotisches Syndrom

**Antworten**

a) **Richtig.** Am häufigsten führt eine Pneumonie über erhöhte Gefäßpermeabilität zu einem parapneumonischen Erguss in Form eines Exsudats.

b) **Falsch.** Bei kardialen Ursachen kommt es durch erhöhten kapillären hydrostatischen Druck zu einem Transsudat.

c) **Falsch.** Bei einer Hypalbuminämie führt der erniedrigte kapilläre onkotische Druck zu einem Transsudat.

d) **Falsch.** Bei einer Atelektase ist der erhöhte negative Pleuradruck ursächlich für das Transsudat.

e) **Falsch.** Beim nephrotischen Syndrom kommt es analog zur Hypalbuminämie zu einem erniedrigten kapillären onkotischen Druck.

## Frage 199–200

Ein 10-jähriges Kind wird Ihnen mit Tachydyspnoe und Tachykardie vorgestellt. Die klinische Untersuchung ergibt im Seitenvergleich ein abgeschwächtes Atemgeräusch über der linken, basalen Lungenhälfte sowie einen gedämpften Klopfschall.

## Frage 199

Welche Diagnostik ist am ehesten indiziert?

a. Positronenemissionstomografie (PET)
b. Magnetresonanztomografie (MRT)
c. Computertomografie (CT)
d. Röntgen-Thorax
e. Sonografie

## Antworten

a) **Falsch.** Die Positronenemissionstomografie (PET) wird in der Regel nicht zur Diagnose eines Pleuraergusses eingesetzt. Die PET wird hauptsächlich zur Darstellung von Stoffwechselaktivitäten und zur Lokalisation von Tumoren verwendet.
b) **Falsch.** Hier liegt vermutlich ein Pleuraerguss vor. Eine MRT ist nur in Ausnahmefällen indiziert.
c) **Falsch.** Eine CT ist ebenfalls nur in Ausnahmefällen indiziert.
d) **Falsch.** Eine Röntgen-Thorax-Aufnahme ist wenig sensitiv und lässt keine Rückschlüsse auf die Ätiologie zu. Eine andere Bildgebung ist daher eher indiziert.
e) **Richtig.** Die Sonografie ist hier die Bildgebung der ersten Wahl, da sie nicht invasiv und sehr sensitiv ist. Durch die Echogenität, mögliche Septierungen usw. lassen sich Rückschlüsse auf die Ätiologie des Ergusses ziehen, außerdem kann das Lungenparenchym mitbeurteilt werden.

## Frage 200

Nachdem Sie die richtige Bildgebung befundet haben, schließt sich eine diagnostische Punktion an. Die Untersuchung der gewonnenen Flüssigkeit ergibt folgenden Befund: pH 7,4; Glucose 5 mmol/l; LDH 500 IU/l; kein Keimnachweis. Welche Ursache ist alleinig aufgrund von diesem Befund **am wenigsten** wahrscheinlich?

a. Leberzirrhose
b. Tumore
c. Perikarditis
d. Linksherzinsuffizienz
e. Pulmonalvenöse Hypertension

**Antworten**

a) Hier liegt ein Transsudat vor, welches bei Leberzirrhose, besonders durch Hypalbuminämie, entstehen kann. Einem Transsudat liegt ein verminderter onkotischer oder erhöhter hydrostatischer Druck in den Kapillaren zugrunde.

b) Bei einem Tumor wäre ein Exsudat zu erwarten. pH und Glukose-Konzentration wären niedriger, während vermehrt Eiweiß, besonders LDH, nachweisbar wäre. Exsudat entsteht durch eine erhöhte Gefäßpermeabilität.

c) Bei einer Perikarditis kann ein Transsudat im Pleuraspalt vorliegen.

d) Eine Linksherzinsuffizienz kann ebenfalls ein Transsudat im Pleuraspalt bewirken.

e) Bei einem Hochdruck im pulmonalvenösen Kreislauf kommt es auch zu einem Transsudat.

Die gesuchte Lösung ist somit Antwort **b**.

**Frage 201**

Welche Aussage zum Pneumothorax trifft am ehesten zu?

a. Mädchen bzw. Frauen sind häufiger betroffen.

b. Das Rezidivrisiko eines primären Pneumothorax ist gering.

c. Die Einmalpunktion sollte in der Medioklavikularlinie erfolgen.

d. Die Auskultation reicht zur Diagnosesicherung aus.

e. Sauerstoff sollte restriktiv eingesetzt werden.

**Antworten**

a) **Falsch.** Jungen bzw. Männer sind circa 3× häufiger betroffen. Einem primären Spontanpneumothorax liegt oft eine Ruptur von blasigen Veränderungen im apikalen pleuropulmonalen Bereich (sog. Bullae) zugrunde.

b) **Falsch.** Das Rezidivrisiko ist hoch und beträgt circa 20–50 %. Flugreisen sollten für einige Monate nach dem Ereignis, das Tauchen mit Druckluftflaschen für immer vermieden werden.

c) **Richtig.** Die Monaldi-Position (2. ICR medioklavikular) sollte für die Einmalpunktion und auch Entlastung eines Spannungspneumothorax genutzt werden. Eine Drainage dagegen wird in der Bülau-Position (4.–5. ICR axillär) gelegt.

d) **Falsch.** Zur Sicherung eines Verdachts auf Pneumothorax wird eine Bildgebung benötigt.

e) **Falsch.** Sauerstoff sollte großzügig mit hohen Flussraten eingesetzt werden, da es durch die Auswaschung von Stickstoff die Resorption erleichtert und beschleunigt.

---

### Frage 202

Welche Aussage zu diffusen parenchymatösen Lungenerkrankungen (children's interstitial lung disease „chILD") trifft **am wenigsten** zu?

a. Bei bestehendem Verdacht sollten Betroffene dringlichst an ein spezialisiertes Zentrum weitergeleitet werden.

b. Zur endgültigen Diagnosestellung bedarf es einer Lungenbiopsie.

c. Die Symptomatik entsteht durch einen gestörten alveolären Gasaustausch.

d. Für keine der Formen existiert eine spezifische Therapie.

e. Die Bodyplethysmografie sollte Bestandteil der Diagnostik sein.

---

### Antworten

a) Die dieser Gruppe zugehörigen Krankheiten sind allesamt selten, heterogen und oft schwer verlaufend. Es bedarf daher einer Behandlung in spezialisierten, multiprofessionellen Zentren.

b) Manche Unterformen lassen sich genetisch nachweisen (z. B. die Surfactant-Protein-B-Defizienz) oder sind bereits durch Klinik und typische Veränderungen in der Computertomografie zu diagnostizieren (z. B. die neuroendokrine Zellhyperplasie). Oft bedarf es allerdings in der Tat der Biopsie.

c) Bei jeder Unterform der chILD liegt eine Störung des alveolären Gasaustausches vor. Es finden sich Symptome wie Husten, Tachydyspnoe, eingeschränkte Belastbarkeit, Hypoxämie usw. Oft finden sich diffuse Veränderungen in der Bildgebung oder eine restriktive Ventilationsstörung in der Lungenfunktionsuntersuchung.

d) Es existiert keine spezifische, evidenzbasierte Therapie. Am häufigsten werden systemische Steroide, Azithromycin und Hydroxychloroquin eingesetzt. Ob der Einsatz sinnvoll ist, ist allerdings unklar. Der Effekt sollte regelmäßig kontrolliert werden, um Betroffene vor möglichen schweren Nebenwirkungen zu schützen. Zudem bedarf es einer frühzeitigen Vorstellung in Transplantationszentren, um Kosten und Nutzen abzuwägen.

e) Aufgrund der diversen Krankheitsbilder, die unter diesem Begriff zusammengefasst werden, kann keine einheitliche Empfehlung zur Diagnostik gemacht werden. Jedoch sollten neben Anamnese und körperlicher Untersuchung auch eine Spirometrie, Bodyplethysmografie sowie Diffusionsmessung erfolgen.

Die gesuchte Lösung ist somit Antwort **b**.

## Frage 203

Welche Aussage zur Entstehung der zystischen Fibrose trifft am ehesten zu?

a. Chlorid-Ionen werden vermindert resorbiert, weshalb Drüsen ein visköseres Sekret mit erhöhtem NaCl-Gehalt sezernieren.

b. In Deutschland liegt am häufigsten die autosomal-rezessiv vererbte N1303K-Mutation des Chlorid-Kanals vor.

c. Circa jeder 25. Mensch in Deutschland (ungefähr 4 %) trägt ein defektes CFTR-Gen.

d. Durch fehlende Protease-Hemmung kommt es zum progredienten Lungenumbau bis hin zur respiratorischen Globalinsuffizienz.

e. Zur Diagnose gehört ein zweimaliger Schweißtest mit einer Chloridkonzentration von 30–60 mmol/l.

## Antworten

a) **Falsch.** Hier muss der unterschiedliche Sekretionsmechanismus exokriner Drüsen beachtet werden. Während dies für Schweißdrüsen zutrifft (resorbierender Chloridkanal), dient der CFTR-Kanal in Lunge, Pankreas usw. der Sekretion von Chlorid-Ionen. Falls dieser wie bei der zystischen Fibrose defekt ist, treten als Ausgleich vermehrt Natrium-Ionen in die Zelle ein. Wassermoleküle folgen, es verbleibt ein visköser Schleim.

b) **Falsch.** Die häufigste Mutation ist DeltaF508 (ca. 70 %), welche für die Therapie mit CFTR-Modulatoren entscheidend ist.

c) **Richtig.** Der Erbgang der zystischen Fibrose ist autosomal-rezessiv, wobei heterozygote Anlagenträger klinisch gesund sind. Die Heterozygotenfrequenz in Europa beträgt 4 %, weshalb jeder 25. Mensch ein Anlagenträger ist. Das Ausmaß bei Betroffenen wird von Umweltfaktoren und modifizierenden Genen mitbeeinflusst.

d) **Falsch.** Die zystische Fibrose sollte nicht mit dem α1-Antitrypsinmangel verwechselt werden. Der progrediente Lungenumbau entsteht durch chronische Infektionen (insbesondere *Pseudomonas aeruginosa* und/oder *Burkholderia cepacia*) und Entzündungen und ist für 90 % der Mortalität verantwortlich.

e) **Falsch.** Cl-Werte zwischen 30 und 60 mmol/l liegen im Graubereich, die eine weitergehende Diagnostik erfordern, insbesondere wenn parallel nur eine Mutation (heterozygot) gefunden wird (dann CFTR-Funktionsdiagnostik)

---

**Frage 204**

Bei welchen der folgenden Konstellation lässt sich per definitionem die Diagnose einer zystischen Fibrose (CF) stellen?

(1) Positives Neugeborenen-Screening und Mekoniumileus
(2) Zwei positive Schweißtests und Geschwisterkind mit CF
(3) Fettstühle und Nachweis von zwei CFTR-Mutationen
(4) Zwei positive Schweißtests und Nachweis von zwei CFTR-Mutationen

**Antwortmöglichkeiten**

a. Nur bei (2) und (3)
b. Nur bei (3) und (4)
c. Nur bei (1), (2) und (4)
d. Bei allen der Genannten

---

**Antworten**

Für die Diagnosestellung einer CF müssen ein diagnostischer Hinweis und eine CFTR-Funktionsstörung vorliegen. Als diagnostische Hinweise gelten ein positives Neugeborenen-Screening, ein Geschwisterkind mit CF oder ein klinisches Symptom. Klinische Symptome sind zum Beispiel ein Mekoniumileus, rezidivierende Pankreatitiden, Infertilität, hypochlorämische Alkalose usw. Die CFTR-Funktionsstörung wird durch zwei positive Schweißtests, Nachweis von zwei CFTR-Mutationen (trans) oder durch einen apparativen Nachweis einer charakteristischen Veränderung der CFTR-Funktion (z. B. in der nasalen Potenzialdifferenzmessung) bewiesen. Im Schweißtest wird die Chlorid-Ionen-Konzentration gemessen, wobei ein Wert von ≥60 mmol/l als pathologisch gilt.

Somit ist die gesuchte Lösung Antwort **a.**

## Frage 205

Welches Medikament wird zur Inhalationstherapie bei CF **am wenigsten** eingesetzt?

a. Salbutamol
b. Dornase alpha
c. Hypertone Kochsalzlösung
d. Kortikosteroide
e. Mannitol

## Antworten

a) Kurzwirksame β-Sympathomimetika können in der symptomatischen CF-Therapie eingesetzt werden.
b) Dornase alpha ist eine DNAse, die die durch Neutrophilenzerfall entstandende, akkumulierende DNA spaltet. Dadurch verflüssigt und löst es den Schleim in den Atemwegen.
c) Hypertones NaCl führt durch Osmose ebenfalls zur Verflüssigung des Schleims.
d) Inhalative Kortikosteroide werden hier nicht eingesetzt.
e) **Richtig.** Mannitol kommt ebenso wie hochprozentige Kochsalzlösung oder DNAse zum Einsatz.

Somit ist die gesuchte Lösung Antwort **d**.

## Frage 206

Welche Aussage zur Therapie der zystischen Fibrose (CF) trifft am ehesten zu?

a. Eine entstehende endokrine Pankreasinsuffizienz sollte frühzeitig mit oralen Antidiabetika behandelt werden, da übergewichtige Betroffene eine schlechtere Prognose haben.
b. Eine antibiotische Therapie ist trotz der hohen Mortalität von begleitenden Atemwegsinfektionen nur bei Hinweisen auf eine Besiedlung/Infektion indiziert.
c. Ursodeoxycholsäure verbessert die exokrine Pankreasfunktion und sollte in Kombination mit fettlöslichen Vitaminen substituiert werden, um eine Malnutrition zu vermeiden.

d. Eine Kombination aus CFTR-Korrektoren (Lumacaftor + Tezacaftor) ist bei homozygoter DeltaF508-Mutation zugelassen, beeinflusst die Funktionsstörung direkt und muss lebenslang eingenommen werden.

e. Auch beim einmaligen Nachweis eines nicht-tuberkulösen Mykobakteriums (NTM), ohne dass klinische Symptomatik vorliegt, sollte behandelt werden.

## Antworten

a) **Falsch.** In der Tat entsteht bei CF-Betroffenen häufig ein CF-assoziierter Diabetes mellitus. Da es hier jedoch zur gestörten Synthese kommt, sollte eine Insulintherapie erfolgen. Die Therapie sollte in spezialisierten Zentren erfolgen, da sich diese Form des Diabetes (Typ 3) zum Teil stark von anderen unterscheidet. Des Weiteren hat Untergewicht eine schlechte Prognose und ist häufig Folge der durch die CF entstehenden Malnutrition.

b) **Richtig.** Eine prophylaktische antibiotische Therapie wird nicht empfohlen. Besonders bei Nachweis von *Pseudomonas aeruginosa* hat jedoch die Eradikation einen hohen Stellenwert. Es sollte Tobramycin inhalativ oder Colistin inhalativ + Ciprofloxacin, auch im Kindesalter, eingesetzt werden.

c) **Falsch.** Usodeoxycholsäure ist bei begleitender Leberfibrose indiziert, da es die Viskosität des Gallensekrets senkt. Die exokrine Pankreasfunktion kann leider nicht verbessert werden, weshalb zu jeder Mahlzeit magensaftresistente Pankreasenzyme p.o. eingenommen werden sollten. Für lange Zeit wurde zudem eine hochkalorische, fettreiche Nahrung empfohlen, um eine Malnutrition zu vermeiden. Da dies jedoch die Entstehung von Übergewicht und kardiovaskulären Krankheiten begünstigt, wird aktuell nur noch eine ausgewogene Ernährung mit Beachtung der Fettqualität empfohlen. Fettlösliche Vitamine sollten substituiert werden.

d) **Falsch.** CFTR-Korrektoren sind nur in der Kombination mit Ivacaftor, einem CFTR-Potenziator, zugelassen. CFTR-Potenziatoren bewirken ein sogenanntes „Gating". Das heißt, dass die Kanäle verstärkt aktiviert werden und somit die Öffnungswahrscheinlichkeit und der Chlorid-Ionenfluss verbessert werden. CFTR-Korrektoren richten sich direkt gegen die durch Mutationen verursachte Fehlfaltung und -reifung des Proteins. Sie verbessern also den „Zusammenbau" des CFTR-Kanals. Da jedoch der genetische Defekt an sich nicht beeinflusst werden kann, müssen die Medikamente lebenslang eingenommen werden. Zugelassene Kombinationen sind Lumacaftor/ Ivacaftor (ab 2 Jahren) oder Tezacaftor/Ivacaftor (ab 6 Jahren), beide bei homozygoter DeltaF508-Mutation.

e) **Falsch.** Zur Diagnose einer NTM-Infektion werden nach den gängigen Leitlinien klinische (Symptomatik), radiologische (noduläre/kavitäre Verschattung bzw. Bronchiektasien mit multiplen kleinen Noduli) sowie der zweimalige Nachweis derselben NTM-Spezies (oder im Falle von Mycobacterium abscessus der Nachweis derselben Subspezies) aus Sputum bzw. einmalig aus BAL (bzw. Kombination aus passender Histologie + einmaliger Nachweis aus Sputum) gefordert.

# Kardiologie

# 12

Jahren. Es spielen ausgelöste Faktoren wie ... 
schaft 1/2. B. Pinel, Chirurgie, Zystitis ...
abszess usw. aber auch endogene Prozesse ... 
men auf wegen ... esprüche. Mit Hormonen ...
Zwar auch zum Einsatz kommen. Kälte ...
Inflammation. Rechtsherz... Funktion ... bei ...
den groß ... erhalten ...
Mastb. ... fach ... An/adverse H ... ein Syndrom. Das
Antibiotikum. Gora Großartiges ... ... weiterte Diagnostik nach
sich ziehen ...

## Frage 207

Welche der folgenden Aussagen bezüglich angeborener Herzfehler trifft am ehesten zu?

a. Der häufigste angeborene Herzfehler ist der Atriumseptumdefekt (ASD).
b. Ist in der Auskultation ein Herzgeräusch zu hören, liegt in der Mehrzahl der Fälle ein Herzfehler vor.
c. Bei circa 15 % der Betroffenen liegt eine genetisch-syndromale Erkrankung vor.
d. Zyanotische Herzfehler sind aufgrund des Links-Rechts-Shunts für Betroffene bedrohlich.
e. Der häufigste akzidentelle Befund ist ein Diastolikum.

## Antworten

a) **Falsch**. Angeborene Herzfehler zeigen sich bei circa 1 % der Lebendgeborenen in Deutschland. Der mit Abstand am häufigsten auftretende Herzfehler ist dabei der Ventrikelseptumdefekt (ca. 40 %). Der ASD tritt in ca. 15 % auf.

b) **Falsch**. Bei auskultierten Herzgeräuschen liegt in circa ¾ der Fälle kein Herzfehler vor (akzidentelles Herzgeräusch). Es bedarf einer weiteren Diagnostik, wobei die Echokardiografie den Goldstandard darstellt.

c) **Richtig.** Grundsätzlich ist die Genese angeborener Herzfehler multi-faktoriell. Es spielen exogene Faktoren wie Infektionen in der Schwangerschaft (z. B. Röteln, Coxsackie, Zytomegalie), Medikamente, Alkoholabusus usw., aber auch endogene (genetische) Faktoren eine Rolle. Zunehmend werden assoziierte Mutationen entdeckt.

d) **Falsch.** Zyanotische Herzfehler sind zwar bedrohlich, jedoch werden diese durch einen Rechts-Links-Shunt ausgelöst, bei dem sauerstoffarmes Blut in den großen Kreislauf gelangt.

e) **Falsch.** Das häufigste akzidentelle Herzgeräusch ist ein Systolikum. Das Vorliegen eines Diastolikums sollte stets eine weitere Diagnostik nach sich ziehen.

---

**Frage 208**

Welche Aussage zum Atriumseptumdefekt (ASD) trifft **nicht** zu?

a. Der Herzfehler verbleibt oft bis ins Erwachsenenalter asymptomatisch.

b. Im EKG zeigt sich in den Ableitungen $V_1$ und $V_2$ häufig eine rSR'-Formation.

c. Der häufigere Ostium-secundum-Defekt (ASD II) ist nahe der AV-Klappen gelegen.

d. Der operative Verschluss sollte auch bei hohem Shuntfluss erst im 3.–5. Lebensjahr erfolgen.

e. Es kommt zu einem leisen Systolikum im zweiten Interkostalraum links parasternal.

---

**Antworten**

a) Erst bei großen Defekten werden Betroffene durch eine leicht verminderte Belastbarkeit und/oder vermehrte pulmonale Infekte frühzeitig auffällig. Im Verlauf steht vor allem die Rechtsherzbelastung im Vordergrund.

b) Eine rSR'-Formation in den rechtspräkordialen Ableitungen spricht für einen Rechtsschenkelblock, welcher oft bei vorliegendem ASD besteht (Volumenhypertrophiezeichen rechts). Weitere Anzeichen sind ein fixiert gespaltener 2. Herzton und ein leises Systolikum im 2. ICR links parasternal.

c) Der ASD II liegt zwar häufiger vor (80 %), es handelt sich allerdings um einen Defekt des Septum secundum im Bereich der Fossa ovalis. Es entsteht ein Links-Rechts-Shunt, bei dem das Blut zunächst durch das Foramen secundum und dann durch den Defekt fließt. Der ASD vom Primumtyp (ASD

I) ist nahe der AV-Klappen gelegen (Defekt im Septum primum). Das Blut fließt also durch den Defekt und anschließend durch das Foramen ovale.

d) Angeborene Herzfehler zeigen eine hohe Spontanheilungsrate (besonders im ersten Lebensjahr) oder oft eine so geringe hämodynamische Beeinflussung, dass keine Therapie notwendig ist. Bei relevantem Shuntfluss (Qp/Qs >1,5) sollte je nach Defektgröße ein Verschluss via Herzkatheter (Doppelschirmchen) oder Minithorakotomie erfolgen. Die Langzeitprognose ist sehr gut.

e) Das Geräusch ist Ausdruck der relativen Pulmonalstenose. Zudem findet sich ein fixiert gespaltener 2. Herzton.

Die gesuchte Lösung ist somit Antwort c.

## Frage 209

Welche Aussage zum Ventrikelseptumdefekt (VSD) trifft am ehesten zu?

a. In der Auskultation findet sich zumeist ein systolisch-diastolisches „Maschinengeräusch" als Ausdruck des Shunts.
b. Initial ist durch den Shunt vor allem der rechte Ventrikel einer starken Volumenbelastung ausgesetzt.
c. Bei einem großen Defekt ist das Herzgeräusch besonders laut.
d. Bei stattgefundener Shunt-Umkehr stellt die Herztransplantation aufgrund der Irreversibilität die einzige Therapieoption dar.
e. Obwohl es sich um einen azyanotischen Herzfehler handelt, ist eine Endokarditisprophylaxe nach operativer VSD-Versorgung notwendig.

## Antworten

a) **Falsch.** Dies ist typisch für einen anderen angeborenen Herzfehler. Die Auskultation eines VSD ergibt eher ein Holosystolikum im 3./4. ICR links parasternal (Erb-Punkt), welches auch als „Pressstrahlgeräusch" bezeichnet wird.

b) **Falsch.** Beim VSD kommt es initial durch eine erhöhte Lungendurchblutung zum verstärkten diastolischen Volumen des linken Ventrikels, also einer Volumenbelastung. Diese führt zu Dilatation und Hypertrophie. Erst durch die Entstehung der pulmonalen Hypertonie aufgrund von Umbauprozessen der Lungengefäße kommt es zur Druckbelastung des rechten Ventrikels.

c) **Falsch.** In der Regel gilt, dass kleine Defekte laute Geräusche machen („Viel Lärm um nichts").

d) **Falsch.** Bei unbehandeltem VSD kommt es durch den vermehrten Blutfluss im Verlauf zum fibrotischen Umbau der kleinen Lungengefäße, was einen erhöhten Widerstand bedingt. Steigt der Druck im rechten Ventrikel kompensatorisch auf höhere Werte als im linken Ventrikel an, kommt es zur Shunt-Umkehr, welcher in der Tat irreversibel ist. Allerdings ist der Schaden in der Lunge hier entscheidend. Therapeutisch kann eine Herz-Lungen-Transplantation oder eine alleinige Lungentransplantation mit Verschluss des VSD erfolgen.

e) **Richtig.** Laut aktueller Leitlinie sollten alle Betroffenen von mit prothetischem Material operativ versorgten Herzfehlern für mindestens 6 Monate nach der OP eine Endokarditisprophylaxe bei bestimmten Eingriffen erhalten. Da der VSD mittels Patch (eventuell Schirmchen) versorgt wird, ist dies hier nötig. Eine Endokarditisprophylaxe sollte zudem bei Patient*innen mit überstandener Endokarditis, Klappenersatz oder zyanotischen Herzfehlern erfolgen.

---

**Frage 210**

Ab welchem Dopplergradienten bedarf es selbst bei einer asymptomatischen valvulären Pulmonalstenose einer interventionellen Versorgung?

a. 20 mmHg

b. 35 mmHg

c. 50 mmHg

d. 75 mmHg

---

**Antworten**

a) **Falsch.** Selbst nach Ballonvalvuloplastie verbleibt ein Restgradient von bis zu 25 mmHg.

b) **Falsch.** Dies gilt als geringgradige Stenose und bedarf keiner Therapie, solange der/die Betroffene asymptomatisch ist.

c) **Richtig.** Selbst bei Symptomfreiheit sollte bei einem Dopplergradienten von >50 mmHg eine Ballonvalvuloplastie im Herzkatheterlabor durchgeführt werden. Die Langzeitprognose ist gut, auch wenn in seltenen Fällen im späteren Verlauf ein Klappenersatz nötig wird (Restenose oder Insuffizienz).

d) **Falsch.** Interventionsbedarf gilt schon bei niedrigerem Gradienten. Eine derart hochgradige Stenose ist äußerst selten.

---

**Frage 211**

Welche Aussage zu angeborenen Stenosen der Taschenklappen trifft am ehesten zu?

a. Das auskultierbare Herzgeräusch bei Vorliegen einer Aortenklappenstenose wird bei schlechter linksventrikulärer Funktion lauter.

b. Das unmittelbar postnatal vorliegende raue Systolikum mit Punktum Maximum im 2. Interkostalraum links parasternal wird im Verlauf lauter.

c. Beim Neonaten mit kritischer Aortenklappenstenose ist die Gabe von Ibuprofen unbedenklich.

d. Betroffene einer initial behandelten Pulmonalklappenstenose benötigen in der Regel im späteren Lebensalter einen Klappenersatz.

e. Das systolische Herzgeräusch bei einer Stenose der Aortenklappe ist am stärksten im 4. Interkostalraum rechts parasternal zu hören.

**Antworten**

a) **Falsch.** Bei schlechter linksventrikulärer Funktion wird das Strömungsgeräusch über der stenotischen Aortenklappe leiser oder verschwindet sogar. Es handelt sich um eine kardiorespiratorische Dekompensation, was einen kritischen Zustand darstellt.

b) **Richtig.** Durch den physiologischen Abfall des pulmonalen Widerstandes wird das auskultierbare Herzgeräusch bei vorliegender Pulmonalklappenstenose lauter.

c) **Falsch.** Bei der kritischen Aortenklappenstenose sind Neonaten auf die systemische Perfusion über den Ductus arteriosus Botalli angewiesen. Der Einsatz von Ibuprofen wäre hier fatal (siehe Frage 212).

d) **Falsch.** Die Prognose einer behandelten Pulmonalklappenstenose ist gut. Nur sehr selten ist im Verlauf die Indikation zum Klappenersatz zu stellen. Demgegenüber bedarf es bei operativ versorgter Aortenklappenstenose oft Re-Eingriffe und ein Klappenersatz ist im späteren Verlauf häufig indiziert.

e) **Falsch.** Bei einer Stenose der Aortenklappe ist das systolische Herzgeräusch am stärksten im 2. Interkostalraum rechts parasternal zu hören, nicht im 4. Interkostalraum rechts parasternal.

---

### Frage 212

Ein frühgeborenes Mädchen hat einen persistierenden Ductus arteriosus Botalli. Sie beraten die Eltern über die Therapieoptionen. Welches der folgenden Medikamente könnte am ehesten Teil des Gesprächs sein?

a. Indometacin
b. Acetylcystein
c. Theophyllin
d. Adenosin
e. Betamethason

### Antworten

a) **Richtig.** Intrauterin halten Prostaglandine den Ductus arteriosus Botalli offen. Durch eine Hemmung ihrer Synthese mittels Indometacin (unselektiver COX-Hemmer), kann der Shunt eventuell geschlossen werden. Andere COX-Hemmer (z. B. Diclofenac, Ibuprofen) stellen eine Alternative dar. Abhängig von der Größe sollte allerdings ein interventioneller oder operativer Verschluss erfolgen.

b) **Falsch.** Acetylcystein wird als Hustenlöser oder Antidot bei Paracetamol-Intoxikationen eingesetzt.

c) **Falsch.** Theophyllin wirkt sympathomimetisch und kann therapeutisch bei Asthma bronchiale eingesetzt werden.

d) **Falsch.** Adenosin wird zur medikamentösen Kardioversion bei supraventrikulärer Tachykardie eingesetzt.

e) **Falsch.** Das Glukokortikoid ist Mittel der Wahl zur pränatalen Induzierung der Lungenreifung.

---

**Frage 213**

Der 4-jährige Ole wird Ihnen wegen stetiger Kopfschmerzen von einer Neurologin überwiesen. Auf Nachfrage hin berichten die Eltern, dass Ole oft Nasenbluten und respiratorische Infekte habe. Außerdem wäre er ständig erschöpft. Sie messen einen Blutdruck von 160/90 mmHg am linken Oberarm, die Femoralispulse sind beidseits nur schwach tastbar. Welche Aussage trifft am ehesten auf Ihre Verdachtsdiagnose zu?

a. Die Messung am anderen Arm wird eine deutliche Blutdruckdifferenz ergeben.

b. Im Röntgenbild des Thorax werden Rippenusuren ersichtlich sein.

c. Die untere Körperhälfte wird größtenteils über die Aa. pulmonales versorgt.

d. Das EKG zeigt einen Rechtstyp, evtl. sogar einen überdrehten Rechtstyp.

e. Der Befund einer erhöhten Laktatdehydrogenase (LDH) im Blut ist typisch für diese Erkrankung

---

**Antworten**

---

a) **Falsch.** Bei Ole ist eine Aortenisthmusstenose zu vermuten, welche an unterschiedlichen Orten vorliegen kann. Da Sie am linken Arm einen hohen Blutdruck gemessen haben, wird die Engstelle sich jenseits der A. subclavia sinistra befinden. Die Durchblutung des rechten Arms wird daher nicht eingeschränkt sein.

b) **Richtig.** Durch die wahrscheinlich vorliegende Aortenisthmusstenose bilden sich Kollateralkreisläufe über die A. thoracica interna entlang der Aa. intercostales bis hin zur Aorta abdominalis. Die Erweiterung der Interkostalarterien verursacht eine Aushöhlung der unteren Rippenanteile, was im Röntgenbild zu sehen sein kann (sog. Usuren).

c) **Falsch.** Die untere Körperhälfte wird bei Ole durch Kollateralkreisläufe versorgt, die als Ausgangspunkt die Aorta ascendens haben (siehe Antwort b). Bei der präduktalen Aortenisthmusstenose fließt das Blut von den Aa. pulmonales durch den offenen Ductus arteriosus Botalli in die Aorta. Die Klinik wäre allerdings einiges ausgeprägter. Bereits im Neugeborenenalter käme es zu Hypoxie und Herzinsuffizienz. Ein Schluss des Ductus arteriosus wäre in diesem Fall lebensbedrohlich.

d) **Falsch.** Die postduktale Aortenisthmusstenose führt zur Linksherzbelastung und -hypertrophie. Bei Ole wären demnach im EKG ein Linkstyp (bzw. überdrehter Linkstyp) und eine große R-Zacke in den linkslateralen Ableitungen ($V_5$, $V_6$) zu erwarten.

e) **Falsch.** Eine erhöhte Laktatdehydrogenase (LDH) im Blut ist nicht spezifisch für eine Aortenisthmusstenose und gehört nicht zu den typischen Befunden dieser Erkrankung.

---

**Frage 214**

Welche Aussage zur Ebstein-Anomalie trifft **am wenigsten** zu?

a. Es handelt sich um eine Fehlbildung der Aortenklappe.
b. Bis ins Erwachsenenalter kann eine Symptomfreiheit bestehen.
c. Im EKG finden sich häufig Deltawellen und verbreiterte QRS-Komplexe.
d. Zumeist kommt es durch einen Rechts-Links-Shunt zur Zyanose.
e. Pränatal kann es zum Hydrops fetalis kommen.

---

**Antworten**

a) Bei der Ebstein-Anomalie handelt es sich um eine sehr unterschiedlich stark ausgeprägte Fehlbildung der Trikuspidalklappe mit teilweiser Anheftung des septalen Segels.

b) Das Beschwerdebild ist sehr variabel und kann sogar einen Zufallsbefund im Erwachsenenalter darstellen.

c) Nicht selten ist die Ebstein-Anomalie mit elektrischen Reizleitungsstörungen, wie dem Wolff-Parkinson-White-Syndrom, assoziiert. Hier kommt es zu Deltawellen und verbreiterten QRS-Komplexen.

d) In den meisten Fällen liegt ein begleitendes persistierendes Foramen ovale (PFO) beziehungsweise ein atrialer Septumdefekt (ASD) vor. Durch die dysfunktionale Klappe und hypoplastischen rechten Ventrikel kommt es zum Rückfluss in den Vorhof und zu einem Abfluss über die Shunt-Verbindung. Die Lungenperfusion ist dementsprechend ductusabhängig.

e) Der Hydrops fetalis ist eine pränatale Flüssigkeitsansammlung in den serösen Höhlen. Pathophysiologisch liegt durch Hypoxie eine erhöhte Zellpermeabilität vor, was bei Herzvitien der Fall sein kann.

Die gesuchte Lösung ist somit Antwort **a**.

## Frage 215

Welche Aussage zu Anomalien/Fehlanlagen der kardialen Ein- und Ausflussbahn trifft am ehesten zu?

a. Beim Bland-White-Garland-Syndrom (syn. ALCAPA) kommt es verstärkt zu Q-Zacken in den EKG-Ableitungen 1, $V_5$ und $V_6$.

b. Bei einer Lungenvenenfehleinmündung (syn. TAPVC) ist ein offener Ductus arteriosus lebenswichtig.

c. Die häufigste Lokalisation der Lungenvenenfehleinmündung ist intrakardial, d. h. in den Koronarvenensinus.

d. Beim Bland-White-Garland-Syndrom (syn. ALCAPA) ist das Rashkind-Manöver anzuwenden.

e. Bei der Transposition der großen Arterien (TGA) finden sich typische Befunde in der EKG und Auskultation.

## Antworten

a) **Richtig.** Beim Bland-White-Garland-Syndrom (Anomalous left Coronary Artery from Pulmonary Artery, ALCAPA) entspringt die linke Herzkranzarterie aus der Pulmonalarterie. Aufgrund der Druckunterschiede kommt es zu einem „Steal" des Blutes in die Pulmonalarterie, was zu Myokardischämien und letztendlich zur Linksherzinsuffizienz führt. Q-Zacken sind typische Spät-Befunde eines infarzierten Myokards.

b) **Falsch.** Eine TAPVC ist immer mit einem atrialen Septumdefekt oder persitierenden Foramen ovale assoziiert. Diese sind allerdings lebenswichtig.

c) **Falsch.** Am häufigsten findet sich der suprakardiale Typ (Mündung in V. anonyma/cava superior), gefolgt vom infrakardialen (Leber-/Portalvenen) und dann vom intrakardialen Typ.

d) **Falsch.** Das Rashkind-Manöver (Ballonatrioseptostomie) erzeugt einen Links-Rechts-Shunt, indem das Vorhofseptum durchstochen und geweitet wird. Dies ist beim ALCAPA allerdings nicht nötig.

e) **Falsch.** Eine TGA verursacht weder ein Herzgeräusch noch typische EKG-Befunde. Klinisch werden Betroffene durch eine ausgeprägte Zyanose auffällig. Bei fehlender Shunt-Verbindung ist ein Rashkind-Manöver indiziert.

**Fragen 216–217**

Die 2-jährige Anna wird Ihnen notfallmäßig vorgestellt. Seit gestern besucht sie eine Kindertagesstätte. Heute habe sie das erste Mal geschrien und sei dabei ohnmächtig geworden, weshalb die Betreuerin sofort den Notarzt rief. Zudem käme es der Betreuerin komisch vor, dass Anna wenig aktiv sei und oft in der Hocke verweile. Aufgrund Ihres initialen Verdachts führen Sie eine Echokardiografie durch.

**Frage 216**

Welche(s) der Folgenden erwarten Sie am ehesten?

(1) Pulmonalklappenstenose
(2) Atrialer Septumdefekt (ASD)
(3) Persistierender Ductus arteriosus (PDA)
(4) Ventrikelseptumdefekt (VSD)
(5) Transposition der großen Arterien (TGA)

**Antwortmöglichkeiten**

a. Nummer (5) ist richtig.
b. Nummern (2) und (3) sind richtig.
c. Nummern (1) und (4) sind richtig.
d. Nummern (1) bis (3) sind richtig.
e. Nummer (2) ist richtig.

**Antworten**

Annas Klinik lässt eine Fallot-Tetralogie vermuten, welche sich aus einer Pulmonalklappenstenose, rechtsventrikulärer Hypertrophie, VSD und rechtsverlagerter, über dem VSD reitender Aorta zusammensetzt. Das hämodynamische Ausmaß und die Shunt-Richtung sind abhängig von der Obstruktion der rechtsventrikulären Ausflussbahn. Vor allem bei Stress (Weinen, Trinken usw.) kann es zu adrenergen Kontraktionen der Infundibulummuskulatur kommen, was hypoxämische Krisen auslöst. Durch die Hockhaltung (Knie an die Brust drücken) erhöht Anna den peripheren Widerstand, was den Rechts-Links-Shunt vermindert und der Zyanose entgegenwirkt.

Somit ist die gesuchte Lösung Antwort **c**.

## Frage 217

Unter Ihrer Aufsicht wird Anna wieder ohnmächtig. Welches der folgenden Medikamente ist **nicht** indiziert?

a. Amlodipin
b. Morphin
c. Ketamin
d. β-Blocker
e. Midazolam

## Antworten

a) Amlodipin ist ein Kalziumkanalblocker vom Dihydropyridin-Typ und wirkt vasodilatatorisch. In der hypoxämischen Krise bei Fallot-Tetralogie ist es nicht indiziert, da es dem adrenergen Vasospasmus nicht entgegenwirkt und durch Abnahme des peripheren Widerstands eher den Rechts-Links-Shunt verstärken würde.
b) Morphin kann nach Aufnahme auf die Intensivstation zur Sedierung verabreicht werden. Nach Stabilisierung der Herz-Kreislauf-Funktion ist eine Shunt- oder Korrektur-Operation indiziert. Die Operation sollte möglichst im ersten Lebensjahr (ab dem 3. Monat) durchgeführt werden.
c) Ketamin kann ebenfalls zur Sedierung eingesetzt werden. Es sollte jedoch beachtet werden, dass es initial nach Gabe eines Sedativums durch Reduktion des Widerstands im Systemkreislauf zu einer verstärkten Zyanose kommen kann, was additive Maßnahmen erforderlich macht.
d) Beta-Blocker können dem Infundibulumspasmus entgegenwirken.
e) Midazolam stellt ebenfalls eine Möglichkeit zur Sedierung dar. Außerdem sollte auf eine ausreichende Volumenzufuhr geachtet werden.

Die gesuchte Lösung ist somit Antwort **a**.

Welche der folgenden Aussagen zu weiteren angeborenen Herzfehlern trifft am ehesten zu?

a. Eine Transposition der großen Arterien (TGA) bedarf zunächst einer Prostaglandininfusion und eines Rashkind-Manövers, da die OP erst nach dem vollendeten 3. Lebensmonat durchgeführt werden sollte.
b. Eine infrakardiale Lungenvenenfehleinmündung (syn. TAPVC) ist immer mit einer Obstruktion verbunden.
c. Bei Vorliegen eines Truncus arteriosus communis sind die Ausflussbahnen des Herzens extrakardial miteinander verbunden.
d. Der Truncus arteriosus communis ist oft mit dem Down-Syndrom assoziiert.
e. Bei einer vorliegenden Trikuspidalklappenatresie ist die Ausprägung der zyanotischen Symptomatik proportional zur Größe des begleitenden Ventrikelseptumdefekts (VSD).

a) **Falsch.** Zwar bedarf es bei Vorliegen einer TGA einer direkten Prostaglandininfusion und gegebenenfalls eines Rashkind-Manövers, da es sich um einen raschen progredient zyanotischen Herzfehler handelt, allerdings sollte die OP bereits in den ersten zwei Lebenswochen erfolgen.
b) **Richtig.** Bei einer TAPVC vom infrakardialen Typ münden die Lungenvenen infradiaphragmal in die Lebervenen oder in die Portalvene. Daher ist der Blutfluss im Rahmen einer Obstruktion immer gestört, wodurch es zu Stauung mit Lungenödem, pulmonalarterieller Hypertonie und Hypoxämie kommt.
c) **Falsch.** Der Truncus arteriosus communis verbindet zwar die Ausflussbahnen des Herzens, dies allerdings intrakardial. Er entspringt oberhalb eines großen VSD und besitzt nur eine Herzklappe (Truncusklappe), die aus 1–5 Taschen besteht.
d) **Falsch.** Oft ist der Truncus arteriosus communis mit dem Mikrodeletionssyndrom 22q11 assoziiert, während man bei der Trisomie 21 (Down-Syndrom) häufiger ein AVSD, ASD oder VSD findet.

e) **Falsch.** Da die Lungendurchblutung abhängig von Shuntverbindungen ist, ist das Gegenteil der Fall: Je größer der VSD, desto geringer ausgeprägt ist die zyanotische Symptomatik. Bei Atresie mit zusätzlichem großen VSD und Transposition (Typ-2c-Fehlbildung) kann es sogar zur Lungenüberflutung kommen. Betroffene werden verspätet symptomatisch durch eine Herzinsuffizienz auffällig.

---

**Frage 219**

Welche der folgenden ist die Methode der Wahl in der Behandlung eines hypoplastischen Linksherzsyndroms (HLHS)?

a. Ross-Operation
b. Arterielle Switch-Technik
c. Fontan-Operation
d. Herztransplantation
e. Pulmonale Valvuloplastie

---

**Antworten**

a) **Falsch.** Die Ross-Operation stellt eine Methode in der Behandlung der (angeborenen) Aortenklappenstenose dar. Die Aortenklappe wird entfernt und durch die körpereigene Pulmonalklappe ersetzt, anstelle der ein Homograft eingesetzt wird.

b) **Falsch.** Die arterielle Switch-Technik wird bei einer Transposition der großen Arterien angewandt. Kranial der Taschenklappen werden Aorta und Truncus pulmonalis abgesetzt und vertauscht wieder angenäht. Wichtig ist ein zusätzlicher Koronartransfer.

c) **Richtig.** Die Fontan-Operation stellt die Methode der Wahl, wenn auch palliativ, zur Versorgung von univentrikulären Herzen dar. Im Endergebnis wird das Blut direkt aus den Vv. cavae in die Aa. pulmonales geleitet und die Aorta vom intakten (hier rechten) Ventrikel gespeist. Heutzutage geschieht dies in der Regel dreizeitig (bestehend aus Norwood I, Glenn und totaler kavo-pulmonale Konnektion).

d) **Falsch.** Eine Herztransplantation wäre in der Theorie natürlich möglich, wird aber nur selten aufgrund des limitierten Angebots durchgeführt.

e) **Falsch.** Eine pulmonale Valvuloplastie bezieht sich auf die Aufweitung oder Reparatur der Pulmonalklappe und wird in anderen Fällen von Herzfehlbildungen angewendet, wie z. B. bei einer Pulmonalstenose.

---

**Frage 220**

Welche Aussage zur infektiösen Endokarditis trifft am ehesten zu?

    a. Bei der Endocarditis lenta stehen eher Erreger wie *Streptococcus viridans* im Vordergrund.

    b. Um die Wahrscheinlichkeit des Erregernachweises zu potenzieren, sollten mindestens drei separate Blutkulturpaare nach Fieberanstieg beimpft werden.

    c. Bei negativen Blutkulturen sollte besonders eine systemische Pilzinfektion in Betracht gezogen werden, auch wenn keine Immunsuppression besteht.

    d. Im Verlauf können Osler-Knötchen, welche schmerzlose knotige Einblutungen sind, als Zeichen von Mikroembolien der Haut auftreten.

    e. Um Resistenzen vorzubeugen, sollte die hoch dosierte Kombinationsantibiose stets erst nach positivem Blutkulturbefund und Antibiogramm eingeleitet werden.

---

**Antworten**

a) **Richtig.** *Streptococcus viridans* wäre ein typischer Erreger einer Endokarditis lenta, was sich eher in rezidivierenden leichten Fieberschüben und unspezifischen Allgemeinsymptomen zeigt.

b) **Falsch.** Da es sich um eine kontinuierliche Bakteriämie handelt, sollte nicht auf einen Fieberanstieg gewartet werden. Falls nur eine der (mindestens) drei seperaten Blutkulturen positiv ausfällt, sollte eine Kontamination vermutet werden.

c) **Falsch.** Die Blutkulturen fallen bei circa 10 % der infektiösen Endokarditiden negativ aus. Die häufigste Ursache dafür ist eine vorausgegangene antimikrobielle Therapie oder seltene Erreger (z. B. *Brucella* spp., *Coxiella burnetii*, *Mycoplasma* spp. usw.). Die längere Inkubationszeit zur Detektion von Erregern der HACEK-Gruppe sollte ebenfalls beachtet werden. Mykotische Endokarditiden sind sehr selten und treten eher bei Immunsuppression auf.

d) **Falsch.** Osler-Knötchen sind schmerzhaft, während Janeway-Läsionen schmerzlos sind. Beide stellen Mikroembolien der Haut dar. Es kann zudem zur Beteiligung von ZNS, Niere, Milz und Augen kommen.

e) **Falsch.** Bei akuten septischen Formen sollte die hoch dosierte bakterizide Therapie bereits direkt nach Abnahme der Blutkulturen initiiert werden (kalkuliert/empirisch).

## Frage 221

Welche Aussage zur Endokarditisprophylaxe trifft laut S2k-Leitlinie am ehesten zu?

a. Bei Risikopatient*innen sollte auch im Rahmen viraler Infektionen zum Schutz vor Superinfektionen eine antibakterielle Therapie eingeleitet werden.

b. Patient*innen mit zyanotischem Herzfehler sollten vor einer diagnostischen Bronchoskopie eine Antibiotika-Prophylaxe erhalten.

c. Risikopatient*innen sollten vor zahnärztlichen Eingriffen Ampicillin oral einnehmen.

d. Die Applikation der Prophylaxe sollte 90–120 min vor dem Eingriff erfolgen.

e. Clindamycin stellt das Mittel der Wahl bei vorangegangener Anaphylaxie, Angioödem oder Urtikaria nach Penicillin-/Ampicillineinnahme dar.

## Antworten

a) **Falsch.** Eine antibakterielle Therapie ist hier nicht indiziert.

b) **Falsch.** Eine Antibiotikaprophylaxe wird nur noch bei zahnärztlichen Eingriffen mit Bakteriämiegefahr (Manipulation an der Gingiva, der periapikalen Zahnregion oder mit Perforation der oralen Mukose), Tonsillektomien, Adenotomien und Biopsien am Respirationstrakt empfohlen.

c) **Falsch.** Ampicillin sollte nicht p.o. verabreicht werden, da aufgrund der Bioverfügbarkeit eine Wirksamkeit nur bei intravenöser Gabe zu erwarten ist. Für die orale Einnahme ist hier Amoxicillin geeignet.

d) **Falsch.** Um einen möglichst adäquaten Spiegel zum Zeitpunkt des ersten Schnittes bei OP-Beginn zu erzielen, soll die perioperative Prophylaxe 30–60 min vor dem Eingriff verabreicht werden.

e) **Richtig.** Clindamycin ist die Alternative der Wahl bei gesicherter Penicillin-Allergie.

**Frage 222**

Welche Aussage zu Myokarditiden und Kardiomyopathien im Kindesalter trifft **nicht** zu?

a. Die häufigste Kardiomyopathie im Kindesalter ist die dilatative Kardiomyopathie.

b. Eine Ursache einer Kardiomyopathie kann eine Chemotherapie sein.

c. Die Erstdiagnose einer Kardiomyopathie ist häufig durch akute Dekompensation bedingt.

d. Myokarditiden verursachen in der Regel eine progrediente Herzinsuffizienz-Symptomatik.

e. Akute Myokarditiden zeigen häufig Herzrhythmusstörungen und EKG-Veränderungen.

**Antworten**

a) Die zweithäufigste Kardiomyopathie ist die hypertrophe Kardiomyopathie.

b) Eine toxisch bedingte Myokarditis, z. B. nach Chemotherapie, wird zu den primären Kardiomyopathien gezählt, im Gegensatz zu den sekundären, die im Rahmen von Systemerkrankungen gesehen werden (Stoffwechsel, neurologisch).

c) Die Kardiomyopathie wird häufig erst klinisch auffällig, wenn der/die Betroffene im Rahmen einer Infektion dekompensiert.

d) Myokarditiden heilen oft klinisch folgenlos aus. Demgegenüber verläuft die Kardiomyopathie in circa 30 % rasch progredient und ist der häufigste Grund für die Listung zur Herztransplantation im Kindesalter.

e) Es finden sich oft Herzrhythmusstörungen, Thoraxschmerzen und ST-Strecken-Veränderungen im EKG.

Die gesuchte Lösung ist somit Antwort **d**.

**Frage 223–224**

In der Notfallambulanz wird Ihnen ein 3-jähriger Junge in reduziertem Allgemeinzustand und normosomem Ernährungszustand vorgestellt. Im EKG ist eine supraventrikuläre Tachykardie (SVT) ersichtlich.

**Frage 223**

Wie sollten Sie zunächst vorgehen?

a. Adenosin-Gabe
b. Elektrische Kardioversion
c. Defibrillation
d. Amiodaron-Kurzinfusion
e. Flecainid-Gabe

**Antworten**

a) **Richtig.** Jede SVT sollte zunächst medikamentös mit Adenosin kardiovertiert werden. Das Mittel sollte über eine herznahe Vene in „Push-and-flush-Technik" unter Defi-Bereitschaft verabreicht werden. Der dadurch induzierte vorübergehende AV-Block beendet Reentry-Tachykardien und demaskiert andere Ursachen. Vagale Manöver (z. B. mit Eiswasser) können auch hilfreich sein.

b) **Falsch.** Zunächst sollte medikamentös kardiovertiert werden. Sollte sich daraufhin ein Vorhof- oder Kammerflattern zeigen, ist eine elektrische Kardioversion mit 0,5–2 J/kgKG unter Analgosedierung indiziert.

c) **Falsch.** Eine Defibrillation ist erst bei bestehendem Kammerflimmern indiziert.

d) **Falsch.** Amiodaron sollte aufgrund des negativ-ionotropen Effekts erst bei rezidivierten SVTs verabreicht werden.

e) **Falsch.** Die Gabe eines antiarrhythmischen Medikaments der Klasse Ic wie z. B. Flecainid gehört zur Dauertherapie, nicht jedoch zum akuten Management einer SVT.

**Frage 224**

Anschließend leiten Sie im EKG das Bild eines Kammerflimmerns ab, weshalb Sie die Indikation zur Defibrillation gegeben sehen. Welche Aussage trifft **am wenigsten** zu?

a. Für eine Kardioversion werden in der Regel 0,5–2 J/kgKG verwendet.
b. Der Junge sollte nun mit ca. 20–50 J defibrilliert werden.
c. Ein neonatales Vorhofflattern sollte unmittelbar defibrilliert werden.

d. Bei einem SVT-Rezidiv kann eine Amiodaron-Kurzinfusion erfolgen.

e. Bei einem Wolff-Parkson-White-Syndrom kann eine verkürzte PQ-Zeit mit Delta-Welle vorliegen.

## Antworten

a) Die elektrische Kardioversion, die im Falle einer misslungenen medikamentösen Kardioversion folgt, sollte EKG-synchronisiert und unter Analgosedierung erfolgen.

b) Ein 3-jähriger Junge hat ein Durchschnittsgewicht von 14,5 kg. Bei einer Applikation von 1–4 J/kgKG ist diese Spanne angemessen.

c) Beim neonatalen Vorhofflattern wird analog zur SVT vorgegangen.

d) In der Akuttherapie eines Rezidivs kann unter Beachtung der negativen Inotropie eine Amiodaron-Kurzinfusion, ggf. wiederholt, verabreicht werden.

e) Die Schmalkomplextachkardie im Anfall kann >200 Schläge pro Minute zählen.

Die gesuchte Lösung ist somit Antwort **c**.

## Frage 225

Welche Aussage zur langfristigen Therapie von paroxysmalen supraventrikulären Tachykardien trifft am ehesten zu?

a. Da es sich beim Wolff-Parkinson-White-Syndrom (WPW) um eine AV-nodale-Reentry-Tachykardie handelt, ist eine Katheterablation selten nötig.

b. Sollte ein Vorhofflattern bereits neonatal persistieren, ist in der Regel eine medikamentöse Dauertherapie vonnöten.

c. In der medikamentösen Dauertherapie werden Klasse-Ic-Antiarrhythmika, wie zum Beispiel Propafenon oder Flecainid, bevorzugt eingesetzt.

d. Vor dem Jugendlichenalter sind dauerhafte Schäden oder Todesfälle auch bei herzgesunden Kindern häufig.

e. Bei paroxysmalen supraventrikulären Tachykardien ist eine regelmäßige Einnahme von Aspirin als langfristige Therapie empfohlen.

a) **Falsch.** Beim WPW-Syndrom liegt eine akzessorische Leitungsbahn (Kent-Bündel) vor. Die elektrische Katheterablation sollte vor dem Pubertätsende erfolgen, da die Gefahr für die Entwicklung von Vorhofflattern/-flimmern besteht. Es sollte nicht mit der AVNRT verwechselt werden, bei der die Gefahr der schnellen Überleitung in der Tat gering ist, weshalb die Indikation zur Ablation elektiv gestellt werden kann (nach Rezidivhäufigkeit).

b) **Falsch.** Neonatales Vorhofflattern kann zumeist durch Kardioversion beendet und dauerhaft geheilt werden. Eine dauerhafte Therapie ist nicht nötig.

c) **Richtig.** Es handelt sich um Natriumkanalblocker. Seltener werden β-Blocker oder Kaliumkanal-Blocker (Klasse III: Amiodaron, Sotalol) eingesetzt.

d) **Falsch.** Dauerhafte Schäden oder Todesfälle sind sehr selten und treten eher ab dem Jugendlichenalter auf.

e) **Falsch.** Aspirin (Acetylsalicylsäure) wird bei paroxysmalen supraventrikulären Tachykardien nicht als langfristige Therapieoption eingesetzt.

Frage 226
Welche Aussage zum Long-QT-Syndrom trifft **nicht** zu?

a. Es liegt eine genetische oder sekundäre Störung der Repolarisation vor.
b. Betroffene werden in der Regel erst durch Synkopen auffällig.
c. Torsade-de-Pointes-Tachykardien sind gefürchtete Komplikationen.
d. Therapie der ersten Wahl ist die ICD-Implantation.
e. Bekannte Trigger sollten vermieden werden.

a) Das Long-QT-Syndrom kann durch eine angeborene Ionenkanal-Mutation oder sekundär, zumeist medikamenteninduziert, entstehen. (Weitere) QT-Zeit-verlängernde Medikamente und Elektrolytentgleisungen sollten möglichst vermieden werden.

b) Ansonsten sind Betroffene zumeist symptomlos, was die Diagnose erschwert und verzögert. Die Familienanamnese spielt daher eine große Rolle.

c) Es handelt sich um eine paroxysmale ventrikuläre Tachykardie mit wandernder Komplexausrichtung um die Null-Linie. Da sie leicht in ein Kammerflimmern übergehen kann, ist sie lebensbedrohlich.

d) Die Therapie der ersten Wahl sind β-Blocker. ICDs sollten nur bei Hochrisiko-Patient*innen implantiert werden. Bei medikamenteninduzierten Formen kann ein Absetzen zur Verbesserung führen.

e) Zu häufigen Triggern gehören bestimmte Medikamente, körperliche Anstrengung oder psychoemotionaler Stress.

Die gesuchte Lösung ist somit Antwort **d**.

## Frage 227

Welche Aussage zu bradykarden Herzrhythmusstörungen trifft am ehesten zu?

a. Ein subklinischer maternaler Lupus erythematodes ist oft Auslöser eines kongenitalen AV-Blocks.

b. Ein durch einen Herzfehler bedingter AV-Block hat nach entsprechender operativer Versorgung eine günstige Prognose.

c. Bei der Fontan-Operation ist das Risiko für einen erworbenen AV-Block besonders hoch.

d. Bradykardien im Kindesalter sind in der Mehrzahl primär und nur selten sekundär bedingt.

e. Bradykardien im Kindesalter sind meist harmlos und selbstlimitierend.

## Antworten

a) **Richtig.** Die maternalen SS-A-/SS-B-Antikörper eines bestehenden Lupus erythematodes können intrauterin das fetale Reizleitungssystem zerstören. Es kommt demzufolge zum langsamen Kammerersatzrhythmus.

b) **Falsch.** Diese haben meist eine sehr ungünstige Prognose. Generell sollten Rhythmusstörungen bei herzkranken Kindern engmaschig von Expert*innen betreut werden.

c) **Falsch.** Die Gefahr für die Entwicklung eines AV-Blocks ist besonders bei Operationen am Ventrikelseptum (oder atrialen Septum), aufgrund der anatomischen Nähe zum AV-Knoten, gegeben. Eine Fontan-Operation kann eher eine Sinusbradykardie aufgrund des nahe der Einmündung der V. cava superior gelegenen Sinusknotens verursachen.

d) **Falsch.** Primäre Bradykardien im Kindesalter sind sehr selten, weshalb stets eine weitere Abklärung erforderlich ist. Mögliche sekundäre Ursachen sind Anorexie, Unterkühlung, Apnoen, Elektrolytentgleisungen, Intoxikationen, Hypothyreose usw.

e) **Falsch.** Es sollte stets Ursachenforschung betrieben werden. Plötzliche Bradykardien können zu Synkopen und selten auch zum plötzlichen Herztod führen, daher kann nicht per se davon ausgegangen werden, dass Bradykardien im Kindesalter harmlos sind.

# Gastroenterologie/Hepatologie

13

---

**Frage 228**

Welche Aussage zu Erkrankungen der Mundschleimhaut trifft am ehesten zu?

a. Ein metallischer Geschmack ist typisch für Infektionen der Mundschleimhaut.

b. Typische Papeln eines Lichen planus haben ein erhöhtes Entartungsrisiko.

c. Bei rezidivierender Stomatitis aphthosa ist eine systemische immunsuppressive Therapie indiziert.

d. Infektionen der Mundschleimhaut werden zumeist von Bakterien verursacht.

e. Typischerweise kommt es bei der Colitis ulcerosa häufiger zum Befall der Mundschleimhaut als bei Morbus Crohn.

---

**Antworten**

---

a) **Falsch.** Ein metallischer Geschmack tritt charakteristischerweise bei der ulzerierenden Gingivitis auf. Dies ist eine schwere Form der Gingivitis, welche besonders bei unterernährten oder immundefizienten Kindern vorkommt. Eine akute Gingivitis entsteht in der Regel durch mangelnde Mundhygiene.

b) **Richtig.** Typische Veränderungen des Lichen planus an Schleimhäuten stellen eine Präkanzerose dar. Es sind zwar zumeist erwachsene Frauen betroffen, die Veränderungen können allerdings auch schon im Kindesalter manifest werden.

c) **Falsch.** Die Therapie besteht in der Regel aus Chlorhexidin, einem Antiseptikum mit unspezifischer antimikrobieller Wirkung, und Analgesie. In seltenen Fällen können topische Steroide eingesetzt werden. Eine Immunsuppression ist nicht indiziert.

d) **Falsch.** Ursächlich sind zumeist Viren (HSV, VZV, Coxsackie, EBV, CMV usw.). Bakterielle Infektionen sind selten, bei Immundefekten kann es zur mukokutanen Candidiasis kommen.

e) **Falsch.** Charakteristisch für den Morbus Crohn ist ein möglicher Befall von der Mundschleimhaut bis zum Anus, wohingegen bei der Colitis ulcerosa im Vordergrund der Befall des Dickdarms steht (Ausnahmen, z. B. Backwash-Ileitis, Befall des Magens).

---

### Frage 229

Welche Aussage zu Speicheldrüsen-Erkrankungen trifft **nicht** zu?

a. Komplikationen einer Mumpsvirus-Infektion sind Orchitis, Pankreatitis oder Enzephalitis.

b. Auch eine asymptomatische Mumpsvirus-Infektion kann via Tröpfcheninfektion übertragen werden.

c. Eine akute Sialadenitis wird symptomatisch, zum Beispiel durch Kaugummikauen, und analgetisch behandelt.

d. Eine Sialadenitis kann eine Manifestation einer HIV-Infektion sein.

e. Bei Xerostomie im Kindesalter sollte eine Speicheldrüsenagenesie ausgeschlossen werden.

---

### Antworten

a) Das Virus tritt in der Regel über den Nasen-Rachen-Raum ein und kann sich sekundär ausbreiten. Besonders in der Pubertät ist die Entstehung einer Mumps-Orchitis nicht selten (bis zu 30 %), weshalb bei einer schmerzhaften Hodenschwellung an diese Differenzialdiagnose gedacht werden sollte. Ein ZNS-Befall ist eher selten. Sollte es zu einer der Komplikationen kommen, ist eine Steroidtherapie vonnöten.

b) Circa 50 % der Infektionen verbleiben asymptomatisch, sind aber trotzdem kontagiös.

c) Bei einer akuten Sialadenitis liegt in der Regel eine bakterielle Infektion vor (insb. Staphylokokken), was eine antibiotische Therapie nötig macht. Eingesetzt werden Cephalosporine oder Clindamycin. Die symptomatische Therapie sollte begleitend durchgeführt werden, um den Speichelfluss anzuregen.

d) Bei einer unklaren Sialadenitis sollte differenzialdiagnostisch unter Berücksichtigung von Alter und Exposition auch an eine HIV-Infektion gedacht werden.

e) Generell ist eine Xerostomie im Kindesalter selten.

Die gesuchte Lösung ist somit Antwort c.

## Frage 230–231
Ein Neugeborenes speichelt vermehrt, bei der ersten Fütterung kommt es zu starken Hustenanfällen, Würgen und Zyanose. Da sich keine Magensonde legen lässt, veranlassen sie die Durchführung einer Röntgenaufnahme.

### Frage 230
Was ist die wahrscheinlichste Diagnose?

a. Achalasie des Ösophagus
b. Mekoniumaspirationssyndrom
c. Gestörter Schluckreflex
d. Choanalatresie
e. Ösophagusatresie

### Antworten

a) **Falsch.** Bei einer Achalasie relaxiert der untere Ösophagussphinkter beim Schluckakt nicht adäquat. Es kommt zu Dysphagie, Regurgitation und Gewichtsverlust. Allerdings setzen die Symptome erst schleichend im Schulalter ein, weil es sich um eine Degeneration der Nervenganglien handelt.

b) **Falsch.** Beim Mekoniumaspirationssyndrom würde man bei einem Neugeborenen ein schweres Atemnotsyndrom erwarten, das oft mit dickgrünem Fruchtwasser bzw. Mekonium verschmiert ist, welches man auch im Rachen bzw. bei der laryngoskopischen Einstellung am Kehlkopf sehen könnte.

c) **Falsch.** Da sich keine Magensonde legen lässt, ist eher eine anatomische Fehlbildung zu vermuten.

d) **Falsch.** Bei einer Choanalatresie kommt es durch Verschluss der hinteren Nasenhöhlenöffnung zur behinderten Nasenatmung. Neugeborene fallen durch Zyanoseanfälle auf, die sich allerdings durch das Schreien verbessern (Mundatmung).

e) **Richtig.** Hier lässt sich eine Ösophagusatresie vermuten. Bei bereits bestehendem Verdacht wäre ein Fütterungsversuch kontraindiziert. Bei circa 50 % liegen weitere Fehlbildungen vor, zum Beispiel das VACTERL-Syndrom.

---

**Frage 231**

In der Röntgenaufnahme fällt eine fehlende Gasfüllung des Magens auf. Welche Form nach Vogt liegt am ehesten vor?

a. Vogt I
b. Vogt II
c. Vogt IIIa
d. Vogt IIIb
e. Vogt IV

---

**Antworten**

a) **Falsch.** Bei einer Ösophagusatresie Vogt I fehlt die Speiseröhre komplett (Aplasie). Der Röntgenbefund ließe sich damit vereinbaren. Durch die geschilderte Symptomatik lässt sich allerdings eine andere Form vermuten.

b) **Falsch.** Bei Vogt II liegt eine Unterbrechung der Speiseröhre ohne Verbindung zur Trachea vor. Dies ließe sich durch das alleinige Röntgenbild vermuten, die Symptomatik macht allerdings eine andere Form wahrscheinlicher.

c) **Richtig.** Bei einer Ösophagusatresie Vogt IIIa ist der Ösophagus ebenfalls unterbrochen, der obere Blindsack ist allerdings mit der Trachea verbunden. Da es nach Nahrungsaufnahme zu Husten/Würgen/Zyanose kommt, ist diese Form am wahrscheinlichsten. Insgesamt tritt sie allerdings selten auf.

d) **Falsch.** Bei Vogt IIIb hat der unter Blindsack eine Verbindung zur Trachea. Es entsteht eher ein stark luftgefülltes Abdomen. Diese Form der Ösophagusatresie liegt in circa 85 % der Fälle vor.

e) **Falsch.** Bei Vogt IV liegt die sogenannte H-Fistel vor, d. h. der Ösophagus ist durchgängig mit Verbindung zur Trachea.

## Frage 232

Welche Aussage zum gastroösophagealen Reflux (GER) trifft am ehesten zu?

a. Ein gastroösophagealer Reflux hat stets einen Krankheitswert.
b. Schädigungen der Schleimhaut entstehen erst im Erwachsenenalter.
c. Ist eine Hiatushernie ursächlich, liegt ein Sandifer-Syndrom vor.
d. Eine pH-Metrie weist saure und nichtsaure Refluxepisoden nach.
e. Es sollte zunächst eine kuhmilchfreie Ernährung eingehalten werden.

## Antworten

a) **Falsch.** Bei Neugeborenen und Säuglingen ist ein GER zunächst sogar physiologisch. Zudem liegt eine GER-Erkrankung erst vor, wenn diese zu Schädigungen der Schleimhaut führt.

b) **Falsch.** Durch rezidivierende oder lange andauernde GER-Episoden können die typischen Veränderungen der Schleimhaut bereits im frühen Kindesalter entstehen. Eine seltene Komplikation stellt der Barrett-Ösophagus, eine präkanzerogene Metaplasie der Schleimhaut, dar.

c) **Falsch.** Das Sandifer-Syndrom beschreibt eine paroxysmale dystone Bewegungsstörung bei gleichzeitigem Vorliegen eines GER, manchmal auch bei Hiatushernien. Es kommt zur charakteristischen Überstreckung des Kopfes und Krümmung des Rückens nach Nahrungsaufnahme. Der Mechanismus ist unklar, es wird ein schmerzbedingter Reflex diskutiert. Neurologisch sind die Betroffenen unauffällig und die Bewegungsstörung sistiert in der Regel bei erfolgreicher Behandlung des GER.

d) **Falsch.** Mittels einer pH-Metrie lassen sich saure, mittels Impedanzmessung saure und nichtsaure Refluxepisoden nachweisen.

e) **Richtig.** Nicht selten liegt bei betroffenen Neugeborenen/Säuglingen eine Kuhmilchallergie vor, weshalb zunächst ein Auslassversuch unternommen werden sollte. Protonenpumpeninhibitoren sollten erst nach umfassender Diagnostik (Endoskopie mit Stufenbiopsie, pH-Metrie, Impedanzmessung, Röntgenkontrastuntersuchung usw.) eingesetzt werden. Ultima ratio bei Therapierefraktärität ist die chirurgische Therapie (Fundoplikatio).

## Frage 233

Mit welcher diagnostischen Methode lässt sich eine Refluxösophagitis am besten von einer eosinophilen Ösophagitis unterscheiden?

a. Ösophagogastroduodenoskopie mit Biopsien
b. pH-Metrie
c. Prick-Test und Bestimmung des Gesamt-IgE im Serum
d. Differenzialblutbild
e. Videokapselendoskopie

## Antworten

a) **Richtig.** Bei Erwachsenen kann zunächst ein Therapieversuch mit Protonenpumpeninhibitoren gestartet werden. Besonders bei Kindern gilt die ÖGD mit Biopsien jedoch als Goldstandard in der Diagnostik. Bei der eosinophilen Ösophagitis zeigen sich in der Endoskopie frühzeitig Längsfurchen. In späteren Stadien gilt ein sogenannter Baumringaspekt (ringförmige Schleimhautdefekte) als typisch. Die Diagnose ist gesichert, sobald mehr als 15 eosinophile Granulozyten im Biopsat nachweisbar sind. Eine Therapie mit Budesonid wäre indiziert.

b) **Falsch.** Hier lässt sich zwar ein saurer Reflux nachweisen, eine Aussage über die eosinophile Ösophagitis lässt sich allerdings nicht treffen.

c) **Falsch.** Dies sind Bestandteile der Allergiediagnostik, die hier keinen Erfolg versprechen. Die genaue Pathogenese der eosinophilen Ösophagitis ist unklar.

d) **Falsch.** Beim eosinophilen Asthma lässt sich tatsächlich eine Eosinophilie nachweisen und ist wichtig für die Indikation zur Anti-IL-5-Therapie. Bei der eosinophilen Ösophagitis infiltrieren eosinophile Granulozyten zwar verstärkt das Gewebe, im Blut sind sie allerdings nicht vermehrt nachweisbar.

e) **Falsch.** Die Videokapselendoskopie wird zur Darstellung des Dünndarms, der per ÖGD und Ileokoloskopie nur zu einem kleinen Teil eingesehen werden kann, genutzt. Der Nachteil ist, dass keine Biopsien entnommen werden können. Mittels ÖGD kann der obere GI-Trakt wesentlich besser beurteilt werden.

## Frage 234

In Ihrer Notaufnahme stellen sich besorgte Eltern mit ihrer kleinen Tochter vor, die innerhalb der letzten 2 h Putzmittel getrunken habe und seitdem stärkste

Schmerzen, Speichelfluss und Erbrechen zeige. Sie vermuten eine Ösophagus-verätzung. Welche der folgenden Maßnahmen ist **am wenigsten** indiziert?

a. Intensivmedizinische Überwachung
b. Gabe eines Protonenpumpeninhibitors
c. Parenterale Ernährung
d. Sofortige endoskopische Abklärung
e. Einlegen einer Platzhaltersonde

a) Eine genaue Überwachung ist erforderlich.
b) Der Protonenpumpeninhibitor sollte weiteren sauren Reflux verhindern.
c) Eine frühe Wiederaufnahme der enteralen Ernährung ist indiziert, jedoch sollte die Mukosa Zeit für die Abheilung erhalten und vorübergehend eine parenterale Ernährung eingesetzt werden.
d) Eine Endoskopie sollte nicht zu früh durchgeführt werden, da das wahre Ausmaß der Läsionen ggf. noch nicht sicher beurteilbar ist. Innerhalb von 12–24 h bis spätestens 36 h nach dem Ereignis sollte die Endoskopie unter vorsichtigem Vorschub und geringer Luftinsufflation durchgeführt werden.
e) Bei schweren Verätzungen durch Laugen kann durch das Einlegen von einer Platzhaltersonde die Entstehung von Brücken durch das Granulations-gewebe verhindert werden.

Die gesuchte Lösung ist somit Antwort **d**.

### Frage 235

Ein 20 Tage altes männliches Neugeborenes wird mit schwallartigem Erbrechen vorgestellt. Das Kind wirkt hungrig und fordert immer wieder die Nahrung ein. Welche Untersuchung ist zur Diagnosestellung am sinnvollsten?

a. Blutgasanalyse
b. Blutkultur
c. Laktatbestimmung
d. Ammoniak-Bestimmung
e. Wiederholung des Neugeborenen-Screenings

a) **Richtig.** Die Verdachtsdiagnose lautet hypertrophe Pylorusstenose. Eine hypochlorämische, hypokaliämische Alkalose mit positivem Base-Exzess in der Blutgasanalyse festigt die Annahme. Gesichert wird die Diagnose sonografisch (verdickter Pylorusmuskel, frustrane Magenperistaltik, Schnabelzeichen), oft lässt sich der verdickte Pylorus sogar palpieren.
b) **Falsch.** Eine systemische Infektion ist hier nicht wahrscheinlich.
c) **Falsch.** Laktatwerte sind zum Beispiel bei Hypoxie, Minderperfusion von Geweben, Verbrennungen, Stoffwechselstörungen oder nach schwerer Muskelarbeit erhöht.
d) **Falsch.** Ein erhöhtes Plasmaammoniak findet sich zum Beispiel bei Leberinsuffizienz oder hepatischer Enzephalopathie.
e) **Falsch.** Auch wenn Erbrechen ein Symptom von Stoffwechselerkrankungen sein kann, spricht die Symptomkonstellation hier, insbesondere mit gierighungrigem Kind, eher für eine hypertrophe Pylorusstenose.

## Frage 236

Der 6-jährige Max wird Ihnen vorgestellt. Seit mehreren Tagen habe er andauernd Durchfall und Erbrechen. Heute Morgen bemerkten die Eltern erstmalig rotes Blut im Erbrochenen, seitdem trete es jedes Mal auf. Auf Nachfrage hin berichtet Max von leichten Schmerzen im linken Oberbauch. Was liegt am ehesten vor?

a. Boerhaave-Syndrom
b. Colitis ulcerosa
c. Mallory-Weiss-Syndrom
d. Ulcus duodeni
e. Peutz-Jeghers-Syndrom

a) **Falsch.** Ein Boerhaave-Syndrom beschreibt eine Ruptur aller Wandschichten des Ösophagus, zumeist durch stärkstes rezidivierendes Erbrechen (Barotrauma). Die Symptomatik wäre allerdings weitaus ausgeprägter. Es käme zum akuten thorakalen Schmerz („retrosternaler Vernichtungsschmerz"), explosionsartigem Erbrechen und im Verlauf auch zum Mediastinalemphysem.

b) **Falsch.** Bei Colitis ulcerosa kann es durch eine untere gastrointestinale Blutung zu blutigen Durchfällen kommen.

c) **Richtig.** Max leidet vermutlich an einer Gastroenteritis, die durch das starke Erbrechen kleine Einrisse in der Ösophagusschleimhaut verursacht hat. Zumeist heilen diese spontan ab.

d) **Falsch.** Ein Ulcus duodeni ist in Max Alter sehr untypisch. Oft verläuft es asymptomatisch, eventuell kommt es zum Nüchternschmerz im Oberbauch, Völlegefühl, Übelkeit und Erbrechen. Generell verfärbt sich Blut in Kontakt mit Magensaft schwarz („Kaffeesatzerbrechen"), was für die Blutungsdiagnostik des Gastrointestinaltrakts hilfreich ist.

e) **Falsch.** Hierbei handelt es sich um eine hamartöse Polyposis, die häufig zu peranalem Blutabgang führt.

## Frage 237

Welche Aussage zu Pathologien des Magens trifft am ehesten zu?

a. Kommt es innerhalb weniger Stunden postnatal zu nicht galligem Erbrechen, liegt wahrscheinlich eine hypertrophe Pylorusstenose vor.

b. Eine beschleunigte Magenentleerung verursacht im oralen Glukosetoleranztest pathologische Werte.

c. Ein Magenvolvulus entsteht in der Regel spontan in Form eines Traumas bei zu wildem Spielen der Kinder.

d. Im Kindesalter ist eine Eradikationstherapie auch bei gastraler Helicobacter-pylori-Besiedlung indiziert.

e. Im Kindesalter sind Magenpolypen häufig und meistens gutartig.

## Antworten

a) **Falsch.** Eine hypertrophe Pylorusstenose wird zumeist erst ab der 3.–6. Lebenswoche symptomatisch. Hier wäre eine Magenausgangsstenose, zum Beispiel durch ein Pancreas anulare, wahrscheinlicher.

b) **Richtig.** Eine beschleunigte Magenentleerung führt zu Hypoglykämie und somit auch zu pathologischen Werten im oralen Glukosetoleranztest. Betroffene sollten häufige kleine Mahlzeiten und möglichst komplexe Kohlenhydrate zu sich nehmen.

c) **Falsch.** Ein Magenvolvulus wird durch Fehlbildung der Magenaufhängung begünstigt.

d) **Falsch.** Die Eradikationstherapie ist erst bei Helicobacter-induzierten Ulzera indiziert. Sie besteht aus einem Protonenpumpeninhibitor und zwei Antibiotika.

e) **Falsch.** Weder sind Magenpolypen im Kindesalter häufig, noch wären sie dann als gutartig anzusehen. Eine Abklärung wäre notwendig, da sie auf eine übergeordnete Grunderkrankung hindeuten können, z. B. der familiären adenomatösen Polyposis, bei der die Polypen im Verlauf entarten können.

---

### Frage 238

Welche Aussage zu Pathologien des Dünndarms trifft **am wenigsten** zu?

a. Ein symptomatisches Meckel-Divertikel führt häufig zu schmerzlosem Teerstuhl.

b. Bei Malrotationen ist das Caecum zumeist im rechten Oberbauch zu finden.

c. Ein Meckel-Divertikel wird in der Magnetresonanztomografie nachgewiesen.

d. Ein normaler Abgang des Mekoniums ist auch bei Dünndarmatresie möglich.

e. Eine Duplikatur kommt am häufigsten im Bereich des terminalen Ileums vor.

---

### Antworten

a) Ein Meckel-Divertikel ist ein Überrest des Dottergangs. Häufig ist er mit ektoper Magenschleimhaut ausgekleidet, weshalb mögliches Blut durch Kontakt mit der Magensäure schwarz erscheint.

b) In der Embryonalentwicklung vollführt der Mitteldarm eine Rotation um 270° entlang der Achse der A. mesenterica superior, wodurch die typische Lage der Darmelemente zustande kommt. Bei einer Malrotation fehlt in der Regel die dritte und letzte Drehung, weshalb das Caecum im rechten Oberbauch zu liegen kommt. Klinisch kann dies asymptomatisch sein, aber auch bis hin zum Ileus kommen.

c) Ein Meckel-Divertikel ist häufig ein Zufallsbefund in der Laparoskopie. Ansonsten wird er über eine Na-99mTc-Pertechnetat-Szintigraphie nachgewiesen, da dies sich in der Magenmukosa, also auch in ektopem Gewebe, ansiedelt.

d) Häufig ist der Mekoniumabgang verspätet, er ist aber in der Regel möglich. Es kommt zu galligem Erbrechen.

e) Duplikaturen sind mit 1:20.000 eine seltene Fehlbildung, und die entsprechende Klinik hängt neben der Lokalisation auch vom Ausmaß der Einengung ab.

Die gesuchte Lösung ist somit Antwort c.

## Frage 239

Die 13-jährige Mia leidet seit längerem unter abdominellen Beschwerden, Stuhlveränderungen, Antriebs- und Appetitlosigkeit. Sie vermuten eine Zöliakie. Welche Aussage zum weiteren, nun indizierten Vorgehen trifft zu?

a. Sie raten ihr für die Besserung der Symptomatik eine glutenfreie Diät und vereinbaren einen Termin zur weiteren Abklärung.
b. Bei Besserung unter glutenfreier Diät sollte eine Duodenalbiopsie zur Diagnosesicherung erfolgen.
c. Sie führen eine Serologie mit der Bestimmung von IgA-Antikörpern gegen Transglutaminase durch, sofern kein IgA-Mangel vorliegt.
d. Falls Mia unter panischer Angst vor Nadeln leidet, genügt für die anstehende Antikörperdiagnostik eine Stuhlprobe.
e. Die Antikörper sollten vorrangig aus dem Speichel bestimmt werden.

## Antworten

a) **Falsch.** Die weiterführende Diagnostik muss zwingend unter glutenhaltiger Ernährung durchgeführt werden. Außerdem ist ein Anraten zur glutenfreien Diät ohne durchgeführte Diagnostik obsolet.
b) **Falsch.** Eine glutenfreie Diät sollte nicht erfolgen (siehe a). Eine Ösophagogastroduodenoskopie mit Biopsieentnahme ist zwar der Goldstandard zur Diagnosestellung, sollte aber erst bei positiver Antikörperserologie durchgeführt werden.
c) **Richtig.** In der anfänglichen Diagnostik sollten lediglich Transglutaminase-IgA (tTG-IgA) und Gesamt-IgA bestimmt werden. Die Bestimmung der Antikörper gegen Endomysium oder deamidierte Gliadinpeptide sowie Transglutaminase-IgG ist nur indiziert, falls ein IgA-Mangel bei negativem tTG-IgA besteht.
d) **Falsch.** Die Antikörperdiagnostik aus Stuhlproben liefert keine hilfreichen Informationen.
e) **Falsch.** Antikörper aus dem Speichel sind keine validierte und verlässliche Diagnostik.

## Frage 240

Welches der Folgenden erhöht **am wenigsten** den Verdacht auf eine Zöliakie?

a. Nachweis einer lymphozytären Infiltration der Dünndarmmukosa
b. Vorliegen einer IgA-Nephropathie
c. Nachweis PAS-positiver Makrophagen in der Dünndarmmukosa
d. Vorliegen einer Dermatitis herpetiformis Duhring
e. Vorliegen einer Ataxie

## Antworten

a) Mikroskopische Hinweise auf das Vorliegen einer Zöliakie sind Lymphozyten (>30/100 Enterozyten), Zottenatrophie und Kryptenhyperplasie.
b) Die IgA-Nephropathie kann bei extraintestinalem Organbefall entstehen. Eine weiterführende Diagnostik sollte erfolgen.
c) Eine Makrophagen-Ansammlung entsteht nicht bei der Zöliakie. Sie könnte zum Beispiel für eine Infektion mit *Tropheryma whipplei* sprechen.
d) Die Dermatitis herpetiformis Duhring ist ein extraintestinales Symptom der Zöliakie und wird auch als kutane Form bezeichnet. Durch abgelagerte Immunkomplexe aus IgA und Transglutaminase entstehen Erytheme, Plaques und Bläschen.
e) Neurologische Manifestationen wie z. B. eine Ataxie können Ausdruck einer extraintestinalen Beteiligung im Rahmen einer Zöliakie sein.

Die gesuchte Lösung ist somit Antwort **c**.

## Frage 241

Ein Kurzdarmsyndrom entsteht häufig iatrogen und präsentiert sich klinisch unterschiedlich. Ordnen Sie die anatomischen Lokalisationen (1–4) des Darmverlusts der am ehesten passenden Klinik (A–D) zu.

| (1) Duodenum | (A) Folsäure-Mangel |
|---|---|
| (2) Jejunum | (B) Vitamin-K-Mangel |
| (3) Ileum | (C) Bakterielle Fehlbesiedlung |
| (4) Colon | (D) Eiweißmangel |

**Antwortmöglichkeiten**

a. 1B, 2A, 3C, 4D
b. 1D, 2B, 3A, 4C
c. 1D, 2C, 3A, 4B
d. 1A, 2D, 3B, 4C

## Antworten

(1) Im Duodenum wird neben Eisen, Kalzium und Phosphat auch Folsäure (A) resorbiert, weshalb es bei einem hier lokalisierten Kurzdarmsyndrom zum Mangel kommt.

(2) Im Jejunum werden Kohlenhydrate, Eiweiße (D) und Fette resorbiert, weshalb es hier zur Malabsorption käme. In gewissen Anteilen wird ebenfalls Eisen, Magnesium, Kalzium und Zink aufgenommen.

(3) Im Ileum stehen die Vitamin-B12-Aufnahme und die Rückresorption der Gallensäuren im Vordergrund. Sind hier Anteile verloren, führt der Mangel an Gallensäure zur gestörten Resorption der fettlöslichen Vitamine A, D, E und K (B).

(4) Im Vordergrund ständen hier massive Flüssigkeitsverluste, aber auch eine bakterielle Überwucherung des Dünndarms (C). Dies wäre besonders ausgeprägt bei Verlust der Ileozökalklappe.

Somit ist die gesuchte Lösung Antwort **d**.

## Frage 242

Welche Aussage zu Polypen in Kolonabschnitten trifft am ehesten zu?

a. Ein juveniler Kolonpolyp hat im späteren Verlauf ein hohes Potenzial zu entarten.
b. Erste Polypen bei familiärer adenomatöser Polyposis (FAP) treten zumeist vor dem 8. Lebensjahr auf.
c. Einige nichtsteroidale Antirheumatika (NSAR) können bei FAP eine Regression der Polypen bewirken.
d. Im Gegensatz zur FAP wird das juvenile Polyposis-Syndrom autosomal rezessiv vererbt.
e. Beim Gardner-Syndrom kommt es zu mukokutanen Hyperpigmentieren perioral und auf den Lippen.

a) **Falsch.** Juvenile Kolonpolypen sind gutartig und treten meist zwischen dem 1. und 7. Lebensjahr auf. Sie können Blut im Stuhl verursachen, was aber in der Regel schmerzlos ist. Oft lösen sich die Polypen von selbst.

b) **Falsch.** Bei der FAP entstehen die Polypen nur sehr selten vor dem 10. Lebensjahr. Zudem haben sie im weiteren Verlauf ein hohes Entartungsrisiko, weshalb sie abgetragen werden sollten.

c) **Richtig.** Celecoxib oder Sulindac können bei FAP eine Regression des Polypenwachstums bewirken. Wichtig ist allerdings, dass die Neuentstehung und Entartung davon nicht beeinflusst wird.

d) **Falsch.** Der Erbgang der FAP, des Peutz-Jeghers-Syndroms sowie des juvenilen Polyposis-Syndroms ist autosomal dominant.

e) **Falsch.** Das Gardner-Syndrom beschreibt eine Unterform der FAP, bei dem es zusätzlich zu Desmoiden, die nicht metastasieren, aber infiltrativ wachsen können, sowie zu Osteomen kommt. Die hier beschriebenen Hyperpigmentierungen im Mundbereich passen mehr zum Peutz-Jeghers-Syndrom.

### Frage 243–244

Der 8-jährige Enno leidet seit circa 4 Wochen an rechtsseitig betonten Bauchschmerzen. Beim Fußballspielen sei er zudem weniger leistungsfähig. In der körperlichen Untersuchung fallen Ihnen aphthöse Veränderungen der Mundschleimhaut und eine gerötete Schwellung perianal auf. Sie leiten eine weiterführende Diagnostik ein.

Welcher der folgenden Befunde lässt sich **am wenigsten** mit Ihrer Verdachtsdiagnose vereinbaren?

a. Erhöhte Calprotectin-Werte in der Stuhlprobe

b. Kontaktblutungen in der Ileokoloskopie

c. Diskontinuierliche Darmwandverdickung in der Sonografie

d. Transmurale Entzündung in der Histologie

e. Erniedrigtes Calcidiol

**Antwort**

a) Ihre Verdachtsdiagnose ist Morbus Crohn, welches eine chronisch-entzündliche Darmerkrankung ist. Dementsprechend sind Entzündungsparameter im Blut, aber auch im Stuhl erhöht. Calprotectin ist ein Protein aus neutrophilen Granulozyten und kann somit zur Differenzierung zu nichtentzündlichen Ursachen herangezogen werden.

b) Kontaktblutungen in der Ileokoloskopie entstehen eher durch eine vulnerable Schleimhaut bei Colitis ulcerosa. Ein ileokoloskopischer Befund bei Morbus Crohn wären z. B. längliche Ulzera („Schneckenspuren"), aphthöse Mukosadefekte („pinpoint lesions") und ein „Pflastersteinrelief" durch diskontinuierliche Entzündungen in Abwechslung mit Ulzerationen.

c) Das Befallsmuster bei Morbus Crohn ist segmental-diskontinuierlich. Die Darmwand ist durch die entzündlichen Prozesse ödematös verdickt.

d) Im Gegensatz zur Colitis ulcerosa sind bei Morbus Crohn alle Wandschichten der Darmanteile betroffen. Es finden sich Epitheloidzellgranulome.

e) Durch die Malabsorption kommt es zu einem Mangel u. a. an Vitamin D (gemessen als das im Blut überwiegend zirkulierende Calcidiol = 25(OH)-Vitamin-D)

Somit ist die gesuchte Lösung Antwort **b**.

**Frage 244**

Welche Aussage zur allgemeinen Therapie Ihrer Verdachtsdiagnose trifft am ehesten zu?

a. Die operative Therapie sollte zurückhaltend eingesetzt werden und ist der Therapie von möglichen Komplikationen vorbehalten.

b. Im akuten Krankheitsschub sollte auch bei leichter Entzündungsaktivität in den ersten Tagen eine systemische Steroidtherapie durchgeführt werden.

c. Die exklusive enterale Ernährungstherapie eignet sich besonders gut für die remissionserhaltende Therapie.

d. Für die Remissionsinduktion werden vorrangig Azathioprin oder Methotrexat eingesetzt.

e. Etanercept, ein TNF-α-Hemmer aus der Reihe der Biologika, erzielt eine gute Wirksamkeit in der Behandlung und gehört zu den Erststrang-Medikamenten in der Induktionstherapie.

a) **Richtig.** Anders als bei Colitis ulcerosa ist eine operative Heilung des Morbus Crohn nicht möglich. Daher sollte die chirurgische Therapie Komplikationen (z. B. Fisteln, Abszessen, Stenosen) vorbehalten sein und möglichst darmsparend und minimal-invasiv durchgeführt werden.

b) **Falsch.** Bei leichter Entzündungsaktivität ist im akuten Schub topisches Budesonid indiziert. Der hohe First-Pass-Effekt wird so umgangen. Die Therapie mit Mesalazin ist zwar noch weit verbreitet, wird aber aufgrund des hohen Nebenwirkungsprofils und fehlender Überlegenheit nicht mehr empfohlen.

c) **Falsch.** Die exklusive enterale Ernährungstherapie, bei der 6–8 Wochen eine ausschließliche Ernährung mittels einer Elementarkost erfolgt („Astronaut*innennahrung"), erzielt der Steroidtherapie ebenbürtige Remissionsraten, ist jedoch nicht geeignet bzw. wirksam in der langfristigen Remissionserhaltung.

d) **Falsch.** Azathioprin oder Methotrexat werden zur Remissionserhaltung eingesetzt. Bei Azathioprin ist die erhöhte Malignomrate zu berücksichtigen.

e) **Falsch.** Die TNF-α-Inhibitoren Infliximab und Adalimumab werden in der Behandlung des Morbus Crohn mit guter Wirkung in der Remissionsinduktion wie auch -erhaltung eingesetzt. Etanercept ist allerdings nicht zugelassen, da dies hier nicht gezeigt werden konnte.

Welche Aussage zu Pathologien des Pankreas trifft am ehesten zu?

a. Häufige Ursache einer akuten Pankreatitis im Kindesalter ist die chronische Pankreatitis.

b. Gemessene Serumlipase-Werte lassen auf die Schwere einer Pankreatitis schließen.

c. Kinder mit akuter Pankreatitis haben eine erhöhte Infektionsgefahr und sollten eine prophylaktische Therapie mit Imipenem erhalten.

d. Ein Pancreas divisum zeigt sich in der Bildgebung durch zwei dilatierte Ausführungsgänge, das sog. „Double-bubble-Zeichen".

e. Die mit Abstand häufigste Ursache für eine akute Pankreatitis im Kindesalter sind Gallensteine.

a) **Richtig.** Dagegen chronifiziert eine akute Pankreatitis nur selten. Eine Pankreatitis kann primär genetisch (z. B. Chymotripsinogen) oder sekundär durch Systemerkrankungen, medikamentös oder infektiös entstehen.

b) **Falsch.** Das Ausmaß einer Pankreatitis korreliert nicht mit den gemessenen Serumlipase-Werten.

c) **Falsch.** Die prophylaktische Antibiotikatherapie ist erst bei Pankreasnekrosen mit ansteigenden Entzündungsparametern indiziert. Alternativ kann Meropenem oder Cephalosporin der Gruppe 3 kombiniert mit Metronidazol eingesetzt werden.

d) **Falsch.** Problematisch wird ein Pancreas divisum erst durch rezidivierende Pankreatitiden. Die beiden Ausführungsgänge dilatieren in der Regel nicht. Das röntgenologische „Doubble-bubble-Zeichen" findet man zum Beispiel bei Einengung des Duodenums durch ein Pancreas annulare.

e) **Falsch.** Im Gegensatz zum Erwachsenenalter, wo die ethyltoxisch und Gallenstein-bedingte Pankreatitis dominieren, sind die Ätiologien im Kindesalter weit diverser, und es kann nicht sicher angegeben werden, welche Ursache die häufigste ist. Neben hereditär bedingten Ursachen einer (meist dann chronischen) Pankreatitis kann eine akute Pankreatitis im Kindesalter durch systemische Erkrankungen, Medikamente, mechanisch (Tumoren, posttraumatisch, Choledocholithiasis-begünstigt durch bestimmte Syndrome) oder infektiös ausgelöst werden.

## Frage 246

Sie holen ein Neugeborenes morgens am Wochenende aus dem Kreißsaal ab. Die Hepatitis-B-Serologie der Mutter ist noch unbekannt. Wie gehen Sie am ehesten vor?

a. Aktive und passive Immunisierung noch am selben Tag.

b. Warten auf das Serologie-Ergebnis der Mutter in 2 Tagen.

c. Aktive Immunisierung noch am selben Tag.

d. Durchführung einer eigenen Serologie beim Neugeborenen.

e. Prophylaktische Gabe von Lamivudin an das Kind.

a) **Falsch.** Eine aktive und passive Immunisierung wäre bei nachweislich in-
   fizierter Mutter indiziert.
b) **Falsch.** Bei unklarem Hepatitis-B-Status sollte innerhalb der ersten 12 h gehandelt werden.
c) **Richtig.** Ein unklarer HBs-Status der Mutter erfordert eine aktive Immunisierung innerhalb der ersten 12 h nach Geburt. Falls sich die Serologie nach-
   träglich als positiv herausstellt, sollte die passive Immunisierung in den
   nächsten 7 Tagen nachgeholt werden.
d) **Falsch.** Die Entscheidung wird anhand der mütterlichen Serologie getroffen. Jedoch soll 4–8 Wochen nach der Impfung der Impferfolg beim
   Kind überprüft werden, d. h. Anti-HBs, nebst HBs-Ag und Anti-HBc, um
   einen etwaigen Virusdurchbruch zu detektieren.
e) **Falsch.** Die prophylaktische Gabe von Lamivudin für das Kind spielt keine
   Rolle. Jedoch sollte bei hoher Viruslast der Mutter diese behandelt werden.
   Wurde die Mutter trotz hoher Viruslast nicht behandelt, ist der frühe Beginn
   der aktiv-passiven Immunisierung, d. h. innerhalb der ersten 4 h nach Geburt, sinnvoll.

---

**Frage 247**

Welche Aussage zur Virushepatitiden trifft **am wenigsten** zu?

a. Eine Hepatitis-A-Virusinfektion lässt sich mittels PCR in Stuhlproben
   nachweisen.
b. Eine Hepatitis A kann Wochen nach vermeintlicher Ausheilung zur wiederholten Cholestase führen.
c. Eine Hepatitis D kann stets nur bei vorheriger Hepatitis-B-Infektion
   entstehen.
d. Hepatitis B kann vertikal auch über Speichel und Muttermilch übertragen werden.
e. Hepatitis C kann vertikal auch über Speichel und Muttermilch übertragen werden.

a) Der Übertragungsweg des HA-Virus ist fäkal-oral. Selbst bei asymptomatischem Verlauf werden die Viren über den Darm ausgeschieden und können durch PCR im Stuhl nachgewiesen werden. Alternativ lassen sich Anti-HAV-Antikörper im Serum bestimmen.

b) Eine Hepatitis A chronifiziert zwar nie, kann aber in seltenen Fällen rezidivierende Cholestasen verursachen.

c) Das HD-Virus ist ein inkomplettes RNA-Virus und benötigt für die Replikation die Hüllmembran des HB-Virus. Daher ist eine Infektion nur in Kombination mit einer akuten oder chronischen Hepatitis B möglich.

d) Das HB-Virus kann auch durch Muttermilch und Speichel übertragen werden.

e) Beim HC-Virus ist nur eine parenterale Übertragung möglich, in der Pädiatrie zumeist vertikale Infektionen.

## Frage 248

Welche Aussage zur Therapie von Virushepatitiden trifft am ehesten zu?

a. Die akute Hepatitis A sollte, wegen der hohen Rate an fulminanten Verläufen, antiviral behandelt werden.

b. Eine akute Hepatitis B sollte im Kindesalter aufgrund der hohen Chronifizierungsgefahr therapiert werden.

c. In der Therapie einer chronischen Hepatitis B wird eine Kombination aus PEG-Interferon-α und einem Nukleosidanalogon eingesetzt.

d. Eine Hepatitis C heilt in der Regel unter einer Kombinationstherapie mit Sofosbuvir und Ledispavir innerhalb von 6 Wochen aus.

e. Jede replikative Hepatitis-C-Virus-Infektion stellt eine Therapieindikation dar.

a) **Falsch.** Die Hepatitis A verläuft selten fulminant (<1 %), die Therapie ist in der Regel symptomatisch.

b) **Falsch.** Eine akute Hepatitis B bedarf keiner Therapie, solange kein fulminantes Leberversagen auftritt. Als Allgemeinmaßnahme sollte eine körperliche Schonung eingehalten werden.

c) **Falsch.** Bei der chronischen Hepatitis B wird eine Monotherapie, entweder mit PEG-Interferon-$\alpha$ oder mit Nukleosid- bzw. Nukleotidanaloga (z. B. Entecavir, Tenofovir, Lamivudin), eingesetzt. Insgesamt werden Interferone als obsolt angesehen.

d) **Richtig.** Durch DAA-Kombinationstherapien (direct antiviral agent), die Interferon- und Ribavirin-frei sind, wurde selbst die chronische Hepatitis C heilbar. Durch die Kombination aus Sofosbuvir (NS5B-Inhibitor) und Ledipasvir (NS5A-Inhibitor) werden die Virusreplikation und der Aufbau der Viruspartikel gehemmt. Der HCV-Genotyp sollte in die Therapieentscheidung einbezogen werden.

e) **Falsch.** Selbst das Vorliegen einer akuten Hepatitis C stellt keine allgemeine Therapieindikation dar, da sie entweder ausheilt oder zur chronischen Infektion führt, was mit keiner erhöhten Mortalität assoziiert ist.

---

**Frage 249**

Welche Aussage zu Erkrankungen der Leber trifft am ehesten zu?

a. Eine Autoimmunhepatitis sollte aufgrund des meist fulminanten Verlaufs mit Plasmapherese und hoch dosiertem Prednisolon behandelt werden.

b. Die primär sklerosierende Cholangitis tritt im Kindesalter in der Regel in Kombination mit einer Colitis ulcerosa auf.

c. Eine Echinokokkose mit Zystenbildung in der Leber sollte über drei Monate mit liposomalem Amphotericin B behandelt werden.

d. Leberabszesse entstehen in der Regel durch eine Pilzinfektion.

---

**Antworten**

a) **Falsch.** Eine Autoimmunhepatitis beginnt zumeist mit asymptomatischem Ikterus und ist rasch progredient. Da sie oft erst spät diagnostiziert wird, entwickeln sich in circa 30 % der Fälle fibrotische oder zirrhotische Umbauprozesse. Die Therapie besteht aus Prednisolon + Azathioprin. Bei fehlendem Ansprechen können Ciclosporin oder Mycophenolat-Mofetil eingesetzt werden.

b) **Richtig.** Eine alleinige primär sklerosierende Cholangitis ist im Kindesalter äußerst selten. Es kommt zur schleichenden Fibrosierung und Stenosierung der Gallenwege.

c) **Falsch.** Eine Echinokokkose wird durch Infektion mit *Echinococcus multilocularis* (Fuchsbandwurm) oder *E. granulosus* (Hundebandwurm) verursacht. Beim Menschen handelt es sich um einen Fehlwirt. Wie andere parasitäre Wurmerkrankungen wird die Echinokokkose mit Anthelminthika (Albendazol oder Mebendazol) behandelt, je nach Stadium der Erkrankung kommen verschiedene interventionelle Ansätze in Betracht. Amphotericin B ist ein Antimykotikum, was aber auch bei der Therapie der viszeralen Leishmaniose eingesetzt wird.

d) **Falsch.** Leberabszesse sind jenseits von immunsupprimierten Kindern eine Seltenheit, wobei die genaue Epidemiologie nicht klar angegeben werden kann. Sie entstehen am häufigsten durch hämatogene Streuung. Die mikrobiologische Ätiologie hängt neben dem Kindesalter auch von der Geografie ab. So werden in Berichten aus Asien häufig *Klebsiella* spp. und andere gramnegative Bakterien als häufigste Ursache angegeben, während in anderen Arbeiten aus westlichen Ländern *Staphylococcus aureus* zu den häufigeren Erregern gehörte. Bei einem beachtlichen Anteil der Fälle liegt vermutlich eine polymikrobielle Infektion vor, und auch Anaerobier spielen eine relevante Rolle. Infektionen durch *Candida* spp. gehören zu den selteneren Ursachen, sind jedoch bei z. B. onkologischen Patient*innen häufiger.

## Frage 250

Bei Akkumulation welcher der folgenden Stoffe wird im Rahmen geläufiger Krankheiten die Leber geschädigt?

(1) α1-Antitrypsin
(2) Galaktose-1-Phosphat
(3) Kupfer
(4) Fructose-1-Phosphat
(5) Eisen

### Antwortmöglichkeiten

a. Bei allen der Genannten
b. Bei (2), (3) und (4)
c. Bei (1), (2) und (4)
d. Bei (3) und (5)

**Antworten**

Eine Akkumulation jeglicher Stoffe in der Leber führt letztendlich zum Untergang der Hepatozyten. Dabei ist es egal, ob es sich um eine Bildungsstörung (α1-Antitrypsin), Abbaustörung (Galaktose, Fruktose) oder Überladung (Kupfer, Eisen) handelt. Bei allen kommt es durch den Zelluntergang zur Erhöhung der Transaminasen, eventuell zur Cholestase, bis hin zum Leberversagen. Das weitere klinische Bild ähnelt sich zum Teil, hängt aber auch stark von den Auswirkungen des Mangels der einzelnen Stoffe ab.

(1) Durch Fehlfaltung akkumuliert das Enzym in den Hepatozyten, weshalb ein α1-Antitrypsinmangel entsteht. Durch fehlende Proteasehemmung in den Atemwegen entstehen unter anderem Emphyseme.

(2) Die Symptomatik entsteht erst mit Einführung von Laktose. Durch Enzymmangel bei Galaktosämie kann Galaktose-1-Phosphat nicht weiter abgebaut werden.

(3) Durch verminderte Aktivität der ATPase, die Kupfer in die Galle sezerniert, kommt es beim M. Wilson zur Akkumulation in Hepatozyten.

(4) Die Symptomatik beginnt erst mit der Einführung von Fruktose. Bei bestehender hereditärer Fruktoseintoleranz kann Fruktose-1-Phosphat durch Aldolase-B-Mangel nicht weiter abgebaut werden.

(5) Bei hereditärer Hämochromatose wird Eisen intestinal verstärkt aufgenommen und dementsprechend verstärkt in der Leber gespeichert.

Somit ist die gesuchte Lösung Antwort **a**.

**Frage 251**

Der 18-jährige Julian stellt sich auf Drängen seiner Familie in Ihrer Sprechstunde vor. Er ist zwar gut gelaunt, bezeichnet die Konsultation allerdings als unnötig, ist unruhig und leicht reizbar. Er zeigt eine ataktische Gangstörung, einen Tremor und eine leichte Dysarthrie. Die Leberenzyme ALT und AST sind stark erhöht. Welche Diagnostik ist vorrangig indiziert?

a. Bestimmung von Autoantikörpern in Liquor und Serum
b. Blutentnahme zur Bestimmung von Ammoniak
c. Liquorpunktion zur Bestimmung des Eiweißgehalts
d. Blutentnahme zur Bestimmung von Coeruloplasmin
e. Bestimmung von Tumormarkern

**Antworten**

a) **Falsch.** Eine cerebelläre Symptomatik in jungem Alter lässt zwar immer den Verdacht auf ein paraneoplastisches Syndrom zu, allerdings ist durch die Erhöhung der Leberenzyme eine andere Ursache wahrscheinlicher.

b) **Falsch.** Erhöhte Ammoniakwerte treten zum Beispiel bei hepatischer Enzephalopathie auf. Diese kann zwar ähnliche neurologische Symptome verursachen, allerdings findet sich fast immer eine zusätzliche Bewusstseinsstörung. Die hepatische Enzephalopathie ist eine Komplikation der Leberzirrhose und tritt in der Regel erst in höherem Alter auf.

c) **Falsch.** Dies wäre beispielsweise bei einem Verdacht auf eine bakterielle Meningitis indiziert, welche hier aber nicht wahrscheinlich ist.

d) **Richtig.** Bei der beschriebenen Symptomatik sollte an einen Morbus Wilson gedacht werden. Hier wird vermindert Kupfer in Coeruloplasmin eingebaut, wodurch dieses eine deutlich kürzere Halbwertszeit hat und somit im Serum vermindert vorliegt. Durch Ablagerungen in den Augen kann der typische Kayser-Fleischer-Kornealring entstehen.

e) **Falsch.** In diesem Fall gibt es keine Anhaltspunkte für eine Tumorerkrankung, die die Symptome und Laborbefunde des Patienten erklären könnte.

**Frage 252**

Besorgte Eltern stellen sich mit ihrer 9 Monate alten Tochter bei Ihnen vor. Seit einigen Wochen habe das Kind rezidivierendes Erbrechen und Durchfall. Zudem sei das Kind ungewöhnlich schlapp, ein Gewichtsverlust sei möglich. Die Eltern berichten, dass sie ihrem Kind frisches Obst und Säfte gegeben haben, um die Ernährung zu ergänzen. Was ist die wahrscheinlichste Diagnose?

a. Glykogenose Typ I
b. Hereditäre Fruktoseintoleranz
c. Morbus Fabry
d. Galaktosämie
e. Phenylketonurie

a) **Falsch.** Bei der Glykogenose Typ I (Glukose-6-Phosphatase-Mangel) ist der Glykogenabbau gestört, was schon frühzeitig zu schweren Hypoglykämien führt.

b) **Richtig.** Die hereditäre Fruktoseintoleranz wird symptomatisch, sobald Fruktose eingeführt wird. Diese ist normalerweise in Säuglingsmilch enthalten. Abbauprodukte der Fruktose akkumulieren in der Leber, wodurch Glukoneogenese und Glykolyse gehemmt werden und eine Hypoglykämie entsteht. Neben der beschriebenen Symptomatik kann es zu Krampfanfällen kommen. In Zukunft sollte auf Fruktose, aber auch auf Saccharose und Sorbitol verzichtet werden.

c) **Falsch.** Beim M. Fabry besteht ein Mangel an $\alpha$-Galaktosidase A, weshalb der lysosomale Abbau von Sphingolipiden gestört ist und es somit zu Ablagerungen kommt. Typisch sind akrodistal betonte Schmerzen und Augenveränderungen (Hornhauttrübung, Katarakt).

d) **Falsch.** Die Galaktosämie wird bereits beim ersten Kontakt mit Laktose, welches in Muttermilch enthalten ist, symptomatisch. Sie ist zudem in Deutschland im Neugeborenen-Screening enthalten.

e) **Falsch**. Bei der Phenylketonurie handelt es sich um einen Stoffwechseldefekt, der den Metabolismus von Phenylalanin zu Tyrosin betrifft. Die hier beschriebene Symptomatik ist insbesondere in Zusammenschau mit der berichteten Nahrungsexposition weniger passend.

Welche der folgenden Aussagen trifft **am wenigsten** zu?

a. Die Therapie der Wahl bei hereditärer Hämochromatose ist der regelmäßige Aderlass.

b. Die Akkumulation von Zwischenprodukten der Hämsynthese kann das Bild eines akuten Abdomens auslösen.

c. Stoffwechselerkrankungen der Leber sind die häufigste Ursache für ein Leberversagen im Neugeborenenalter.

d. Eine Tyrosinämie Typ I lässt sich pränatal durch Nachweis von Succinylaceton in der Amnionflüssigkeit diagnostizieren.

e. Zur erweiterten Abklärung einer unklaren Hepatopathie kann die isoelektrische Fokussierung von Transferrin erwogen werden.

## Antworten

a) Dabei ist ein Ferritinwert von <50 µg/l das Ziel. Chelatbildner (z. B. Deferoxamin) sollten aufgrund des hohen Nebenwirkungspotenzials nur vorsichtig und nachrangig eingesetzt werden.

b) Gemeint ist hier die akute intermittierende Porphyrie, welche sich durch die Trias aus stärksten Abdominalschmerzen, Tachykardie und neurologisch-psychiatrischen Symptomen auszeichnet.

c) Die häufigste Ursache ist die Alloimmunhepatitis (gestational alloimmune liver disease, früher: neonatale Hämochromatose). Hier kommt es zur Bildung von maternalen Antikörpern, die gegen Oberflächenantigene der kindlichen Hepatozyten gerichtet sind. Oft besteht bereits bei Geburt eine ausgeprägte Leberzirrhose. Therapieoptionen sind Austauschtransfusionen und die Lebertransplantation.

d) Bei der genannten Tyrosinämieform ist die weitere Verstoffwechslung von Tyrosin gestört. Es kommt zur Akkumulation von Succinylaceton in Leber, Nieren und Nerven. Dies kann schon frühzeitig zum Leberversagen führen. Succinylaceton lässt sich bei Betroffenen außerdem im Urin nachweisen.

e) Hierbei wird die Diagnostik der CDG-Syndrome (Congenital Disorders of Glycolysation) beschrieben, die sich, je nach Untertyp, mit einer Leberbeteiligung manifestieren können.

## Frage 254

Ein circa 4 Wochen alter Säugling wird Ihnen aufgrund einer zunehmenden Gedeihstörung vorgestellt. Auf Nachfrage hin beschreiben die Eltern den Stuhl der letzten Zeit als grauweißlich und den Urin als dunkel. Die Haut wirkt grünlich, die Stirn ist auffällig hoch und breit, das Kinn spitz und der Abstand zwischen den Augen wirkt vergrößert. Welcher der folgenden (Untersuchungs-) Befunde liegt vermutlich **am wenigsten** vor?

a. Ein Systolikum mit punctum maximum im 2. Interkostalraum links parasternal in der Auskultation

b. Kleine Gallenblase in der Sonografie des Abdomens

c. Eine weiße, ringförmige Linie an der Rückseite der Cornea in der körperlichen Untersuchung

d. Mittig unterteilte, kegelförmige Wirbelkörper in der Röntgen-Übersichtsaufnahme

e. Ein einseitig fehlender Radiusknochen

## Antworten

Hier lässt sich eine neonatale Cholestase im Rahmen eines Alagille-Syndroms vermuten.

a) Dieser Befund kann auf eine Pulmonalklappenstenose hinweisen, welche nicht selten beim Alagille-Syndrom vorliegt. Alternativ können Herzfehler mit dem Syndrom vergesellschaftet sein.

b) Die Beschreibung des Neugeborenen lässt eine intrahepatische Gallengangsatresie vermuten, die oft beim Alagille-Syndrom vorliegt. Dabei muss nicht zwingend die Gallenblase fehlen. Acholische Stühle in Kombination mit erhöhten Werten der γ-GT sind das verlässlichste Symptom. Des Weiteren liegen vermutlich eine konjugierte Hyperbilirubinämie, erhöhte Serumtransaminasen und eine Störung der hepatischen Syntheseleistung vor.

c) Hier wird ein Embryotoxon posterius beschrieben, welches im Rahmen des Alagille-Syndroms vorliegen kann.

d) Diese angeborenen Deformitäten werden aufgrund ihres Aussehens auch Schmetterlingswirbel genannt. Sie können isoliert, aber häufiger im Rahmen von Fehlbildungssyndromen, zum Beispiel dem Alagille-Syndrom, vorliegen.

e) Ein fehlender Radiusknochen ist nicht Bestandteil des Allagile-Syndromes. Vielmehr lässt es an andere syndromale Erkrankungen denken, wie z. B. das TAR-Syndrom (thrombocytopenia, absent radius).

Die gesuchte Lösung ist Antwort **e**.

## Frage 255

Die Laborbefunde eines ikterischen Patienten ergeben ein Gesamt-Bilirubin von 6,7 mg/dl und ein direktes Bilirubin von 0,1 mg/dl. Welches der Folgenden ist **am wenigsten** wahrscheinlich die Ursache für die beschriebenen Veränderungen?

a. Hämolytische Anämie
b. Dubin-Johnson-Syndrom
c. Morbus Gilbert-Meulengracht
d. Hepatitis B
e. Crigler-Najjar-Syndrom

a) Da das direkte (konjugierte) Bilirubin im Normalbereich ist, liegt eine indirekte Hyperbilirubinämie vor. Diese kann bei Hämolyse durch den vermehrten Anfall von freiem Hämoglobin entstehen. Hämolytische Anämien können zudem infektionsgetriggert sein.

b) Das Dubin-Johnson-Syndrom beschreibt eine Störung der Bilirubin-Exkretion in die Galle. Dabei kommt es zwar zum asymptomatischen Ikterus, welcher besonders durch Stress induzierbar ist, allerdings wäre hier das direkte und nicht das indirekte Bilirubin stark erhöht.

c) Dies ist sogar die wahrscheinlichste Ursache. Beim Morbus Gilbert-Meulengracht ist die Konjugierung des indirekten Bilirubins durch verminderte Enzymaktivität gestört, wodurch dieses verstärkt anfällt. Ikterische Zustände werden verstärkt durch Infektionen oder Fastenperioden induziert.

d) Eine milde Hepatitis B kann zur asymptomatischen Hyperbilirubinämie führen.

e) Hierbei handelt es sich um angeborene Enzymdefekte, die schon im Neonatalalter zu einer unkonjugierten Hyperbilirubinämie führen.

Die gesuchte Lösung ist somit Antwort **b**.

---

**Frage 256**

Welches der folgenden Mittel ist **am wenigsten** für die Behandlung des cholestatischen Pruritus geeignet?

a. Rifampicin
b. Ursodeoxycholsäure
c. Naltrexon
d. Cetirizin
e. Cholestyramin

**Antworten**

a) Rifampicin wirkt unter anderem induzierend auf Enzyme der Leber, weshalb es bei starkem cholestatischen Juckreiz hilfreich sein kann. Allerdings ist es potenziell hepatotoxisch und sollte nur unter Vorsicht und nachrangig eingesetzt werden.
b) Ursodeoxycholsäure, welche die Ausscheidung der Gallensäuren verstärkt, stellt einen festen Bestandteil der Therapie verschiedener cholestatischer Erkrankungen im Kindesalter dar und wird auch zur Behandlung des cholestatischen Pruritus mit genutzt.
c) Naltrexon ist ein Opioidantagonist. Da bei Cholestase ein erhöhter Opioidtonus gemessen wird, kann dies eine Linderung der Beschwerden bewirken.
d) Cetirizin ist ein Antihistaminikum der zweiten Generation. Es wird zwar erfolgreich als Antiallergikum (z. B. bei Tierhaarallergien oder Heuschnupfen) eingesetzt und kann einen dadurch verursachten Juckreiz lindern, es hat allerdings keine Wirkung bei cholestatischem Pruritus.
e) Cholestyramin hemmt die intestinale Gallensäureresorption und lindert somit nicht nur den cholestatischen Juckreiz, sondern verbessert auch die Cholestase an sich.

Die gesuchte Lösung ist Antwort **d**.

**Frage 257**

Welche Aussage zu Erkrankungen der Gallenwege trifft am ehesten zu?

a. Bei Vorliegen von Gallensteinen im Alter von <5 Jahren sollte eine Stoßwellenlithotrypsie erfolgen, um eine Cholezystektomie möglichst zu vermeiden.
b. Beim Blumberg-Zeichen handelt es sich um ein Leitsymptom der Cholezystitis, bei dem die Inspiration während der Palpation des rechten Oberbauchs schmerzbedingt abgebrochen wird.
c. Bei Vorliegen einer Cholezystitis finden sich in der Regel ein rechtsseitiger Oberbauchschmerz, Ikterus und hohes Fieber.
d. Gallensteine im Kindesalter sind häufig und betreffen 1 von 100 Kindern.
e. Bei Betroffenen einer Cholangitis sollte nach klinischer Stabilisierung eine endoskopische retrograde Cholangiopankreatikografie (ERCP) durchgeführt werden.

a) **Falsch.** Eine Stoßwellenlithotrypsie ist bei Gallensteinen eigentlich keine Option mehr, besonders nicht bei Kindern. Die Therapie besteht in erster Linie aus der laparoskopischen Cholezystektomie. Bei Kindern unter 5 Jahren kann zuvor ein Therapieversuch mit Ursodeoxycholsäure unternommen werden.

b) **Falsch.** Hier wird das Murphy-Zeichen beschrieben, welches in der Tat Leitsymptom der Cholezystitis ist. Das Blumberg-Zeichen beschreibt einen kontralateralen Loslassschmerz, der typischerweise bei Appendizitis auftritt.

c) **Falsch.** Die Kombination aus rechtsseitigem Oberbauchschmerz, Ikterus und hohem Fieber (Charcot-Trias) spricht für eine Cholangitis, also eine Entzündung der Gallenwege.

d) **Falsch.** Gallensteine sind ein seltenes Ereignis im Kindesalter, die Häufigkeit beträgt ca. 0,2 % (1:500).

e) **Richtig.** Da die Cholangitis im Kindesalter eher selten ist, sollte nach Symptombesserung bzw. nach Rückgang des Fiebers eine ERCP zur Ursachenfindung erfolgen.

---

### Frage 258

Eine 16-jährige Patientin stellt sich mit diffusen Bauchschmerzen, Übelkeit und Inappetenz vor. Sie zeigt keine Schonhaltung und kann ohne Probleme auf einem Bein hüpfen. In der Palpation ist der rechte Unterbauch druckschmerzhaft, es zeigt sich eine leichte Abwehrspannung. Die Laboruntersuchung zeigt eine CRP-Erhöhung, es liegt keine Schwangerschaft, aber eine leicht erhöhte Temperatur vor. Wie gehen Sie am ehesten vor?

a. Kalkulierte Antibiotikatherapie mit Cefuroxim und Metronidazol

b. Zeitnahe laparoskopische Operation

c. Kalkulierte Antibiotikatherapie mit Piperacillin/Tazobactam

d. Gabe von Protonenpumpenhemmern

e. Überweisung zur Magnetresonanztomografie (MRT)

a) **Falsch.** Auch wenn die Klinik nicht ausgeprägt ist, lässt sich die Verdachtsdiagnose einer Appendizitis stellen. Selbst beim Verdacht bleibt die kalkulierte Antibiotikatherapie dabei nur Mittel der 2. Wahl. Falls diese nötig
werden würde, wäre dies allerdings die indizierte Kombinationstherapie.

b) **Richtig.** Nach dem Motto „when in doubt, take it out" ist auch beim begründeten Verdacht auf eine Appendizitis eine Appendektomie indiziert.
Dabei wird die Laparoskopie der Laparotomie vorgezogen.

c) **Falsch.** Siehe Lösung zu a). Piperacillin/Tazobactam wäre postoperativ bei
perforierter Appendizitis mit diffuser Peritonitis indiziert.

d) **Falsch.** Eine Gabe von Protonenpumpenhemmern ist in diesem Fall nicht
indiziert, da es sich um eine entzündliche Erkrankung handelt und keine Anzeichen für gastroösophagealen Reflux oder eine Magenulzeration vorliegen.

e) **Falsch.** Eine Bildgebung muss nicht zwingend erfolgen. Körperliche Untersuchung, Labor- und Urindiagnostik, Temperaturmessung sowie Ausschluss
einer Schwangerschaft reichen in der Regel für das begründete Stellen der
Verdachtsdiagnose Appendizitis aus. Des Weiteren wird die Sonografie hier
der MRT vorgezogen.

## Frage 259

In der pädiatrischen Notaufnahme wird ein 7 Monate alter Junge mit seit zwei
Tagen bestehenden Durchfällen vorgestellt. Die Stuhlfrequenz wird mit bis zu
8× pro Tag angegeben. Am Vortag habe der Junge noch gut getrunken. Am Vor-
stellungstag sei die Morgenflasche direkt wieder erbrochen worden. Welcher
diagnostische Schritt sollte vorrangig erwogen werden?

a. Erregeridentifikation
b. Identifikation der Infektionsquelle
c. Abschätzung der Dehydratation
d. Bestimmung des C-reaktiven Proteins
e. Analyse des Calprotectins im Stuhl

a) **Falsch.** Eine routinemäßige Erregerdiagnostik wird nicht für alle Betroffenen empfohlen. Jedoch sollte eine Diagnostik bei schwerem Krankheitsbild, relevanten Vorerkrankungen, blutigen Stühlen, Hospitalisierung (aufgrund von Implikationen für Isolation/Kohortierung und weitere Hygienemaßnahmen), bei nosokomialer Infektion bzw. Verdacht auf Häufung sowie vor Beginn einer etwaigen antibakteriellen Therapie erfolgen.

b) **Falsch.** Diese lässt sich in der Notaufnahme nicht mit 100-prozentigeriger Sicherheit feststellen, wenngleich anamnestisch Erkrankungsfälle im häuslichen Umfeld oder ggf. in der Kinderbetreuung zu erfragen sind.

c) **Richtig.** Dies ist der diagnostisch vorrangige Schritt, da sich das weitere Management am Ausmaß der Dehydratation orientiert.

d) **Falsch.** In den allermeisten Fällen kann auf die Bestimmung des CRP verzichtet werden.

e) **Falsch.** Calprotectin ist ein fäkaler Entzündungswert, der bei akuten wie chronischen Entzündungen des Darms erhöht ist. Er hat bei der akuten Gastroenteritis keinen Stellenwert.

## Frage 260
Welcher therapeutische Schritt sollte vorrangig erwogen werden?

a. Rasche Gabe von Ceftriaxon i.v.
b. Ultrarasche i.v.-Rehydrierung (60 ml/kgKG/h)
c. Schnelle i.v.-Rehydrierung (20 ml/kgKG/h)
d. Orale Rehydrierung
e. Rehydrierung mittels nasogastraler Sonde

a) **Falsch.** Vorrangig soll die Dehydratation beglichen werden. Außerdem liegt mit hoher Wahrscheinlichkeit keine bakterielle, sondern eine virale Ursache der Gastroenteritis vor, sodass die Therapie mit Ceftriaxon nicht indiziert ist.

b) **Falsch.** Laut Studienlage gibt es keinen Vorteil der urltraraschen gegenüber der schnellen intravenösen Rehydrierung.

244 13 Gastroenterologie/Hepatologie

c) **Falsch.** Vorrangig sollte eine orale bzw. enterale Rehydrierung versucht werden. Eine intravenöse Rehydrierung ist indiziert bei Schock, schwerer Dehydratation von >9 % Verlust des Körpergewichts, Ileussysmptomatik oder Scheitern der oralen/enteralen Rehydrierungsversuche.

d) **Richtig.** Dies wäre die präferierte Methode der Rehydration, die auch mit einer kürzeren Krankhausverweildauer assoziiert ist.

e) **Falsch.** Wenn die orale Rehydrierung nicht möglich ist, wäre die Sondierung über eine nasogastrale Sonde die nächste Stufe und sollte vor einer intravenösen Hydrierung erwogen werden.

---

**Frage 261**

Welche Aussage zur weiteren Therapie der akuten Gastroenteritis trifft am ehesten zu?

a. Der Einsatz von Probiotika ist kontraindiziert.
b. Antiemetika sollten routinemäßig verabreicht werden.
c. Racecadotril kann erwogen werden.
d. Loperamid sollte eingesetzt werden.
e. Antibiotika sollten stets erwogen werden.

---

**Antworten**

a) **Falsch.** Bestimmte Probiotika (*Lactobacillus* GG, *Saccharomyces boulardii*) können die Krankenhausaufenthaltsdauer günstig beeinflussen, weshalb sie ggf. erwogen werden können.

b) **Falsch.** Insgesamt wird der Nutzen in Gegenüberstellung mit den Nebenwirkungen sehr kritisch gesehen, sodass keine generelle Empfehlung zum Einsatz von Antiemetika bei der akuten Gastroenteritis gegeben werden kann.

c) **Richtig.** Hierbei handelt es sich um einen Sekretionshemmer, der den Flüssigkeitsverlust reduzieren und die Krankheitsdauer verkürzen kann.

d) **Falsch.** Aufgrund des ungünstigen Risikoprofils wird Loperamid nicht empfohlen.

e) **Falsch.** In der Regel wird bei einer akuten Gastroenteritis kein Antibiotikum benötigt. In bestimmten Konstellationen – Immundefekt, V. a. Sepsis, klinischer Hinweis auf bakteriellen Erreger – sollte bzw. kann nach Abnahme von Stuhlkulturen eine empirische antibakterielle Therapie erfolgen.

## Frage 262

Welche Aussage zur Rotavirus (RV)-Impfung trifft am ehesten zu?

a. Der RV-Impfstoff sollte am besten zeitgleich mit dem Stillen verabreicht werden.
b. Der RV-Impfstoff kann simultan mit der Sechsfach-Impfung verabreicht werden.
c. Es sollte zwischen den RV-Impfungen ein Abstand von zwei Wochen liegen.
d. Die Impfserie sollte spätestens bis zum 9. Lebensmonat abgeschlossen sein.
e. Es sollten insbesondere Kinder mit schweren kombinierten Immundefekten geimpft werden.

## Antworten

a) **Falsch.** Aufgrund von möglichen Interferenzen und neutralisierender Antikörper in der Muttermilch wird von der STIKO empfohlen, dass wenn möglich bis eine Stunde vor und eine Stunde nach der Applikation der Rotavirus-Schluckimpfung nicht gestillt wird.

b) **Richtig.** Es sind hierbei weder die Immunantwort noch das Sicherheitsprofil der Sechsfach-Impfung beeinträchtigt, sodass so vorgegangen werden soll. Hierbei bietet sich an, zunächst den Rotavirus-Impfstoff zu verabreichen, der aufgrund seines süßlichen Geschmacks beruhigend wirkt, bevor dann die intramuskuläre Applikation des Sechsfach-Impfstoffs erfolgt.

c) **Falsch.** Der minimale Impfabstand zwischen den beiden Dosen bei Rotarix und den drei Dosen bei RotaTeq liegt bei vier Wochen.

d) **Falsch.** Die Impfserie sollte schon wesentlich früher abgeschlossen sein, da später das Risiko für Darminvaginationen steigt. Die STIKO empfiehlt daher für Rotarix einen Abschluss bis 24 Lebenswochen und für RotaTeq bis 32 Lebenswochen.

e) **Falsch.** Ein schwerer, kombinierter Immundefekt stellt eine Kontraindikation dar. Durch das Fehlen von T-Zellen kann es zu einer unkontrollierten, lebensgefährlichen Infektion mit dem Impfstamm kommen, da es sich um einen attenuierten Lebendimpfstoff handelt.

# Hämatologie und Onkologie

# 14

In Ihrer Ambulanz stellen sich besorgte Eltern mit ihrem 3-jährigen Sohn vor, da ihnen seit wenigen Wochen eine vermehrte Gehverweigerung aufgefallen ist. Der Allgemeinzustand scheint reduziert, die Untersuchung der Hüfte ergibt keinen pathologischen Befund. Folgende Laborwerte werden erhoben: Hb 9 g/dl, Leukozyten 6000/µl, Thrombozyten 100.000/µl, LDH 600 U/l. Was ist die wahrscheinlichste Diagnose?

   a. Eisenmangelanämie
   b. Leukämie
   c. Hodgkin-Lymphom
   d. Perniziöse Anämie
   e. Ewing-Sarkom

**Antworten**

a) **Falsch.** Bei einer Eisenmangelanämie ist zwar meist auch der Allgemeinzustand reduziert, eine Trizytopenie mit LDH-Erhöhung ist jedoch untypisch.

b) **Richtig.** Knochenschmerzen sollten immer an eine Leukämie denken lassen. Die hier bestehende Anämie, Thrombozytopenie und LDH-Erhöhung passen ebenfalls ins Bild. Die LDH-Erhöhung gibt einen vermehrten Zellumsatz an. Die Leukozytenzahl kann bei einer Leukämie erhöht, normal oder erniedrigt sein. Beweisend für die Diagnose wäre ein zytomorphologischer Nachweis entsprechender Zellen im Knochenmark.

c) **Falsch.** Beim Hodgkin-Lymphom steht eher eine B-Symptomatik mit Lymphknotenschwellung im Vordergrund. In fortgeschrittenen Stadien kann es zu einer Anämie mit Leukozytose und Lymphozytopenie kommen.

d) **Falsch.** Hier kann es zwar durch Vitamin-B12-Mangel zu einer Panzytopenie kommen, die anderen Angaben sprechen jedoch für eine andere, wahrscheinlichere Diagnose.

e) **Falsch.** Ein Ewing-Sarkom ist ein seltener bösartiger Knochentumor, der vor allem bei Kindern und jungen Erwachsenen auftritt. Typische Symptome sind Schmerzen, Schwellungen und Bewegungseinschränkungen im betroffenen Bereich. Die in der Frage beschriebenen Symptome (vermehrte Gehverweigerung, reduzierter Allgemeinzustand, abnorme Laborwerte) passen nicht zu einem Ewing-Sarkom. Darüber hinaus sind die Laborwerte (Hb, Leukozyten, Thrombozyten, LDH) nicht spezifisch für ein Ewing-Sarkom.

## Frage 264

Welche Aussage zur akuten lymphoblastischen Leukämie (ALL) trifft am ehesten zu?

a. Bei der Mehrzahl der betroffenen Jungen wird eine Hodenschwellung festgestellt.
b. Die häufigste genetische Translokation der B-Vorläufer-ALL ist t(9;22), auch Philadelphia-Chromosom genannt.
c. Typischerweise liegen Auer-Stäbchen im Blutausstrich vor.
d. Eine ZNS-Beteiligung ist zumeist asymptomatisch.
e. Die ALL ist in den meisten Fällen vererbbar.

## Antworten

a) **Falsch.** Eine Infiltration der Hoden kommt in ca. 2 % der Fälle vor. Sie sollten jedoch in jedem Fall untersucht werden, da eine Infiltration Konsequenzen für die Therapie mit sich bringt.
b) **Falsch.** Die häufigste Translokation ist t(12;21), welche mit einer günstigen Prognose einhergeht. T(9;22) tritt eher im Jugendlichenalter auf und bedarf einer Therapieergänzung durch Tyrosinkinase-Inhibitoren (bcr-abl-Fusionsgen).

c) **Falsch.** Auer-Stäbchen sind typisch für die AML (besonders Promyelozytenleukämie). Es handelt sich um Granulaaggregate, die durch eine gestörte Reifung der Granulozyten entstehen.

d) **Richtig.** Vor Therapiebeginn sollte zum Ausschluss einer ZNS-Beteiligung eine Liquordiagnostik erfolgen.

e) **Falsch.** Leukämie ist keine genetische Erkrankung, die von den Eltern auf die Kinder übertragen wird. Stattdessen handelt es sich um eine Erkrankung, die aufgrund von genetischen Veränderungen in den Zellen des Knochenmarks entsteht. Diese genetischen Veränderungen treten in den meisten Fällen sporadisch auf und sind nicht von den Eltern vererbbar. Es gibt jedoch seltene genetische Syndrome, die mit einem erhöhten Risiko für die Entwicklung von Leukämie bei Kindern verbunden sein können, aber diese sind die Ausnahme und nicht die Regel. Die Mehrzahl der akuten Leukämien bei Kindern hat keine direkte Verbindung zur Vererbung von den Eltern.

---

### Frage 265

Welche Aussage zur Therapie akuter Leukämien im Kindesalter trifft **nicht** zu?

a. Ausschließlich die folgenden Zytostatika dürfen intrathekal gegeben werden: Prednison, Cytarabin, Vincristin, Methotrexat.

b. Das Ziel einer intensiven Induktionschemotherapie ist die vollständige Remission.

c. Die Erhaltungstherapie wird in der Regel oral durchgeführt und kann bis zu 2 Jahre dauern.

d. Eine initiale Leukapharese oder Austauschtransfusion kann indiziert sein.

e. Neben der Chemotherapie kann auch die Bestrahlung eine Rolle in der Therapie der akuten Leukämie bei Kindern spielen.

---

### Antworten

a) Vincristin darf in keinem Fall intrathekal appliziert werden. Es besteht die Gefahr einer irreversiblen Schädigung des ZNS mit tödlichem Ausgang.

b) Eine vollständige Remission ist bei ALL definiert durch einen Blastenanteil von <5 % im regenerierten Knochenmark.

c) Das Ziel ist die Erhaltung der Remission. Die Dosis wird wöchentlich über Blutbildkontrollen gesteuert.

d) Aufgrund der Gefahr eines Tumor-Lyse-Syndroms kann bei einer Hyper-
leukozytose der initiale Einsatz einer Leukapharese/Austauschtransfusion
nötig sein.

e) Die Bestrahlung wird gezielt auf betroffene Bereiche des Körpers angewendet, um die verbleibenden Leukämiezellen zu eliminieren.

Die gesuchte Lösung ist somit Antwort **a**.

---

## Frage 266

Sie tasten einen vergrößerten zervikalen Lymphknoten. Welche der folgenden
Aussagen trifft am ehesten zu?

a. Bei einer akuten viralen Infektion sind vergrößerte zervikale Lymphknoten selten.

b. Die alleinige Palpation der Lymphknoten ermöglicht eine sichere Unterscheidung zwischen gutartigen und bösartigen Ursachen.

c. Ein schmerzloser, hart-elastischer Lymphknoten ist typisch für eine maligne
Erkrankung.

d. Eine Vergrößerung der Lymphknoten auf beiden Seiten des Halses spricht
eher für eine gutartige Ursache.

e. Eine Biopsie der Lymphknoten ist in der Regel nicht erforderlich, um eine
maligne Erkrankung auszuschließen.

---

## Antworten

a) **Falsch.** Bei akuten viralen Infektionen können vergrößerte zervikale
Lymphknoten häufig auftreten.

b) **Falsch.** Die alleinige Palpation der Lymphknoten ermöglicht keine sichere
Unterscheidung zwischen gutartigen und bösartigen Ursachen. Weitere
Untersuchungen wie Bildgebung oder Biopsie sind oft erforderlich.

c) **Richtig.** Ein schmerzloser, derb/hart-elastischer Lymphknoten kann auf
eine maligne Erkrankung hinweisen. Eine genaue Diagnose erfordert jedoch weitere Untersuchungen. Weitere Hinweise sind schnelles Wachstum
sowie mangelnde Verschiebbarkeit.

d) **Falsch.** Eine Vergrößerung der Lymphknoten auf beiden Seiten des Halses kann sowohl bei gutartigen als auch bei bösartigen Ursachen auftreten. Eine genaue Diagnose erfordert weitere Untersuchungen.

e) **Falsch.** Eine Biopsie der Lymphknoten kann erforderlich sein, um eine maligne Erkrankung auszuschließen oder zu bestätigen.

## Frage 267

Welche Aussage zu Non-Hodgkin-Lymphomen (NHL) trifft am ehesten zu?

a. 17 % aller pädiatrischen Krebserkrankungen sind Lymphome. Die Mehrzahl davon wird zu den NHL gezählt.

b. Das Burkitt-Lymphom ist mit einer schlechten Prognose vergesellschaftet.

c. Die infektiöse Mononukleose kann an ein Lymphom erinnern.

d. T-lymphoblastische Lymphome manifestieren sich häufig in abdominellen Lymphknoten.

e. Die meisten Non-Hodgkin-Lymphome (NHL) sind gutartig und benötigen keine spezifische Behandlung.

## Antworten

a) **Falsch.** NHL machen im Kindesalter 7 % der Lymphome aus, während der Morbus Hodgkin mit 10 % häufiger ist.

b) **Falsch.** Das Burkitt-Lymphom ist das häufigste NHL im Kindes- und Jugendalter. Mehr als 90 % davon sind jedoch heilbar. Bei Rückfällen (überwiegend in den ersten beiden Jahren nach Erstdiagnose) ist die Prognose jedoch ungünstig.

c) **Richtig.** Die infektiöse Mononukleose stellt das Krankheitsbild einer Infektion mit dem Epstein-Barr-Virus dar. Es kann zu Lymphadenopathie, Hepatosplenomegalie und reaktiven Blutbildveränderungen kommen.

d) **Falsch.** Das T-LBL manifestiert sich eher in mediastinalen und zervikalen Lymphknoten. Ein abdominaler Befall ist zum Beispiel typisch beim Burkitt-Lymphom.

e) **Falsch.** Die meisten Non-Hodgkin-Lymphome (NHL) sind tatsächlich bösartig sind und erfordern eine spezifische Behandlung. Es gibt verschiedene Subtypen von NHL mit unterschiedlichen Prognosen und Behandlungsansätzen. Eine genaue Diagnose und Klassifikation durch eine Biopsie und weiterführende Untersuchungen sind notwendig, um die geeignete Therapie zu bestimmen.

### Frage 268

Welche Aussage zum Hodgkin-Lymphom trifft am ehesten zu?

a. Durch das aggressive Wachstum ist die Anamnese kurz.
b. Das Hodgkin-Lymphom ist genetisch bedingt und kann vererbt werden.
c. Sie entstehen durch Entartung von T-Zellen in den Lymphknoten.
d. Wichtig für die Risikoeinstufung sind die BSG, B-Symptome und ZNS-Befall.
e. Meist liegt eine mediastinale Beteiligung vor, welche zu Dyspnoe führen kann.

### Antworten

a) **Falsch.** Die Anamnese ist im Vergleich zu NHL oder akuten Leukämien länger.
b) **Falsch.** Das Hodgkin-Lymphom wird nicht durch eine genetische Veranlagung verursacht und ist nicht vererbbar. Es handelt sich um eine komplexe Erkrankung, bei der die genauen Ursachen noch nicht vollständig verstanden sind. Es gibt zwar Hinweise auf bestimmte Risikofaktoren wie eine familiäre Häufung von Hodgkin-Lymphomen oder bestimmte genetische Variationen, aber eine direkte Vererbung ist nicht nachgewiesen.
c) **Falsch.** Die entarteten Zellen gehören zur B-Zellreihe.
d) **Falsch.** B-Symptome und BSG sind wichtig für die Risikostratifizierung und Therapieplanung. Ein ZNS-Befall ist jedoch sehr untypisch. Eine Liquoruntersuchung ist sogar nicht notwendig.
e) **Richtig.** In 60–70 % der Fälle ist der Befall mediastinal. Außerdem kann es deswegen zu inspiratorischem Stridor und oberer Einflussstauung kommen.

### Frage 269

Welche der Aussagen bezüglich der B-Symptomatik beim Hodgkin-Lymphom trifft am ehesten zu?

a. Der Gewichtsverlust ist definiert als ein ungewollter Verlust von >10 % des Körpergewichts im letzten halben Jahr.
b. Es handelt sich um eine Symptomtrias. Falls nur zwei der drei Symptome vorliegen, spricht man in der Ann-Arbor-Klassifikation von A-Symptomatik.

c. Es handelt sich um eine Symptomtrias, welche klar definiert und objektiv messbar ist.

d. B-Symptome sind stets malignen Ursprungs.

e. Ein Bestandteil ist Juckreiz.

## Antworten

a) **Richtig.** Dazu kommt unerklärtes, rekurrierendes Fieber (>38°C) und starker Nachtschweiß.

b) **Falsch.** In der Ann-Arbor-Klassifikation steht der Buchstabe A für „allgemeinsymptomfrei".

c) **Falsch.** Definiert ist die Trias zwar relativ eindeutig (siehe Antwortmöglichkeit a), die Stärke des Nachtschweißes ist jedoch nicht objektiv messbar. In der Regel wird gefragt, ob ein Wäschewechsel nötig war.

d) **Falsch.** B-Symptome können sowohl bei malignen, als auch bei infektiösen (z. B. Tuberkulose, AIDS) oder rheumatologischen Erkrankungen vorliegen.

e) **Falsch.** Juckreiz ist kein Bestandteil von B-Symptomatik.

## Frage 270–273

In Ihrer Ambulanz stellen sich Eltern mit ihrem 5 Jahre alten Sohn vor. Sie stellten eine Vorwölbung im rechten Unterbauch fest. Außer rezidivierenden Kopfschmerzen scheint der Junge beschwerdefrei. Das linke Augenlid hängt schlaff herunter.

## Frage 270

Welche Verdachtsdiagnose stellen Sie zu diesem Zeitpunkt am ehesten?

a. Wilms-Tumor

b. Medulloblastom

c. Burkitt-Lymphom

d. Neuroblastom

e. Lungenkrebs

a) **Falsch.** Die Vorwölbung im rechten Unterbauch lässt dies schnell vermuten. Durch die weiteren Symptome ist eine andere Diagnose jedoch wahrscheinlicher.

b) **Falsch.** Dies ist zwar ein häufiger Tumor im Kindesalter, eine andere Diagnose ist jedoch wahrscheinlicher.

c) **Falsch.** Eine Vorwölbung im Unterbauch ist hier ebenfalls nicht selten, die Symptomatik bestände jedoch eher aus Bauchschmerzen, Obstipation und/oder Diarrhö.

d) **Richtig.** Es handelt sich hier um einen Tumor des sympathischen Nervensystems. Die Symptomatik ist abhängig von der Lokalisation. Hier lässt sich vermuten, dass das Nebennierenmark sowie der Halsgrenzstrang betroffen sind. Die Ptosis lässt nämlich ein Horner-Syndrom vermuten.

e) **Falsch.** Lungenkrebs tritt äußerst selten im Kindesalter auf und die Symptomatik, bestehend aus einem Horner-Syndrom und einer Vorwölbung im Unterbauch, ist untypisch für Lungenkrebs. Es gibt andere maligne Erkrankungen im Kindesalter, die besser mit den beschriebenen Symptomen übereinstimmen, wie das Neuroblastom, bei dem der Tumor des sympathischen Nervensystems betroffen ist und ähnliche Symptome verursachen kann.

### Frage 271

Welche Aussage trifft am ehesten auf Ihre Verdachtsdiagnose zu?

a. Aufgrund der früh einsetzenden Symptomatik werden Betroffene zumeist in frühen Krankheitsstadien diagnostiziert.

b. Es kann eine Querschnittssymptomatik entstehen.

c. Es kommt zu einer Überproduktion von Schilddrüsenhormonen.

d. Typischerweise lassen sich Katecholamine im Urin nachweisen.

e. Das 18-FDG-PET/CT dient dem Staging.

a) **Falsch.** 50 % der Betroffenen befinden sich bereits in Stadium 4 beim Diagnosezeitpunkt (Metastasierung in andere Organe und Fernlymphknoten).

b) **Richtig.** Der vom Grenzstrang ausgehende Tumor kann durch die Foramina intervertebralia wachsen und durch Kompression sogar eine Querschnitts-symptomatik verursachen.

c) **Falsch.** Schilddrüsenhormone sind beim Neuroblastom in der Regel nicht betroffen.

d) **Falsch.** Im Urin sammeln sich nur Abbauprodukte der Katecholamine (besonders Vanillinmandelsäure und Homovanillinsäure) an.

e) **Falsch.** Tumore und Metastasen werden über die MIBG-Szintigraphie dargestellt. Hier wird Metaiodbenzylguanidin spezifisch von adrenergem Gewebe aufgenommen.

**Frage 270–273 Weiterführung**

In der Urindiagnostik lassen sich keine verdächtigen Metabolite nachweisen. Lediglich eine Hämaturie besteht. Ändern Sie Ihre Verdachtsdiagnose?

**Frage 272**

Falls ja, was erscheint nun am wahrscheinlichsten?

a. Wilms-Tumor
b. Medulloblastom
c. Burkitt-Lymphom
d. Hodgkin-Lymphom
e. Neuroblastom

**Antworten**

a) **Richtig.** Eine Hämaturie muss im Kindesalter immer an ein Nephroblastom denken lassen. In Kombination mit der Vorwölbung im Unterbauch ist dies die wahrscheinlichste Diagnose.

b) **Falsch.** Eine Hämaturie wird beim Medulloblastom, einem hochmalignen Hirntumor, der über Liquor metastasieren kann, in der Regel nicht beobachtet.

c) **Falsch.** Hierbei handelt es sich um ein Non-Hodgkin-Lymphom. Eine Hämaturie ist hier unwahrscheinlich.

d) **Falsch.** Auch beim Hodgkin-Lymphom gehört die Hämaturie nicht zu den klassischen Symptomen. Nierenmetastasen sind äußerst selten.

e) **Falsch.** Ein fehlender Nachweis von Katecholaminabbauprodukten schließt ein Neuroblastom zwar nicht aus, durch die Hämaturie ist eine andere Tumorentität jedoch wahrscheinlicher.

### Frage 273

Welche Aussage zu Ihrer Verdachtsdiagnose trifft am ehesten zu?

a. Zur eindeutigen Diagnosestellung sollte eine Biopsie erfolgen.
b. Es kann eine Assoziation zu geistiger Retardierung bestehen.
c. Er wird durch eine Infektion ausgelöst.
d. Die Therapie sollte möglichst organerhaltend durchgeführt werden.
e. Es handelt sich um den häufigsten soliden Tumor im Kindesalter.

### Antworten

a) **Falsch.** Eine Biopsie sollte nur in Ausnahmefällen durchgeführt werden, da die Gefahr einer Ruptur und Tumorzellaussaat besteht.

b) **Richtig.** Der Wilms-Tumor ist assoziiert mit Syndromen, wie z. B. dem WAGR-Syndrom (Wilms-Tumor, Aniridie, (uro-)genitale Fehlbildung, geistige Retardierung). Bei Vorliegen eines solchen Syndroms sollten alle 3 Monate Vorsorgeuntersuchungen durchgeführt werden (klinisch und sonografisch).

c) **Falsch.** Es gibt keinen Anhalt für eine infektiöse Ursache des Wilms-Tumors, im Gegensatz zu anderen Neoplasien, die mit bestimmten Viren vergesellschaftet sind.

d) **Falsch.** Das Therapieschema des Wilms-Tumor beinhaltet eine präoperative Chemotherapie mit anschließender radikaler Nephrektomie und einem vom Stadium abhängigen postoperativen Regime (Radiatio oder Chemo).

e) **Falsch.** Die häufigsten Krebserkrankungen im Kindesalter sind Leukämien. Hirntumore machen mit ca. 24 % den größten Anteil solider kindlicher Tumore aus. Das Nephroblastom macht ca. 4,2 % aus.

### Frage 274

Welche Aussage zu Hirntumoren im Kindesalter trifft am ehesten zu?

a. Die Strahlentherapie ist vor allem bei Kleinkindern Therapie der Wahl, da die Gefahr der Hirnschädigung durch OP besonders groß ist.
b. Das Medulloblastom ist der häufigste Hirntumor im Kindesalter.
c. Sie werden primär durch Vererbung verursacht.
d. Nüchternerbrechen ist untypisch für Hirntumoren im Kindesalter.
e. Bei Verdacht sollte in erster Linie das MRT mit oder ohne Kontrastmittel durchgeführt werden.

**Antworten**

a) **Falsch.** Je jünger die Kinder, desto eher wird das sich entwickelnde ZNS durch Radiatio beschädigt. Falls möglich sollte die Bestrahlung auf ein höheres Alter verschoben werden.

b) **Falsch.** Die häufigsten Hirntumore im Kindesalter sind Gliome (auch Astrozytome genannt).

c) **Falsch.** Tatsächlich sind die meisten Hirntumoren bei Kindern sporadisch und haben keine direkte genetische Verbindung. Während bestimmte genetische Syndrome das Risiko für Hirntumoren erhöhen können, sind die meisten Fälle nicht auf vererbte genetische Mutationen zurückzuführen.

d) **Falsch.** Nüchternerbrechen gehört zu den typischen Hirndruckzeichen und sollte immer an einen ZNS-Tumor denken lassen.

e) **Richtig.** Das CT hat nur einen Stellenwert in der Notfalldiagnostik.

---

**Frage 275**

Nach der Geburt eines gesund wirkenden Mädchens wendet sich der Vater an Sie. Bei ihm in der Familie seien in der Vergangenheit vermehrt Retinoblastome aufgetreten. Er möchte von Ihnen wissen, worauf geachtet werden sollte. Welches der folgenden wäre am ehesten **kein** Anzeichen für ein mögliches Retinoblastom?

a. Katarakt
b. Strabismus
c. Leukokorie
d. Anisokorie
e. Glaukom

**Antworten**

a) Katarakt ist eine Linseneintrübung. Sie tritt beim Retinoblastom nicht auf.

b) Durch Einwachsen des Retinoblastoms in die Fovea centralis kann es sekundär zum Strabismus (Schielen) kommen.

c) Durch den Tumor wird einfallendes Licht reflektiert, wodurch die Pupille weiß erscheint. Dies ist vor allem bei der Fotografie mit Blitzlicht auffällig und wird daher auch „fehlender Rotreflex" oder „Katzenauge" genannt.

258 14 Hämatologie und Onkologie

d) Oft liegt eine ungleiche Pupillengröße zwischen den Augen vor.
e) Durch das Tumorwachstum steigt der Augeninnendruck.

Die gesuchte Lösung ist somit Antwort **a**.

## Frage 276

Welche Aussage zu Keimzelltumoren im Kindesalter trifft am ehesten zu?

a. Hodentumoren fallen in der Regel frühzeitig durch schmerzhafte skrotale Schwellung auf.
b. Metastasen finden sich vorrangig in der Lunge.
c. Typischerweise sind die Tumormarker CEA und AFP erhöht.
d. Keimzelltumoren im Kindesalter sind in der Regel hormonell inaktiv.
e. Therapeutisch ist eine Chemotherapie mit folgender Radiatio indiziert.

## Antworten

a) **Falsch.** Die durch Hodentumoren verursachte Schwellung ist schmerzlos. Durch Schamgefühl verzögert sich die Diagnose meist in eher fortgeschrittene Stadien.
b) **Richtig.** Durch den Lymphabfluss der Gonaden metastasieren Keimzelltumoren meist in die Lunge, selten in Leber, Knochen und Knochenmark.
c) **Falsch.** Die typischen Tumormarker der Keimzelltumore sind AFP (alpha-Fetoprotein) und β-HCG. Das CEA (karzino-embryonales Antigen) ist eher erhöht bei Adenokarzinomen des Verdauungstraktes oder Bronchialkarzinomen.
d) **Falsch.** Insbesondere Tumoren im Bereich der Gonaden (Eierstöcke oder Hoden) können Tumormarker wie AFP (alpha-Fetoprotein) und β-HCG (humanes Choriongonadotropin) produzieren, die im Blut erhöht sein können.
e) **Falsch.** Extrakranielle Keimzelltumore sind nicht strahlensensibel. Die Therapie besteht in einer operativen Resektion mit anschließender Chemotherapie.

## Frage 277

Auf Ihrer onkologischen Station entwickelt ein 5-jähriger Junge Temperaturen von 38,5 °C. Seit seinem letzten intensiven Chemotherapieblock befindet er sich in einem Zelltief. Welches Vorgehen ist am ehesten indiziert?

a. Sie sollten nach 30 min erneut Fieber messen. Bei erneuter Temperatur von >38 °C in Neutropenie liegt eine bakterielle Blutstrominfektion vor, welche einen Notfall darstellt.

b. Da sich der Junge in stationärer Beobachtung befindet, kann bis zum nächsten Tag gewartet werden.

c. Sie sollten dringlichst das kleine Blutbild und inflammatorische Marker wie CRP bestimmen. Anhand dieser wird das weitere Vorgehen entschieden.

d. Sie entnehmen Blutkulturen und leiten unverzüglich eine antibiotische Therapie ein, ohne den Keim zu kennen.

e. Sie explantieren notfallmäßig den zentralen Venenkatheter, da er ein mögliches Keimreservoir darstellt.

## Antworten

a) **Falsch.** Bereits einmalige Temperaturen von ≥ 38,3 °C sprechen für eine bakterielle Blutstrominfektion. Es sollte schnellstmöglich gehandelt werden.

b) **Falsch.** Fieber in der Neutropenie stellt einen infektiologischen Notfall dar, der eine unverzügliche Reaktion erfordert.

c) **Falsch.** Die Laborwerte sollten Sie nicht abwarten.

d) **Richtig.** Nach Abnahme von Blutkulturen leiten Sie eine empirische Antibiotikatherapie ein. Nach Keimnachweis und Antibiogramms sollte diese womöglich angepasst werden.

e) **Falsch.** Der ZVK stellt zwar ein mögliches Keimreservoir dar, die Explantation muss jedoch erst bei persistierendem Fieber oder Kreislaufinstabilität erwogen werden.

## Frage 278

Eltern stellen sich mit ihrem 2-jährigen Jungen in Ihrer Kinderarztpraxis vor. Der Junge wirkt blass und die Eltern berichten über einen verminderten Antrieb in den letzten Wochen. Sie erheben folgende Laborparameter:

Hb: 66 g/l, Leukozyten: $10{,}2 \times 10^9$/l, Thrombozyten: $350 \times 10^9$/l, MCV 60 fl

Welchen Laborparameter sollten Sie als nächstes bestimmen?

a. Retikulozyten
b. Vitamin D
c. Folsäure
d. Löslicher Transferrinrezeptor
e. Ferritin

## Antworten

a) **Falsch.** Hier liegt eine Anämie mit vermindertem MCV vor. Die Anzahl der Retikulozyten würde Ihnen bei normwertigem MCV bei der Diagnosefindung helfen.

b) **Falsch.** Das Vitamin D ist hier nicht zielführend.

c) **Falsch.** Ein Folsäuremangel würde eine megaloblastäre Anämie verursachen.

d) **Falsch.** Ein anderer Laborparameter sollte zuerst bestimmt werden. sTfR könnte im weiteren Verlauf hilfreich sein.

e) **Richtig.** Hier liegt eine mikrozytäre hypochrome Anämie vor. Bei erniedrigtem Ferritin wäre eine Eisenmangelanämie bereits bewiesen. Differenzialdiagnose ist die Thalassämie.

## Frage 279

Welche Aussage zur Therapie der Eisenmangelanämie trifft am ehesten zu?

a. Bei Frühgeborenen sollte eine Prophylaxe durchgeführt werden.
b. Eisen sollte oral substituiert werden, bis sich das Blutbild normalisiert.
c. Ab einem Hb von <6 g/dl sollte eine Transfusion erfolgen.
d. Die Therapie der Eisenmangelanämie umfasst die Gabe von Vitamin B12.
e. Bei fehlender Compliance sollte parenteral therapiert werden.

a) **Richtig.** Bei Frühgeborenen sind die Eisenspeicher meist unzureichend gefüllt und es wird häufig Blut entnommen. Daher sollte einer Eisenmangelanämie ab der 4.–5. Lebenswoche vorgebeugt werden.

b) **Falsch.** Eisen sollte ca. für 3–5 Monate substituiert werden, Monate über die Regenerierung hinaus.

c) **Falsch.** Die Indikation zur Transfusion wird klinisch gestellt.

d) **Falsch.** Vitamin B12 wird zur Behandlung von Anämien verwendet, die durch einen Mangel an Vitamin B12 verursacht werden, wie z. B. die perniziöse Anämie. Die Gabe von Vitamin B12 hat keine direkte Wirkung auf den Eisenmangel und ist somit nicht indiziert bei der Therapie der Eisenmangelanämie.

e) **Falsch.** Die parenterale Therapie sollte aufgrund der Nebenwirkungen nur bei sehr schwerer Anämie oder Resorptionsstörungen erwogen werden.

## Frage 280

Sie werden um Mitbeurteilung eines 2-jährigen Mädchens gebeten, welches durch allgemeine Blässe, Schlappheit und Sensibilitätsstörungen in den Beinen auffällig geworden ist. Im Labor ist der Hb vermindert und das MCV erhöht. Welche Anämieform scheint Ihnen am wahrscheinlichsten?

a. Kugelzellanämie
b. Folsäuremangel
c. Cobalaminmangel
d. Aplastische Anämie
e. Sichelzellerkrankung

a) **Falsch.** Die Kugelzellanämie ist eine hämolytische Anämie, die sich eher durch Ikterus, Splenomegalie und/oder Gallensteine bemerkbar macht.

b) **Falsch.** Hier handelt es sich zwar um eine makrozytäre Anämie, neurologische Symptome treten beim Folsäuremangel jedoch nicht auf.

c) **Richtig.** Die Konstellation ist typisch für einen Vitamin-B12-Mangel (Cobalamin).

d) **Falsch.** Eine aplastische Anämie ist durch eine Unterdrückung oder Schädigung des Knochenmarks gekennzeichnet, was zu einem Mangel an allen Blutzelllinien führt. Das erhöhte MCV ist ein Hinweis auf eine makrozytäre Anämie, während bei der aplastischen Anämie eher normozytäre oder mikrozytäre Werte vorliegen.

e) **Falsch.** Bei der Sichelzellerkrankung stehen Symptome durch Folgen von Gefäßverschlüssen im Vordergrund („Schmerzkrisen").

---

**Frage 281**

Aus welchen Bausteinen besteht die Therapie der Thalassaemia major?

(1) Eisensubstitution
(2) Allogene Stammzelltransplantation
(3) Splenektomie
(4) Erythrozytenkonzentrattransfusionen
(5) Chelatbildner

a. Aus den Bausteinen (1), (4) und (5).
b. Aus den Bausteinen (2), (4) und (5).
c. Aus den Bausteinen (1), (2) und (3).
d. Aus den Bausteinen (4) und (5).

---

**Anworten**

(1) Eisen sollte nur bei nachgewiesenem Eisenmangel (Ferritin ↓) substituiert werden.
(2) Eine allogene Stammzelltransplantation ist die einzige kurative Therapie der Thalassaemia major.
(3) Eine Splenektomie ist höchstens bei der Sichelzellerkrankung indiziert. Hier jedoch auch nur nach Milzsequestration.
(4) Die Anämie sollte mittels EK-Transfusionen alle 3 Wochen ausgeglichen werden.
(5) Um einer Eisenüberladung vorzubeugen, sollten Chelatbildner eingesetzt werden.

Somit ist die gesuchte Lösung Antwort **b**.

## Frage 282

Sie behandeln einen 1,5 Jahre alten Jungen, der durch Blässe aufgefallen ist. Die Eltern berichten über keine weiteren Auffälligkeiten außer über einen leichten Atemwegsinfekt vor einer Woche. Im Labor stellen Sie eine normozytäre Anämie mit verminderter Retikulozytenzahl fest. Welche Verdachtsdiagnose stellen Sie am ehesten?

a. Renale Anämie
b. Aplastische Anämie
c. Transitorische Erythroblastopenie
d. Thalassämie
e. Autoimmunhämolytische Anämie

## Antworten

a) **Falsch.** Bei einer renalen Anämie entsteht durch Niereninsuffizienz ein Erythropoetin-Mangel, der eine normozytäre Anämie verursacht. Dies tritt im Kindesalter jedoch nur sehr selten auf.

b) **Falsch.** Eine aplastische Anämie kann angeboren oder erworben (z. B. getriggert durch Medikamente oder Viren) sein. Es kommt durch Knochenmarkinsuffizienz zum klinischen Bild einer Panzytopenie. Dies ist mit den in der Fragestellung genannten Angaben zwar noch nicht auszuschließen, aufgrund der Seltenheit der Erkrankung ist jedoch eine andere Diagnose wahrscheinlicher.

c) **Richtig.** Nicht selten kommt es bei Kleinkindern nach viralem Atemwegsinfekt zu einer gestörten Erythrozytenbildung im Knochenmark. In der Regel sind die Kinder beschwerdefrei und die Blutbildung erholt sich von allein.

d) **Falsch.** Bei der Thalassämie würde eine mikrozytäre Anämie vorliegen.

e) **Falsch.** Bei hämolytischen Anämien stehen Hämolysezeichen sowie Ikterus und brauner Urin im Vordergrund.

**Frage 283**

Ein Kleinkind fällt durch ikterische Hautveränderungen auf. Es klagt über Rückenschmerzen und Luftnot bei leichter Belastung. In der Untersuchung stellen Sie eine Splenomegalie fest, der Urin ist braun, LDH erhöht und Haptoglobin erniedrigt. Welche Diagnostik sollten Sie zur Diagnosefindung zunächst einleiten?

a. Coombs-Test
b. Test der Membranstabilität von Erythrozyten
c. Mikroskopie des Blutausstriches
d. Knochenmarkpunktion
e. Messung der Glukose-6-Phosphat-Dehydrogenase-Aktivität

**Antworten**

a) **Richtig.** Hier handelt es sich um eine hämolytische Anämie, bei der die Ursachenfindung im Vordergrund steht. Durch den Coombs-Test (Nachweis von Antikörpern und/oder Komplementfaktoren gegen Erythrozyten) lassen sich extrakorpuskuläre (positiver Test) von korpuskulären (negativer Test) Ursachen unterscheiden.

b) **Falsch.** Dies ist ein Spezialtest für die Diagnose einer Kugelzellanämie. Bei einem negativen Coombs-Test könnte die Durchführung diskutiert werden.

c) **Falsch.** Die Mikroskopie könnte genauere Hinweise über die Ätiologie von korpuskulären hämolytischen Anämien geben. Zuvor sollten jedoch andere Ursachen ausgeschlossen werden.

d) **Falsch.** Eine Knochenmarkpunktion kann bei Verdacht auf eine Beteiligung des Knochenmarks, z. B. bei Verdacht auf Leukämie oder HLH, auch sehr akut notwendig sein. Bei der hier geschilderten Konstellation erscheint zunächst eine weniger invasive Labordiagnostik zielführender.

e) **Falsch.** Hier handelt es sich ebenfalls um einen Spezialtest. Dieser sollte erst bei negativem Coombs-Test erwogen werden.

## Frage 284–285

Besorgte Eltern stellen sich mit ihrer 5-jährigen Tochter bei Ihnen vor. Sie habe andauernd Nasenbluten, welches schwer gestillt werden könne (>10 min) und kleine rote Punkte auf der Haut. Eine bekannte Ärztin hatte ihnen eine Abklärung empfohlen. Sie erheben folgende Laborwerte: Hb 11 g/dl, Leukozyten 9000/µl, Thrombozyten 70.000/µl. Das Differenzialblutbild ist unauffällig.

## Frage 284

Welche Aussage trifft auf Ihre Verdachtsdiagnose am ehesten zu?

a. Die Mehrzahl hat bei Diagnosestellung keine Blutungssymptome.
b. Im Vergleich zu anderen Ursachen vergleichbarer Thrombozytopenien ist die Blutungsneigung relativ gering.
c. Zum Ausschluss wichtiger Differenzialdiagnosen sollte eine Knochenmarkspunktion durchgeführt werden.
d. Die erhöhten Leukozyten weisen auf eine Leukämie hin.
e. Die größte Gefahr stellen mögliche Darmblutungen dar.

## Antworten

a) **Falsch.** Hier liegt eine Immunthrombozytopenie (ITP) vor, definiert als isolierte Thrombozytopenie <100.000/µl. Lediglich 10 % der Kinder haben bei Diagnosestellung keine Blutungssymptome.

b) **Richtig.** Bei der ITP liegt ein erhöhter Verbrauch von Thrombozyten vor, die verbleibenden Zellen weisen jedoch noch eine optimale Funktion auf. Differenzialdiagnosen sind Bildungsstörungen (z. B. Leukämie), bei denen vermehrt alte Thrombozyten mit reduzierter Funktion vorliegen. Die Blutungsneigung ist dort also höher.

c) **Falsch.** Die akute Leukämie ist zwar eine wichtige Differenzialdiagnose, eine Knochenmarkspunktion wird jedoch nur bei klinischem Verdacht oder weiteren Blutbildauffälligkeiten durchgeführt.

d) **Falsch.** Die erhöhten Leukozytenwerte allein sind kein spezifisches Merkmal für eine akute Leukämie. In diesem Fall deutet das klinische Bild mit Nasenbluten, schwer stillbaren Blutungen und den Thrombozytenwerten auf eine Immunthrombozytopenie (ITP) hin.

e) **Falsch.** Größte Gefahr sind Hirnblutungen.

## Frage 285

Welche der folgenden sollten möglichst **nicht** als Therapie Ihrer Verdachtsdiagnose erwogen werden?

(1) Watch and Wait
(2) Steroidstoßtherapie
(3) Oraler Thrombopoietinrezeptor-Agonist
(4) Thrombozytentransfusionen

(5) Immunglobuline i.v.
(6) Rituximab
(7) Splenektomie

a. Die Therapien (4), (6) und (7)
b. Die Therapien (1), (2), (5) und (6)
c. Die Therapien (1), (3) und (7)
d. Die Therapien (4) und (7)

## Antworten

Bei Symptomlosigkeit und fehlender Sturzgefahr kann unter engmaschigen Kontrollen zunächst abgewartet werden (Watch and Wait). Falls dies nicht der Fall ist, besteht die Therapie der ITP zunächst aus Immunglobulingabe und einer Steroidstoßtherapie. Bei chronischen Verläufen kann Rituximab eingesetzt werden (antithrombozytäre Antikörper werden indirekt durch B-Zell-Depletion reduziert). Außerdem ist die Gabe eines oralen Thrombopoietinrezeptor-Agonisten zugelassen, welcher die ITP jedoch nicht heilen kann. Vermieden werden sollten Thrombozytentransfusionen, da diese das autoimmunologische Geschehen eventuell ankurbeln (nur im Notfall bei bedrohlichen akuten Blutungen indiziert). Eine Splenektomie sollte möglichst vermieden werden.

Die gesuchte Lösung ist somit Antwort **d**.

# Hämostaseologie

---

### Frage 286

Welche Aussage zur allgemeinen Diagnostik von Blutungsneigungen im Kindesalter trifft am ehesten **nicht** zu?

a. Erworbene Blutungsneigungen können ein Zeichen von Intoxikationen sein.
b. Hämatome weisen eher auf Thrombozytopenien/-pathien als auf einen Faktormangel hin.
c. Gelenkblutungen bei Jungen können auf eine Hämophilie hinweisen.
d. Ein ISTH-BAT-Score von ≥3 gilt als auffällig.
e. Bei zusätzlicher Hypermobilität der Gelenke sollte an eine Kollagenstoffwechselstörung gedacht werden.

---

### Antworten

a) Dies sollte nicht in Vergessenheit geraten. Möglich sind Intoxikationen mit Phenprocoumon oder Rattengift.
b) Hämatome weisen eher auf einen Faktormangel hin.
c) Oft wird auch bezüglich einer möglichen Kindesmisshandlung abgeklärt.
d) Mittels eines international anerkannten Fragebogens wird der ISTH-BAT-Score zur Einschätzung von Blutungen erhoben. Bei einem Wert von ≥3 ist weitere spezielle Diagnostik indiziert.

© Der/die Autor(en), exklusiv lizenziert an Springer-Verlag GmbH, DE, ein Teil von Springer Nature 2023
C. Papan, *Kinder- und Jugendmedizin. Fragen und Antworten*,
https://doi.org/10.1007/978-3-662-67327-0_15

e) Zwar selten, aber nennenswert ist hier das Ehlers-Danlos-Syndrom. Die Hypermobilität kann mittels Beighton-Score erfasst werden.@production: Bitte bei den Antworten das Format „Liste" zuweisen, nummeriert als a., b., c. etc.

Die gesuchte Lösung ist somit Antwort **b**.

## Frage 287

Ordnen Sie die folgenden Laboruntersuchungen den passenden Messobjekten zu.

| (1) aPTT | (A) Thrombozytenfunktion |
|---|---|
| (2) Blutungszeit | (B) Extrinsisches System und gemeinsame Endstrecke (FVII, FII, FX, FV) |
| (3) Quick-Wert | (C) Intrinsisches System und gemeinsame Endstrecke (FVIII, FIX, FXI, FXII, FII, FV, FX) |
| (4) INR-Wert | (D) Potenziertes Verhältnis der Thromboplastinzeit zu der eines standardisierten Reagenzes |

**Antwortsmöglichkeiten**

a. 1B, 2A, 3C, 4D
b. 1C, 2A, 3D, 4C
c. 1B, 2C, 3D, 4A
d. 1C, 2A, 3B, 4D

Die gesuchte Lösung ist Antwortmöglichkeit **d**.

## Frage 288

Welche Aussage zur Von-Willebrand-Erkrankung trifft am ehesten zu?

a. Typischerweise sind Blutungszeit und aPTT verlängert.
b. Bei Blutungen aus dem Harntrakt können Fibrinolyseinhibitoren eingesetzt werden.
c. Bei der Behandlung sollte der Natriumspiegel stets kontrolliert werden.
d. Therapeutische Option sind rekombinante FVIII-Präparate.
e. Der vWF ist unabhängig von inflammatorischen Geschehnissen.

a) **Falsch.** Typischerweise ist die aPTT normwertig. Unbedingt an vWD denken sollte man daher bei der Trias Schleimhautblutung, positive Familienanamnese, normwertige Tests.

b) **Falsch.** Fibrinolyseinhibitoren (z. B. Tranexamsäure) sind hier kontraindiziert. Gut wirksam sind sie jedoch bei Schleimhautblutungen.

c) **Richtig.** Therapeutisch kann Desmopressin (DDAVP, synthetisches ADH, bewirkt vWF-Freisetzung aus Endothelzellen) eingesetzt werden. Eine wichtige Nebenwirkung ist die Hyponatriämie.

d) **Falsch.** Im Gegensatz zu natürlichen FVIII-Präparaten beinhalten rekombinant hergestellte Präparate keinen vWF, weswegen die Gabe hier nicht sinnvoll wäre.

e) **Falsch.** Inflammation kann zu einer erhöhten Freisetzung von vWF durch Stimulation aus den Endothelzellen führen. Zusätzlich fördert vWF die inflammatorischen Prozesse, indem er die Adhäsion und Aggregation von Blutplättchen an der Stelle der Entzündung fördert.

## Zu Frage 289–290

In Ihrer Ambulanz stellt sich ein älteres Ehepaar mit kürzlich adoptiertem 5-jährigen Jungen vor, welcher an starken Unterbauchschmerzen leidet. Über die Familien- und Krankheitsgeschichte wissen die Beiden wenig. Ihnen sei lediglich aufgefallen, dass der Junge ungewöhnlich große blaue Flecken entwickle und verzögert nach Verletzungen stark blute.

Welche Diagnostik leiten Sie ein?

a. aPTT, Einzelfaktorbestimmung
b. Bestimmung von Entzündungsparametern
c. Messung des vWF-Antigens und der vWF-Funktion
d. Bestimmung der ADAMTS13-Spiegel
e. Digitale rektale Untersuchung

a) **Richtig.** Hier handelt es sich wahrscheinlich um Hämophilie mit Psoasblutung.
b) **Falsch.** Die Unterbauchschmerzen könnten eine Appendizitis vermuten lassen. Die weitere Symptomatik passt jedoch nicht ins Bild.
c) **Falsch.** Zunächst sollten allgemeinere Gerinnungsparameter bestimmt werden. Außerdem ist durch die Anamnese eine Hämophilie wahrscheinlicher.
d) **Falsch.** ADAMTS13 ist ein Enzym, das für die Spaltung von von-Willebrand-Faktor-Multimeren verantwortlich ist. Ein Mangel an funktionellem ADAMTS13 kann zur thrombotisch-thrombozytopenischen Purpura (TTP) führen, was eine thrombotische Mikroangiopathie ist.
e) **Falsch.** Die digitale rektale Untersuchung ist hier nicht zielführend.

**Frage 290**

Welche Information sollten Sie dem Ehepaar nicht geben, da sie **falsch** wäre?

a. Unbehandelt kann die Krankheit zu chronischen Gelenkproblemen führen.
b. In Deutschland werden Betroffene prophylaktisch behandelt.
c. Die Faktoraktivität des Jungen ist wahrscheinlich <5 %.
d. Die klinischen Ausprägungen beider Unterformen, A und B, sind ähnlich.
e. Mädchen können nicht betroffen sein.

a) **Richtig.** Durch vermehrte Hämarthrosen kommt es zu Gelenkproblemen. Sie können sogar zur Rollstuhl-Abhängigkeit führen.
b) **Richtig.** Prophylaktisch werden regelmäßig Faktorpräparate verabreicht.
c) **Richtig.** Der Junge leidet mindestens an einer mittelschweren Hämophilie, welche erst durch eine Verminderung der Faktoraktivität um >95 % entsteht.
d) **Richtig.** Auch wenn die Hämophilie A wesentlich häufiger ist, sind die Symptome und die Schwere zwischen den Formen vergleichbar.
e) **Falsch.** Hämophilie wird zwar X-chromosomal vererbt, wodurch hauptsächlich Jungen betroffen sind, in seltenen Fällen (z. B. Homozygotie, ungleiche X-Aktivierung, Turner-Syndrom) kann es jedoch auch Mädchen treffen.

## Frage 291

Welches der Folgenden ist beim Neugeborenen ein mögliches Zeichen eines Faktormangels?

a. Petechien am Thorax
b. Blutung aus dem Nabelstumpf
c. Wundheilungsstörung
d. Konjunktivale Einblutung
e. Nasenbluten

### Antworten

a) **Falsch.** Petechien treten eher bei Thrombozytopenien/-pathien auf. Peripartal können sie bedingt durch die Geburt auftreten, differenzialdiagnostisch sollte auch an Infektionen gedacht werden.
b) **Richtig.** Blutungen aus dem Nabelstumpf können schon in der Neonatalperiode auftreten und sollten weitere Diagnostik auf Gerinnungsfaktormangel nach sich ziehen, v. a. auf den Faktor-XIII-Mangel.
c) **Falsch.** Wundheilungsstörungen sind kein typisches Symptom eines Faktormangels bei Neugeborenen.
d) **Falsch.** Konjunktivale Einblutungen treten häufig aufgrund der mechanischen Einwirkungen während des Geburtsvorgangs auf. Nichtsdestotrotz kann es seltener auch für eine Blutungsneigung sprechen.
e) **Falsch.** Nasenbluten bei Neugeborenen kann auch Ausdruck eines Geburtstraumas sein, seltener auch Ausdruck von Blutungsneigungen.

## Frage 292

Ordnen Sie die folgenden Aussagen den zwei häufigsten hereditären Thrombozytopathien (1) Bernard-Soulier-Syndrom und (2) Thrombasthenie Glanzmann zu (Mehrfachnennungen möglich).

A. Gestörte Thrombozytenaggregation
B. Therapeutische Gabe von Thrombozytenkonzentrat bei OP und bedrohlichen Blutungen
C. Makrothrombozytopenie
D. Spontanblutungen an Schleimhäuten
E. Gestörte Thrombozytenadhäsion

**Antwortmöglichkeiten**

| | |
|---|---|
| a. (1) B, C, D, E | (2) A, B, C, D |
| b. (1) A, D | (2) B, C, E |
| c. (1) B, C, E | (2) A, B, D |
| d. (1) A, B, C | (3) B, C, E |

**Antworten**

Das Bernard-Soulier-Syndrom (1) beinhaltet eine Störung des thrombozytären Rezeptorkomplexes GpIb-IX-V, wodurch die vWF-Bindung und somit die Thrombozytenadhäsion (E) gestört sind. Es kommt zu einem erhöhten mittleren Thrombozytenvolumen (C) und therapeutisch werden TK-Konzentrate bei OP und bedrohlichen Blutungen eingesetzt (B). Klinisch steht die Blutungsneigung mit Purpura und Hämatomneigung im Vordergrund.

Bei der Thrombastenie Glanzmann (2) ist der thrombozytäre Rezeptor-komplex GpIIb/IIIa gestört, wordurch die Aggregation der Thrombozyten (A) durch verminderte vWF- und Fibrinogenbindung gestört ist. Es kommt zu Spontanblutungen der Schleimhäute (D) und es sollten ebenfalls TK-Konzentrate in den genannten Situationen (B) eingesetzt werden.

Somit ist die gesuchte Lösung Antwortmöglichkeit **c.**

**Frage 293**

Welche Aussage zu Thrombophilien im Kindesalter trifft am ehesten zu?

a. Normale D-Dimer-Werte schließen eine Venenthrombose (VT) bzw. Lungenembolie (LE) aus.

b. Die Purpura fulminans ist Folge eines Protein-C-Mangels.

c. Das höchste relative Risiko, eine erste VT zu entwickeln, besteht bei Protein-C-Mangel.

d. Thrombophilie tritt nur bei Erwachsenen auf und hat keine Relevanz im Kindesalter.

e. Lungenembolien treten vorwiegend in der Neonatalperiode auf.

**Antworten**

a) **Falsch.** Vor allem bei Kindern sind D-Dimere wenig spezifisch.

b) **Richtig.** Die Purpura fulminans entsteht zum Beispiel bei disseminierter intravasaler Gerinnung im Rahmen eines Waterhouse-Friderichsen-Syndroms (meist Infektion mit Neisseria meningitidis) durch Protein-C-Mangel.

c) **Falsch.** Das höchste relative Risiko besteht bei Antithrombin-Mangel.

d) **Falsch.** Thrombophilien, wie beispielsweise Protein-C-Mangel, Antithrombin-Mangel oder Faktor-V-Leiden-Mutation, können auch im Kindesalter auftreten und das Risiko für eine Venenthrombose erhöhen.

e) **Falsch.** LEs treten vorwiegend bei Jugendlichen auf. In der Neonatalperiode häufen sich VTs.

## Frage 294

Welche Aussage zur Therapie einer VT/LE im Kindesalter trifft am ehesten zu?

a. Warfarin ist Phenprocoumon in der Erhaltungstherapie überlegen.

b. Bei VTs sollte initial eine Thrombolyse erfolgen.

c. Es wird niedermolekulares Heparin (NMH) eingesetzt, da ein Antidot für den Fall der Überdosierung existiert.

d. Für die Fibrinolyse wird Streptokinase bevorzugt.

e. NOAKs sollten zunächst nur zeitgleich mit Heparin eingesetzt werden (Bridging).

## Antworten

a) **Richtig.** Vitamin-K-Antagonisten werden in der Erhaltungstherapie eingesetzt. Warfarin hat den Vorteil der kürzeren Halbwertzeit, wodurch die Dosierung anhand der INR-Werte besser gesteuert werden kann.

b) **Falsch.** Eine Thrombolyse sollte nur bei lebensbedrohlichen LEs oder bei Gefahr eines Organverlusts erwogen werden.

c) **Falsch.** Zumeist wird initial unfraktioniertes Heparin (UFH) eingesetzt, für welches das Antidot Protamin existiert. Immer häufiger wird auch NMH verwendet, da das Risiko einer HIT geringer ist. Ein sicheres Antidot gibt es für NMH allerdings nicht. Daher sollte auch keine i.v.-Gabe erfolgen.

d) **Falsch.** Es werden eher Thrombolytika wie Alteplase oder Reteplase verwendet.

e) **Falsch.** Es liegen bisher nur wenige Daten zu NOAKs in der Erhaltungsphase vor. Das beschriebene Bridging sollte bei Vitamin-K-Antagonisten-Therapie durchgeführt werden, da initial durch Abfall von Protein C eine Hyperkoagulabilität besteht.

# Nephrologie 16

## Frage 295

In der Hektik des Stationsalltags wird der Spontanurin eines kleinen Patienten 4 h im Arbeitsraum stehen gelassen, bevor die weitere Diagnostik erfolgt. Mit welchen fälschlichen Veränderungen müssen Sie **am wenigsten** rechnen?

a. Bakterienanzahl nimmt zu
b. Proteine zersetzen sich
c. Zellen lösen sich auf
d. Der Glukosewert steigt
e. pH sinkt ab

## Antworten

a) Die Bakterienanzahl kann steigen.
b) Die Proteine können sich bei Raumluft zersetzen.
c) Im Urin enthaltene Zellen können sich auflösen.
d) Glukose wird durch die vorhandenen Bakterien weiter verbraucht.
e) Sie rechnen eher mit einem Anstieg des pH-Werts.

Die gesuchte Lösung ist somit Antwort **e**.

© Der/die Autor(en), exklusiv lizenziert an Springer-Verlag GmbH, DE, ein Teil von Springer Nature 2023
C. Papan, *Kinder- und Jugendmedizin. Fragen und Antworten*,
https://doi.org/10.1007/978-3-662-67327-0_16

## Frage 296

Sie sollen den Urinstreifentest eines Kindes interpretieren. Welche Aussage trifft am ehesten zu?

a.  Bei Säuglingen ist der Nitritnachweis besonders sensitiv.
b.  Eine Myoglobinurie kann einen positiven Erythrozytenbefund ergeben.
c.  Bei Glukosurie wird oft fälschlicherweise Granulozytenesterase nach-
    gewiesen.
d.  Der Nachweis von tubulären Proteinen wird im Proteintestfeld angezeigt.
e.  Der Teststreifen sollte direkt nach dem Beträufeln abgelesen werden.

## Antworten

a)  **Falsch.** Aufgrund der häufigen Blasenentleerungen bei Säuglingen ist die
    Blasenverweilzeit meist nicht lang genug für die Reduktion von Nitrat zu
    Nitrit durch uropathogene Keime.
b)  **Richtig.** Beim Urinstreifentest erfolgt die Reaktion mit der Häm-Gruppe,
    wodurch eine Differenzierung zwischen Hämoglobin, Myoglobin und Ery-
    throzyten nicht möglich ist.
c)  **Falsch.** Bei Glukosurie ist der Nachweis der Granulozytenesterase eher
    falsch-negativ.
d)  **Falsch.** Das Proteintestfeld der Urinstreifen weist ausschließlich Albu-
    min nach.
e)  **Falsch.** Es sollte die Einwirkzeit von 1–2 min abgewartet und erst dann ab-
    gelesen werden.

## Frage 297

Sie sollen den GFR-Wert eines 4 Tage alten Kindes (reifgeboren) beurteilen.
Welcher Wert erscheint Ihnen am ehesten physiologisch?

a.  $15 \text{ ml/min} \times 1{,}73 \text{ m}^2$
b.  $41 \text{ ml/min} \times 1{,}73 \text{ m}^2$
c.  $96 \text{ ml/min} \times 1{,}73 \text{ m}^2$
d.  $133 \text{ ml/min} \times 1{,}73 \text{ m}^2$
e.  $140 \text{ ml/min} \times 1{,}73 \text{ m}^2$

**Antworten**

a) **Falsch.** Einen GFR-Mittelwert von 15 findet man bei einem Frühgeborenen der 29.–34. Schwangerschaftswoche in der ersten Lebenswoche.

b) **Richtig.** Bei Reifgeborenen in der ersten Lebenswoche liegt die GFR im Mittel bei 41 ml/min und 1,73 m² Körperoberfläche, mit einer Standardabweichung von 15.

c) **Falsch.** Das wäre ein Wert, den man bei Säuglingen jenseits der 8. Lebenswoche erwarten würde.

d) **Falsch.** Das sind typische Werte für Vorschul- bzw. Schulkinder.

e) **Falsch.** Das wären Werte für Kinder ab 13 Lebensjahren.

---

**Frage 298**

Welche der folgenden Untersuchungsmethoden erlaubt Ihnen eine exakte Untersuchung von Nierenparenchymschäden, zum Beispiel verursacht durch chronische Pyelonephritiden?

a. Magnetresonanztomografie (MRT)

b. $^{99m}$Tc-Dimercaptosuccininsäure (DMSA)-Szintigrafie

c. Intravenöse Pyelografie

d. Dreidimensionale Computertomografie

e. $^{99m}$Tc-Mercaptoaceyltriglycin (MAG-3)-Szintigrafie

---

**Antworten**

a) **Falsch.** Die MRT-Untersuchung dient eher der Darstellung anatomischer Strukturen.

b) **Richtig.** Durch Bindung an Zystein in proximalen Tubuli ermöglicht die DMSA-Szintigrafie die Darstellung des renalen Kortex. Sie wird auch „statische Nierenszintigrafie" genannt.

c) **Falsch.** Hier wird mittels Kontrastmittel die Ausscheidung dargestellt. Die Untersuchung ist aus der Routinediagnostik nahezu verschwunden.

d) **Falsch.** Die CT-Untersuchung wird zur Darstellung der anatomischen Verhältnisse eingesetzt.

e) **Falsch.** MAG-3 wird tubulär sezerniert und ermöglicht so die Darstellung von Abflusshindernissen. Die Methode wird auch „dynamische Nierenszintigrafie" genannt.

**Frage 299**

Im Ultraschall eines klinisch unauffälligen 5-jährigen Jungen finden Sie rechtsseitig eine große Niere, während Sie auf der linken Seite keine finden. Welche
Fehlbildung liegt am ehesten vor?

a. Beckenniere links
b. Doppelniere rechts
c. Wanderniere links
d. Gekreuzte Dystopie rechts
e. Unilaterale Nierenagenesie

**Antworten**

a) **Falsch.** Durch Ausbleiben der Nierenwanderung kann eine Niere im kleinen
Becken verbleiben. Durch die Größe der rechten Niere ist jedoch eine andere Diagnose wahrscheinlicher.

b) **Falsch.** Die Verdopplung würde sich auf eine Niere beziehen. Links wäre
trotzdem eine Niere auffindbar.

c) **Falsch.** Bei einer abnormen Beweglichkeit der Niere spricht man von einer
Wanderniere (Senkniere, Nephroptose). Dieses Phänomen betrifft meist die
rechte Seite und kommt eher bei schlanken Menschen vor. In diesem Fall
scheint es nicht die wahrscheinliche Ursache zu sein.

d) **Falsch.** Hier wären beide Nieren untereinander auf der rechten Seite an-
geordnet, evtl. teilweise verschmolzen, meist aber abgrenzbar.

e) **Richtig.** Durch das Fehlen der linken Niere hypertrophiert die rechte Niere
kompensatorisch.

**Frage 300**

Welche Aussage zu angeborenen Fehlbildungen der Nieren und ableitenden
Harnwege trifft **am wenigsten** zu?

a. Eine Doppelniere wird als kompliziert eingestuft, wenn ein vesikoureteraler
Reflux (VUR) vorliegt.
b. Hufeisennieren treten gehäuft beim Ulrich-Turner-Syndrom auf.
c. Die bilaterale Nierenagenesie ist mit dem extrauterinen Leben nicht
vereinbar.

d. Bei einer Doppelniere sind die Nierenbecken nur durch eine Parenchymbrücke getrennt.

e. Die unilaterale Nierenagenesie ist meistens symptomlos.

a) Eine Doppelniere gilt als kompliziert, sobald eine Harnwegsinfektion und/ oder arterielle Hypertonie vorliegt. Beides sollte möglichst vermieden werden.

b) Hufeisennieren sind relativ häufig, besonders beim Ulrich-Turner-Syndrom. Die Nieren sind meist am unteren Pol verschmolzen.

c) Nur durch Nierenersatztherapie kann nach der Geburt das Überleben gesichert werden.

d) Eine Doppelniere ist meist keine echte Verdopplung.

e) Die Häufigkeit wird mit 1:500 bis 1:3200 angegeben; im Ultraschall kann die kompensatorische Hypertrophie der kontralateralen Niere gezeigt werden.

Die gesuchte Lösung ist somit Antwort **a**.

## Frage 301

Welche Aussage trifft am ehesten zu?

a. Beim Ureter fissus liegt eine doppelte Harnröhre vor.

b. Bei Mädchen mit einseitig dilatiertem Ureter sollten Urethralklappen ausgeschlossen werden.

c. Bei Vorliegen eines Ureter duplex mündet der zum oberen Nierenpol gehörende Ureter kaudal des anderen in die Harnblase.

d. Eine Doppelniere kommt bei 7 % der Bevölkerung vor.

e. Ureterfehlbildungen können verlässlich nur mittels CT detektiert werden.

a) **Falsch.** Ureter fissus beschreibt eine durch die Spaltung der Ureterknospe entstehende Fehlbildung mit zwei getrennten Ureteren, oft bei Doppelniere, die sich im weiteren Verlauf vereinen und gemeinsam in die Blase einmünden.

b) **Falsch.** Eine typische Konstellation wäre ein Junge mit beidseitig dilatierten Ureteren; dann sollten Urethralklappen unbedingt ausgeschlossen werden.
c) **Richtig.** Hier wird die Meyer-Weigert-Regel beschrieben.
d) **Falsch.** Die Häufigkeit einer Doppelniere bzw. einer Parenchymbrücke wird mit ca. 1 % der Bevölkerung angenommen.
e) **Falsch.** In erster Linie wird per Ultraschall diagnostiziert, im Verlauf und bei weiteren Fragestellungen können auch andere Untersuchungsmethoden, wie z. B. die MIktionszystourethrografie, Szintigrafie oder MRT zum Einsatz kommen.

## Frage 302

In der pränatalen Ultraschalldiagnostik bei Erstvorstellung einer jungen Frau in der 18. Schwangerschaftswoche stellen Sie den Befund einer Potter-Sequenz. Welche der folgenden Aussagen sollte am ehesten Teil des nun folgenden Aufklärungsgesprächs sein.

a. Der Fetus hat eine bilaterale Nierenagenesie.
b. Im Ultraschall fielen Ihnen typische Fehlbildungen von Kopf und Gesicht auf.
c. Therapeutisch kann pränatal das überschüssige Fruchtwasser abgelassen werden.
d. Klinisch entscheidend wird eine Lungenhypoplasie sein.
e. Der/die zuvor Behandelnde hätte den Befund bereits erheben müssen.

## Antworten

a) **Falsch.** Die Möglichkeit besteht zwar, pathognomonisch ist die Potter-Sequenz allerdings nicht. Sie kann bei allen Fehlbildungen, die mit einer verminderten intrauterinen Urinproduktion einhergehen, auftreten.
b) **Falsch.** So früh in der Schwangerschaft ist der Befund eher durch Wachstumsverzögerung und Zwangshaltung aufgrund des stark verminderten Fruchtwassers zu stellen.
c) **Falsch.** Das Problem bei der Potter-Sequenz ist ein Oligo-, kein Polyhydramnion.
d) **Richtig.** Die Lungenreifung ist fruchtwasserabhängig. Postnatal kommt es höchstwahrscheinlich zum Atemnotsyndrom durch Lungenhypoplasie, welches meist letal endet.

e) **Falsch.** Mit den typischen Veränderungen ist frühestens in der 17. Schwangerschaftswoche zu rechnen. Außerdem sollte man sehr zurückhaltend sein mit Schuldzuweisungen.

## Frage 303

Sie stellen die Diagnose eines vesikoureteralen Reflux (VUR) bei einem 2-jährigen Jungen. Die radiologische Miktionszystourethrografie ergab eine leichte Dilatation von Ureter und Nierenbecken beidseits. In der Sonografie erscheint die Blasenwand verdickt.

Welchen Refluxgrad (nach internationaler Refluxklassifikation) bestimmen Sie?

a. Normalbefund
b. Grad I
c. Grad II
d. Grad III
e. Grad IV

## Antworten

a) **Falsch.** Hier würden sich ein normal breites Parenchym und ein nicht dilatiertes Pyelon mit zarten Kelchen zeigen.
b) **Falsch.** Hier würde sich der Reflux auf den Ureter beschränken.
c) **Falsch.** Hier läge noch keine Nierenbeckendilatation vor.
d) **Richtig.** Der Ureter könnte zudem leicht geschlängelt sein.
e) **Falsch.** Hier wären die Fornixwinkel bereits aufgehoben, die Papillenimpressionen jedoch noch abgrenzbar.

## Frage 304

Welche Diagnose stellen Sie im oben genannten Fall am ehesten?

a. Urethralklappen
b. Konnataler Megaureter
c. Ureterstenose
d. Einseitiger Ausgussstein
e. Obstruktive Nephropathie

a) **Richtig.** Bei beidseits dilatiertem Ureter sollte an Urethralklappen gedacht werden. Außerdem kommt es hier durch Druckerhöhung zur Blasenwand-verdickung. Weitere Diagnostik ist erforderlich.

b) **Falsch.** Hier läge eine Störung der glatten Uretermuskulatur vor, was zur starken Ureterdilatation führen würde.

c) **Falsch.** Die Abflussstörung liegt vermutlich weiter distal.

d) **Falsch.** Eine Nephrolithiasis scheint bei dieser Konstellation nicht die nahe-liegendste Erklärung zu sein.

e) **Falsch.** Dies bezeichnet eine durch Abflussbehinderung entstandene Nieren-funktionsstörung. Sie könnte im Verlauf bei dem Jungen entstehen.


## Frage 305–306

Sie untersuchen ein 10-jähriges Mädchen in der Notaufnahme, welches Bauch-schmerzen und Schmerzen beim Wasserlassen angibt. Die Urindiagnostik ergibt folgenden Befund: Leukozyten ++, Erythrozyten +, Nitrit -, Protein -, Erythrozyten-zylinder -, >$10^5$/ml Kolonien Bakterien.

Was erscheint Ihnen am wahrscheinlichsten?

a. Nierensteine
b. Glomerulonephritis
c. Nephrotisches Syndrom
d. Messfehler
e. Harnwegsinfektion

a) **Falsch.** Prinzipiell kann eine Nephrolithiasis auch mit einer Infektion ver-gesellschaftet sein („Infektstein"), jedoch spricht die Symptomkonstellation bei diesem Fall eher gegen eine Nephrolithiasis.

b) **Falsch.** Es liegt zwar eine milde Erythrozyturie vor, jedoch spricht die Ab-wesenheit von Zylindern für eine distalere Genese als von den Glomeruli. Das Fehlen einer Proteinurie spricht auch dagegen.

c) **Falsch.** Es liegt keine Proteinurie vor, welches der Leitbefund beim nephrotischen Syndrom wäre.

d) **Falsch.** Dies lässt sich zwar nicht ausschließen, die Annahme ist bei den beschriebenen Befunden jedoch noch unbegründet.

e) **Richtig.** Dies ist die wahrscheinlichste Diagnose. Manche Bakterien (z. B. Enterokokken, Pseudomonaden) bilden kein Nitrit. Ein negativer Test schließt eine HWI also nicht aus. Bei Säuglingen kann darüber hinaus aufgrund der kurzen Blasenverweildauer Nitrit falsch-negativ sein.

---

**Frage 306**

Sie haben die oben genannte Patientin zunächst wieder nach Hause geschickt. Am nächsten Tag stellt sie sich wieder mit ihren Eltern bei Ihnen vor. Die Symptomatik ist unverändert, zudem messen Sie eine Temperatur von 38,5 °C, eine Leukozytose und ein CRP >20 mg/l. Welches Vorgehen ist nun am ehesten indiziert?

a. Gabe von Prednisolon
b. Gabe eines Cephalosporins der Gruppe 3 für 7–10 Tage
c. „Watch and Wait"
d. Gabe von Nitrofurantoin für 5 Tage
e. Gabe von Pivmecillinam für 10–14 Tage

---

**Antworten**

a) **Falsch.** Prednisolon wäre die Therapie eines nephrotischen Syndroms bzw. einer Glomerulonephritis (je nach Auslöser).

b) **Richtig.** Es handelt sich um eine Pyelonephritis. Altersgruppengerecht kann, bei gewährleisteter enteraler Aufnahme, eine Therapie mit einem Oralcephalosporin der Gruppe 3 erfolgen.

c) **Falsch.** Hier handelt es sich um eine Pyelonephritis, die behandelt werden sollte. Eine „Watch and Wait" Strategie kann bei Adoleszenten bzw. Erwachsenen mit Harnwegsinfektion (nicht: Pyelonephritis) erwogen werden

d) **Falsch.** Nitrofurantoin wäre eine Therapieoption für die Zystitis, nicht jedoch der Pyelonephritis (keine ausreichenden Gewebespiegel).

e) **Falsch.** Pivmecillinam ist ein Beta-Laktam-Antibiotikum mit Wirksamkeit gegen ESBL-bildende Enterobacterales, ist jedoch nur für die unkomplizierte Harnwegsinfektion zugelassen.

## Frage 307

Welche Aussage zu Harnwegsinfektionen (HWI) trifft am ehesten zu?

a. Es sind öfter männliche als weibliche Säuglinge betroffen.
b. Eine asymptomatische HWI ist definiert als isolierte signifikante Bakteriurie ohne Symptome.
c. Der häufigste Erreger einer HWI sind Enterokokken.
d. In der Regel handelt es sich um hämatogen entstehende Infektionen.
e. Die Unterscheidung zwischen komplizierter und unkomplizierter HWI wird anhand anatomischer Gegebenheiten vorgenommen.

## Antworten

a) **Richtig.** Im Säuglingsalter sind eher Jungen betroffen. Danach eher Mädchen.
b) **Falsch.** Eine asymptomatische HWI besteht aus signifikanter Bakteriurie und Leukozyturie.
c) **Falsch.** Der häufigste Erreger (80 %) ist *E. coli.*
d) **Falsch.** In der Regel sind Harnwegsinfektionen aszendierende Infektionen. Hämatogene Harnwegsinfektionen können jedoch vorkommen, wenngleich selten (z. B. fokale bakterielle Nephritis).
e) **Falsch.** Die Einteilung hängt zusätzlich von Blasen-/Nierenfunktion und Immunkompetenz ab.

**Zu 308–309** Ein 8-jähriger Junge leidet wiederholt an Harnwegsinfektionen. In den letzten Tagen war er jedoch beschwerdefrei. Heute stellt er sich mit seinen Eltern in Ihrer Notaufnahme vor, da er unter stärksten Bauchschmerzen leidet, die plötzlich eingesetzt haben und krampfartig verlaufen. Er habe zwar am Morgen im Sportunterricht Basketball gespielt, sich aber nicht verletzt. In der körperlichen Untersuchung wirkt das Abdomen weich. Es finden sich weder eine Abwehrspannung noch Verhärtungen. Sie stellen eine Körpertemperatur von 37°C, ein CRP von 2 mg/l und eine Hämaturie fest.

## Frage 308

Welche Verdachtsdiagnose stellen Sie?

a. Pyelonephritis
b. Hodentorsion
c. Appendizitis
d. Epididymitis
e. Nierensteine

### Antworten

a) **Falsch.** Der Schmerzcharakter ist untypisch für eine Pyelonephritis. Außerdem ist der Junge afebril.
b) **Falsch.** Bei plötzlich beginnenden Unterbauchschmerzen sollte eine Untersuchung der Hoden erfolgen. Eine andere Diagnose ist aufgrund der von Ihnen erhobenen Anamnese jedoch wahrscheinlicher.
c) **Falsch.** Die Art der Schmerzen ist untypisch für eine Appendizitis. Sie würden außerdem Fieber und erhöhte Entzündungsparameter erwarten.
d) **Falsch.** Eine Nebenhodenentzündung würde sich mit einer anderen Symptomatik präsentieren. Außerdem ist das Alter äußerst untypisch für dieses Krankheitsbild.
e) **Richtig.** Die Schmerzen passen ins Bild einer Harnleiterkolik, ausgelöst durch Nierensteine. Durch die rezidivierenden HWI ist der Junge dafür prädisponiert. Die Infektionsneigung des Kindes wäre ebenfalls Grund für eine weitere Abklärung.

## Frage 309

Für das Schreiben des Arztbriefes gehen Sie die Befunde der letzten Vorstellung des Jungen (aufgrund einer HWI) noch einmal durch. Welcher Erreger wurde vermutlich in der letzten Urinkultur nachgewiesen?

a. *Klebsiella oxytoca*
b. *Enterococcus faecalis*
c. *Proteus mirabilis*
d. *Staphylococcus aureus*
e. *Pseudomonas aeruginosa*

a) **Falsch.** *K. oxytoca* ist zwar ein fakultatives Urease-bildendes, gram-negatives Bakterium, das auch Harnwegsinfektionen auslösen kann, jedoch eher seltener vorkommt.

b) **Falsch.** Enterokokken können Harnwegsinfektionen verursachen, sind jedoch nicht für ihre Assoziation mit Nierensteinen bekannt.

c) **Richtig.** Chronische/rezidivierende Infektionen mit *Proteus mirabilis*, einem obligaten Ureasebildner, sind die häufigste Ursache von infektions-assoziierten Nierensteinen.

d) **Falsch.** *Staphylococcus aureus* ist kein typischer Erreger von Harnwegs-infektionen, jedoch *S. saprophyticus*, ein Vertreter der koagulase-negativen Staphylokokken.

e) **Falsch.** *Pseudomonas aeruginosa* sind eher mit nosokomialen Infektionen, z. B. mit der Katheter-assoziierten HWI, assoziiert.

---

**Frage 310**

Zur Einteilung von Glomerulopathien ist die Kenntnis der Differenzialdiagnose (1) nephritisches vs. (2) nephrotisches Syndrom entscheidend. Ordnen Sie die folgenden der wahrscheinlicheren Diagnose zu.

(A) Hyperlipoproteinämie
(B) Ggf. Flankenschmerzen
(C) Hämaturie
(D) Ödeme durch Hypoalbuminämie
(E) Proteinurie
(F) Hypertonus
(G) Ödeme durch Wasserretention
(H) Hypoproteinämie

a) (1) B, C, F, G          (2) A, D, E, H
b) (1) A, B, E, H          (2) C, D, F, G
c) (1) D, E, F, H          (2) A, B, C, G
d) (1) A, C, F, G          (2) B, D, E, H

Die gesuchte Lösung ist Antwortmöglichkeit **a.** Eine Überlappung bzw. ein gemischtes nephritisch-nephrotisches Syndrom ist möglich.

**Zu 311–312** Ihnen wird ein 7-jähriges Mädchen von einem Ihnen bekannten Kinderarzt überwiesen. Ihnen fallen sofort ausgeprägte Lidödeme und Luftnot auf. Das Mädchen hat trotz Appetitverlust, Erbrechen und Diarrhö einiges an Gewicht zugenommen. Prätibial finden Sie eindrückbare Schwellungen, der Blutdruck ist normal.

## Frage 311

Welches Vorgehen ist **nicht** indiziert?

a. Raten zu natriumarmer Kost und Flüssigkeitsrestriktion
b. Therapie mit Prednison starten
c. Infusion von Albumin mit anschließender Furosemidgabe
d. Thromboseprophylaxe mit niedermolekularem Heparin
e. Therapie mit Ciclosporin A starten

## Antworten

a) Dies ist Teil der symptomatischen Therapie eines idiopathisch nephrotischen Syndroms.
b) Die Initialtherapie wird mit Prednison durchgeführt.
c) Bei ausgeprägten Ödemen (wie hier beschrieben) ist dies indiziert.
d) Aufgrund des Verlustes von Proteinen, einschließlich Antithrombin-III, sowie des geringen intravasalen Volumens bei niedrigem onkotischen Druck besteht das Risiko für thrombembolische Ereignisse, weshalb neben einer Mobilisierung auch eine Heparin-Prophylayxe erwogen werden sollte.
e) Ciclosporin A sollte erst zur Therapieintensivierung abhängig vom weiteren Verlauf eingesetzt werden.

Die gesuchte Lösung ist somit Antwort **e**.

## Frage 312

Welche Aussage zu Ihrer Verdachtsdiagnose trifft am ehesten zu?

a. Es handelt sich am wahrscheinlichsten um eine Minimal-Change-Glomerulopathie (MCGN).
b. Wenn nach zweiwöchiger Therapie mit Prednison keine Remission eintritt, gilt das Syndrom als steroidresistent.
c. Es handelt sich am wahrscheinlichsten um eine fokal-segmentale Glomerulosklerose (FSGS).

d. Im Blutausstrich finden sich Fragmentozyten.
e. Es kann zu Infektionsanfälligkeit bedingt durch den Verlust von Zytokinen kommen.

## Antworten

a) **Richtig.** Beim idiopathischen nephrotischen Syndrom liegt in ca. 80 % der Fälle histologisch eine MCGN vor.
b) **Falsch.** Steroidresistent gilt es erst nach nichterfolgreicher Therapie über 4 Wochen.
c) **Falsch.** Die meist mit einer schlechteren Prognose einhergehende FSGS liegt nur in ca. 8 % der Fälle vor.
d) **Falsch.** Das wäre ein klassischer Befund beim hämolytisch-urämischen Syndrom.
e) **Falsch.** Es kommt nicht zu einem Verlust von Zytokinen, sondern von Immunglobulinen, sodass in seltenen Fällen eine Infektionsneigung vorliegen kann, z. B. für eine bakterielle Peritonitis.

**Zu 313–314** Ein 17-jähriges Mädchen wird bei Ihnen vorstellig. Sie fühlt sich sehr schlapp, ist blass, hat Kopfschmerzen und erbricht regelmäßig. Der Blutdruck ist erhöht, im Urin lassen sich Erythrozyten, Proteine und Erythrozytenzylinder nachweisen.

## Frage 313

Welches Vorgehen ist am ehesten indiziert?

a) Nierenbiopsie
b) Antistreptolysin-Titer
c) DMSA-Szintigraphie
d) Fundoskopie
e) Serumelektrophorese

a) **Falsch.** Dies ist erst bei atypischen Verlaufsformen oder Nierenversagen indiziert.

b) **Richtig.** Die häufigste Ursache eines nephritischen Syndroms ist die akute postinfektiöse Glomerulonephritis, zumeist ausgelöst durch Gruppe-A-Streptokokken. Der Verdacht ließe sich durch einen positiven ASL-Titer erhärten.

c) **Falsch.** Dies ist hier nicht nötig.

d) **Falsch.** Die Spiegelung des Augenhintergrundes ist hier nicht vorrangig indiziert.

e) **Falsch.** Es ließe sich eventuell eine erhöhte γ-Fraktion nachweisen. Zielführend ist dies jedoch nicht.

Welche Aussage trifft am ehesten zu?

a. Eine Herzbeteiligung ist wahrscheinlich.

b. Es bedarf einer Therapie über 4 Wochen.

c. Histologisch lässt sich eine direkte Entzündung der Glomeruli nachweisen.

d. Die Erkrankung wird durch eine direkte Invasion der Streptokokken in die Glomeruli verursacht.

e. Komplement C3 ist bei Diagnosestellung zumeist erniedrigt.

a) **Falsch.** Eine Herzbeteiligung ist beim rheumatischen Fieber möglich. Dies gehört zwar auch zur Gruppe der Poststreptokokkenerkrankungen, ist aber hier nicht wahrscheinlich.

b) **Falsch.** Eine Behandlung der zugrunde liegenden Infektion genügt. Bei Kindern kommt es unter symptomatischer Therapie in >90 % zur Ausheilung.

c) **Falsch.** Es handelt sich um eine Immunkomplexnephritis. Histologisch lassen sich sogenannte „Humps" (Antigen-Antikörper-Komplexe) nachweisen.

d) **Falsch.** Die Poststreptokokken-Glomerulonephritis entsteht als immunologische Reaktion auf eine vorangegangene Infektion mit bestimmten
Streptokokkenstämmen, in der Regel der Gruppe A beta-hämolysierender
Streptokokken. Es handelt sich um eine Typ-III-Immunreaktion, bei der es
zur Bildung von Immunkomplexen kommt, die sich in den Glomeruli ab-
lagern und eine Entzündungsreaktion auslösen. Eine direkte Invasion der
Streptokokken in die Glomeruli findet nicht statt.

e) **Richtig.** Durch Immunkomplex-vermittelte Aktivierung kommt es zum
Komplementverbrauch.

---

**Frage 315**

Was ist die häufigste Ursache eines akuten Nierenversagens im Kindesalter in
Deutschland?

a. Purpura-Schoenlein-Henoch-Nephritis
b. Rapid-progressive Glomerulonephritis
c. Harnabflussstörung
d. NSAR-Abusus
e. Hämolytisch-urämisches Syndrom

---

**Antworten**

a) **Falsch.** Die Prognose ist in den meisten Fällen gut, bei ca. 20 % finden sich
im Langzeitverlauf chronische Nierenerkrankungen.

b) **Falsch.** Bei einer RPGN ist die Prognose der Nierenfunktion ebenfalls
schlecht. Häufiger ist jedoch eine andere Ursache.

c) **Falsch.** Zu einem akuten Nierenversagen durch Harnabflussstörung kommt
es nur selten.

d) **Falsch.** Medikamentenabusus, wie z. B. nichtsteroidale Antirheumatika,
kann zu Nierenschäden und damit zu einem Nierenversagen führen. Diese
Ursache ist jedoch nicht führend im Kindesalter.

e) **Richtig.** Ein durch STEC oder EHEC ausgelöstes hämolytisch-urämisches
Syndrom ist die häufigste Ursache.

**Zu 316–317** Besorgte Eltern stellen sich mit ihrem 6-jährigen Sohn bei Ihnen
vor. Der Junge hatte ca. eine Woche Schnupfen und Husten, sich aber gestern schon
wieder fit gefühlt. Heute Nacht habe er krampfartige Bauchschmerzen entwickelt
und erbrochen. Beim Anziehen fielen den Eltern große und kleine rote Flecken auf
der Schienbeinvorderkante auf, welche sich nicht wegdrücken lassen.

## Frage 316

Welchen der folgenden Untersuchungsbefunde werden Sie am wahrscheinlichsten erheben?

a. Ausgeprägte Thrombozytopenie
b. Erhöhtes Serum-IgA
c. Eingeschränkte Aktivität der vWF-Protease (ADAMTS-13)
d. Erniedrigtes Hämoglobin
e. Erniedrigtes Haptoglobin

## Antworten

a) **Falsch.** Es wäre eher eine Thrombozytose zu erwarten.
b) **Richtig.** Es handelt sich wahrscheinlich um die systemische Vaskulitis Purpura Schoenlein-Henoch, welcher eine Ablagerung IgA-haltiger Immunkomplexe zugrunde liegt. Im Labor findet sich ein erhöhtes Serum-IgA mit Nachweis von zirkulierenden IgA-Immunkomplexen.
c) **Falsch.** Die Aktivität der Metalloprotease ist bei der thrombotisch-thrombozytopenischen Purpura (TTP) vermindert. Klinisch würden neben Petechien eine ausgeprägte Abgeschlagenheit und Fieber auftreten.
d) **Falsch.** Bei der Purpura Schönlein-Henoch ist eine Anämie nicht typisch bzw. führend.
e) **Falsch.** Eine Hämolyse gehört ebenfalls nicht primär zu dieser Erkrankung.

## Frage 317

Welche Aussage trifft **nicht** zu?

a. Die Gabe von Glukokortikoiden ist indiziert.
b. Es kann zusätzlich ein nephritisches Syndrom auftreten.
c. Es kann zusätzlich ein nephrotisches Syndrom auftreten.
d. Die Hautveränderungen können nach 8 Monaten erneut auftreten.
e. Bettruhe verbessert die Prognose nicht.

a) Eine Steroidtherapie ist erst bei schwerer Nierenbeteiligung indiziert, welche bei dem Jungen nicht vorliegt. Eine Schmerzlinderung mit NSAR wird voraussichtlich genügen.

b) In ca. 50 % der Fälle sind die Nieren mitbetroffen. Es kann dabei zu einem nephritischen Syndrom kommen, gekennzeichnet durch Hämaturie, Proteinurie, arterielle Hypertonie und Nierenfunktionseinschränkung.

c) Die Nierenbeteiligung ist variabel, sodass in manchen Fällen ein nephrotisches Syndrom beobachtet wird.

d) Zunächst bilden sich die Hautveränderungen zurück. Besonders bei körperlicher Belastung ist ein Wiederaufflammen jedoch nicht selten.

e) Bettruhe lindert zwar die Purpura, hat jedoch keine Auswirkungen auf die Prognose der Erkrankung.

Die gesuchte Lösung ist somit Antwort **a**.

Welche Aussagen zum hämolytisch-urämischen Syndrom (HUS) treffen am ehesten zu?

(1) Vor Therapie mit Eculizumab muss eine Impfung gegen Pneumokokken erfolgen.

(2) Es werden Fragmentozyten im Blutausstrich nachgewiesen.

(3) Die infektiöse Form tritt meist nach blutiger Gastroenteritis auf.

(4) Treten cerebrale Symptome auf, handelt es sich eher um eine thrombotisch-thrombozytopenische Purpura (TTP).

(5) Eine effektive Form der Prävention ist die Impfung mit einer Vakzine gegen EHEC.

Antworten:

a. Aussage (1), (2) und (3) ist richtig.

b. Aussage (1), (3) und (4) ist richtig.

c. Aussage (1) und (5) ist richtig.

d. Aussage (2) und (4) ist richtig.

e. Aussage (2) und (3) ist richtig.

**Antworten**

(1) **Falsch.** Eculizumab (Anti-C5-Antikörper, zugelassen für das komplement-vermittelte HUS) schränkt die Leistung des Immunsystems gegen Meningo-kokken ein. Es muss daher vor Anwendung eine Impfung erfolgen.

(2) **Richtig.** Fragmentozyten lassen sich typischerweise bei Hämolyse nachweisen.

(3) **Richtig.** Das infektiöse HUS entsteht meist nach Infektion mit Shigatoxin-bildenden Keimen (z. B. STEC, EHEC), welche eine hämorrhagische Gastroenteritis auslösen.

(4) **Falsch.** Bei ca. 20 % der Beteiligten besteht eine neurologische Beteiligung (z. B. Vigilanzminderung, Krampfanfälle).

(5) **Falsch.** Es gibt zum gegenwärtigen Zeitpunkt keine effektive Vakzine gegen enterohämorrhagische *E. coli.*

Somit ist die gesuchte Lösung Antwort **e.**

**Frage 319**

Ab welchen systolischen (SBD) und diastolischen (DBD) Blutdruckwerten bei einem 8-jährigen Mädchen sollte eine weitere Abklärung erfolgen?

a. SBD >90 mmHg, DBD >50 mmHg
b. SBD > 100 mmHg, DBD >60 mmHg
c. SBD >110 mmHg, DBD >70 mmHg
d. SBD >120 mmHg, DBD >80 mmHg

**Antworten**

Ein normaler Blutdruck im Alter von 8 Jahren liegt bei ca. 100/60 mmHg. Eine Abklärung sollte bei Mädchen ab 107/69 mmHg erfolgen.

Somit ist die gesuchte Lösung Antwort **c.**

**Frage 320**

Welche Aussage zur arteriellen Hypertonie im Kindesalter trifft **nicht** zu?

a. Zumeist liegt eine sekundäre arterielle Hypertonie v. a. kardiovaskulärer Genese vor.
b. Eine primäre essenzielle Hypertonie tritt vermehrt bei Jugendlichen auf-grund von Adipositas auf.

c. Die arterielle Hypertonie ist zumeist asymptomatisch.

d. Bei einigen Kindern kann eine arterielle Hypertonie durch hormonelle Erkrankungen verursacht werden.

e. Zu kleine Blutdruckmanschetten liefern falsch hohe Messergebnisse.

## Antworten

a) Renale Ursachen sind häufiger. Bei Kindern ist die renale Hypertonie, die durch Nierenerkrankungen wie Nierenarterienstenose oder Nierenparenchymläsionen verursacht wird, eine häufigere Ursache für eine arterielle Hypertonie als eine kardiovaskuläre Genese.

b) Eine primäre essenzielle Hypertonie tritt vermehrt bei Jugendlichen aufgrund von Adipositas (Fettleibigkeit) auf. Es handelt sich um eine Form der arteriellen Hypertonie, bei der keine spezifische Ursache identifiziert werden kann.

c) Die arterielle Hypertonie im Kindesalter ist häufig asymptomatisch, d. h., viele Kinder zeigen keine spezifischen Symptome. Daher ist eine regelmäßige Blutdruckmessung bei Kindern mit Risikofaktoren oder familiärer Vorbelastung wichtig, um eine Hypertonie frühzeitig zu erkennen.

d) Bei einigen Kindern kann eine arterielle Hypertonie durch hormonelle Erkrankungen verursacht werden. Beispielhaft sei das Cushing-Syndrom genannt, das durch eine übermäßige Produktion von Kortisol zu einer Erhöhung des Blutdrucks führt.

e) Zu kleine Blutdruckmanschetten können zu falsch hohen Messergebnissen führen. Bei der Blutdruckmessung ist es wichtig, die richtige Größe der Manschette entsprechend dem Armumfang des Kindes zu verwenden, um genaue Messwerte zu erhalten.

Die gesuchte Lösung ist somit Antwort **a**.

## Frage 321

Welche Aussage zur Therapie der arteriellen Hypertonie im Kindesalter trifft am ehesten zu?

a. Zur Dosiseinsparung der Einzelpräparate sollte frühzeitig eine Kombinationstherapie durchgeführt werden.

b. Kurzwirksame Präparate sollten aufgrund der besseren Steuerbarkeit bevorzugt werden.

c. Bei renal bedingter Hypertonie sind Diuretika Mittel der ersten Wahl.

d. Beta-Blocker sind Mittel der ersten Wahl bei Kindern.

e. Bei schweren Gastroenteritiden ist eine Therapie mit AT1-Rezeptorantagonisten zu pausieren.

## Antworten

a) **Falsch.** Zunächst ist eine Monotherapie empfohlen. Erst bei ausreichender Normalisierung sollte auf Kombitherapien gewechselt werden.

b) **Falsch.** Es sollten eher langwirksame Präparate eingesetzt werden, da sie ein besseres Wirkprofil besitzen und seltener eingenommen werden müssen (Compliance).

c) **Falsch.** ACE-Hemmer haben einen nephroprotektiven und antiproteinurischen Effekt, weshalb sie bei renaler Ursache Mittel der ersten Wahl sind.

d) **Falsch.** Bei Kindern werden in der Regel andere Klassen von antihypertensiven Medikamenten bevorzugt, wie zum Beispiel ACE-Hemmer, Angiotensin-Rezeptorblocker, Kalziumkanalblocker oder Diuretika.

e) **Richtig.** Gastroenteritiden verursachen schweren Flüssigkeitsverlust. Bei gleichzeitiger Gabe von ACE-Hemmern oder AT1-Rezeptorantagonisten besteht die Gefahr eines prärenalen Nierenversagens.

## Frage 322

Ab wann darf die Diagnose Enuresis gestellt werden?

a. Das Kind war für eine Periode von mindestens 6 Monaten trocken und nässt nun mindestens einmal pro Woche ein.

b. Das Kind ist mindestens 5 Jahre alt und nässt mindestens zweimal pro Monat nachts ein.

c. Das Kind nässt zweimal pro Monat ein und hat keine zusätzlichen Symptome wie auffällige Miktionsfrequenz tagsüber.

d. Das Kind ist mindestens 6 Jahre alt. Die Blasenfüllung und Entleerung ist normal, jedoch zur falschen Zeit.

e. Wenn jenseits der Adoleszenz weiterhin ein Einnässen besteht.

a) **Falsch.** Die Diagnose wird anders gestellt. Bei Wiederauftreten des Einnässens nach einer trockenen Phase von über 6 Monaten gilt die Enuresis als sekundär.

b) **Richtig.** Dies ist die Definition. Bis zur Vollendung des 5. Lebensjahrs wird von physiologischer Harninkontinenz gesprochen.

c) **Falsch.** Eine Tagessymptomatik kann bei Diagnosestellung zusätzlich bestehen. Man spricht dann von „nichtmonosymptomatischer Enuresis".

d) **Falsch.** Hier wird die monosymptomatische Enuresis nocturna beschrieben. Die Diagnose Enuresis wird anders gestellt (siehe b).

e) **Falsch.** Hierbei handelt es sich um eine arbiträre, inkorrekte Definition.

---

### Frage 323

Welche Aussage zur Therapie der Harninkontinenz trifft **nicht** zu?

a. Das Führen eines Sonne-Wolken-Kalenders dient dem Motivationsaufbau sowie der positiven Verstärkung.

b. Die apparative Verhaltenstherapie mit Klingelhose oder -matte hat Evidenzgrad I.

c. Nach der Einnahme von DDAVP sollte auf eine hohe Trinkmenge > 1 l geachtet werden.

d. Die Therapie mit DDAVP kann zu kurzfristigen Erfolgen führen.

e. Nach einer Therapie mit DDAVP kann es zu Rückfällen kommen.

---

a) Für trockene Nächte gibt es eine Sonne, für nasse Nächte eine Wolke.

b) Die apparative Verhaltenstherapie gilt als sicher und wirksam.

c) DDAVP (synthetisches ADH) bewirkt eine vermehrte tubuläre Wasserrückresorption. Bei zusätzlicher hoher Flüssigkeitszufuhr kann es zur Verdünnungshyponatriämie und Wasserintoxikation kommen, sodass die Trinkmenge restringiert wird (<200 ml).

d) Situationen wie z. B. Klassenfahrten können eine Indikation für diese Therapie sein, weil so ein kurzfristiges Trockenwerden erzielt werden kann.

e) Nach Absetzen von DDAVP kommt es häufiger zu Rückfällen als bei der Verhaltenstherapie.

Die gesuchte Lösung ist somit Antwort **c**.

---

**Frage 324**

In der J2-Untersuchung eines 16-jährigen Mädchens stellen Sie eine Glukosurie bei Normoglykämie fest. Woran sollten Sie am ehesten denken?

a. Fanconi-Syndrom
b. Metabolisches Syndrom
c. Lowe-Syndrom
d. Dent-Syndrom
e. Diabetes mellitus

**Antworten**

a) **Richtig.** Das Fanconi-Syndrom ist eine Resorptionsstörung des proximalen Tubulus, welche in einer erhöhten renalen Ausscheidung von Aminosäuren, Phosphat, Glukose und Bicarbonat resultiert.
b) **Falsch.** Hier lägen ein gestörter Kohlenhydratstoffwechsel, Hypertonie, Dyslipoproteinämie und Adipositas vor.
c) **Falsch.** Das Lowe-Syndrom (okulo-zerebro-renales Syndrom) ist zwar eine Multisystemerkrankung, bei der auch eine Glukosurie auftreten kann, klinisch auffällig wären jedoch vor allem eine geistige Retardierung, Muskelhypotonie und Katarakt.
d) **Falsch.** Hierbei handelt es sich um eine X-chromosomal vererbte Tubulopathie, die insgesamt selten ist.
e) **Falsch.** Die Normoglykämie spricht gegen die Diagnose Diabetes mellitus.

---

**Frage 325**

Bei einem Säugling fällt Ihnen auf, dass er überdurchschnittlich viel uriniert, immer durstig erscheint und gierig trinkt. Sie sehen die Indikation für einen Durstversuch gegeben. Welcher resultierende Urinbefund würde Ihren Verdacht auf das Vorliegen eines Diabetes insipidus am ehesten erhärten?

a. Urinosmolalität ↔, Plasmaosmolalität ↓
b. Urinosmolalität ↑, Plasmaosmolalität ↔
c. Urinosmolalität ↔, Plasmaosmolalität ↑
d. Urinosmolalität ↓, Plasmaosmolalität ↑
e. Urinosmolalität ↑, Plasmaosmolalität ↓

Beim Diabetes insipidus ist die Fähigkeit der Nieren zur Harnkonzentrierung gestört. Beim Durstversuch kommt es daher nicht zum Anstieg der Urinosmolalität. Folglich steigt die Plasmaosmolalität.

Somit ist die gesuchte Lösung Antwort **c**.

## Frage 326

Welche Aussage zu polyzystischen Nierenerkrankungen trifft am ehesten zu?

a. In 20 % der Fälle entwickeln Kinder mit autosomal-rezessiver polyzystischer Nierenerkrankung (ARPKD) eine Leberfibrose.

b. Zysten werden von allen Nephronabschnitten gebildet.

c. Bei ARPKD erscheinen die Nieren in der Sonografie vergrößert und mit echofreien Raumforderungen versehen.

d. Aufgrund der Nähe der Genloci kann es bei großen Deletionen neben der ADPKD auch zu einem DiGeorge-Syndrom kommen.

e. Bei der als Potter IV bezeichneten polyzystischen Nierenerkrankung entstehen Zysten indirekt durch hohe Druckverhältnisse.

a) **Falsch.** Bei ARPKD ist die Leberbeteiligung obligat, die im Verlauf zur portalen Hypertension führen kann.

b) **Falsch.** Bei der ARPKD werden die Zysten nur von Sammelrohrabschnitten gebildet. Bei der dominanten Form (ADPKD) können alle Abschnitte Zysten bilden.

c) **Falsch.** Durch das Vorliegen vieler kleiner Zysten mit jeweils fibröser Bekapselung ist die Echogenität der Nieren bei ARPKD verstärkt.

d) **Falsch.** Ein contiguous gene syndrome ist bei großen Deletionen möglich. Allerdings kommt es bei der betroffenen Region auf Chromosom 16 dann zu einer tuberösen Sklerose Typ 2.

e) **Richtig.** Bei Potter IV (WHO-Bezeichnung: Zystische Nierendysplasie bei fetaler Obstruktion des unteren Harntrakts) entstehen Zysten durch Stauung.

## Frage 327

Welche der Folgenden ist **keine** mögliche Folge einer chronischen Nieren-erkrankung?

a. Metabolische Alkalose
b. Sekundärer Hyperparathyreoidismus
c. Kleinwuchs
d. Anämie
e. Polyurie

## Antworten

a) Durch Bikarbonatverlust und eine gestörte Säureausscheidung kommt es zur metabolischen Azidose.
b) Durch die verminderte Ausscheidung von Phosphat und gestörte Hydroxy-lierung von Calcidiol kommt es zur Hypokalziämie, wodurch vermehrt Parathormon ausgeschüttet wird. Durch resultierende Knochen-demineralisation kann es zudem zur Osteopenie kommen.
c) Durch Resistenz gegen IGF-I, metabolische Azidose, Anämie und Malnutri-tion kann es zu Kleinwuchs kommen.
d) Durch den Mangel an Erythropoetin-Produktion kommt es zur rena-len Anämie.
e) Durch die Unfähigkeit der Urinkonzentrierung kann es zu Polyurie kommen.

Die gesuchte Lösung ist somit Antwort **a**.

## Frage 328

Welche Aussage zum vesikoureteralen Reflux (VUR) trifft am ehesten zu?

a. Es sind vor allem Jungen betroffen.
b. Beim VUR Grad I reicht der Reflux bis in die Nierenkelche.
c. Die Miktionszystourethrografie sollte unter antibakteriellem Schutz durch-geführt werden.
d. Während jeder Pyelonephritis sollte direkt eine Nierenszintigraphie erfolgen.
e. Eine unauffällige Sonografie schließt einen VUR praktisch aus.

a) **Falsch.** Es wird eine Mädchenwendigkeit beobachtet (4:1).

b) **Falsch.** Grad I beschreibt einen Reflux, der nur bis in den Ureter reicht.

c) **Richtig.** Da es sich um eine Untersuchung mit Infektionsgefahr handelt, bei der ein transurethraler Katheter eingeführt und hierüber Kontrastmittel in die Blase appliziert wird, sollte sie unter Gabe von Antibiotika erfolgen.

d) **Falsch.** Eine Nierenszintigrafie im Intervall von 6 Monaten nach der akuten Pyelonephritis kann helfen, Parenchymnarben nach Infektionen zu erkennen. Allerdings wird eine Szintigrafie nicht während der akuten Infektion empfohlen.

e) **Falsch.** Die Sonografie hat nicht die notwendige Sensitivität, um einen VUR verlässlich zu erkennen bzw. auszuschließen, auch wenn in einem orientierenden Ultraschall insbesondere hochgradige Reflux-Formen mit dilatierten Ureteren erkennbar sein können.

## Frage 329

Welche der folgenden ist **am wenigsten** eine Komplikation beim nephrotischen Syndrom

a. Malignomentstehung
b. Infektion mit *Streptococcus pneumoniae*
c. Lungenödem
d. Thrombembolien
e. Hypothyreose

a) Sicherlich stellt dies immer eine gefürchtete Komplikation dar, aus dem nephrotischen Syndrom entsteht in der Regel aber kein Malignom.

b) Eine Infektion mit *S. pneumoniae* kann eine bedrohliche Peritonitis bei Aszites auslösen.

c) Bei ausgeprägten Ödemen ist auch das Risiko für ein Lungenödem erhöht, v. a. in Verbindung mit einem Nierenversagen.

d) Durch die Flüssigkeitsverschiebung aufgrund des Verlustes des onkotischen Druckes und durch den Verlust von Antithrombin III ist das Risiko für thrombembolische Ereignisse erhöht, welches insbesondere durch eine zugrunde liegende Thrombophilie verstärkt werden kann.

e) Durch den Verlust von Thyroxin-bindendem Globulin kann es zu Hypothyreose kommen.

Die gesuchte Lösung ist somit Antwort **a**.

# Orthopädie 17

Frage 330–331

**Frage 330–331**

In Ihrer Sprechstunde stellt sich ein Vater mit seinem 4-jährigen Sohn vor. Seit 6 Wochen klagt der Junge über sich verschlimmernde Knieschmerzen links. Da den Eltern ein zunehmendes Hinken aufgefallen ist, sind sie besorgt. Die körperliche Untersuchung des Knies sowie dessen sonografische Untersuchung sind unauffällig. Im Labor finden Sie keine Auffälligkeiten, insbesondere unauffälliges Blutbild, CRP und Blutsenkungsgeschwindigkeit. Lediglich im Röntgenbild der linken Hüfte fällt ein verbreiterter Gelenkspalt auf.

**Frage 330**

Welche Verdachtsdiagnose stellen Sie am ehesten?

a. M. Perthes
b. Epiphyseolysis capitis femoris
c. Coxitis fugax
d. Familiäres Mittelmeerfieber
e. Septische Arthritis

**Antworten**

a) **Richtig.** Hier handelt es sich am wahrscheinlichsten um M. Perthes. Die Schmerzen projizieren oftmals ins Kniegelenk und es kommt zum Schonhinken. Im Nativröntgen ist der verbreiterte Gelenkspalt das erste Anzeichen.

b) **Falsch.** Die Anamnese würde hier zwar auch passen, im Röntgenbild wäre aber eher eine Erweiterung der femoralen Epiphysenfuge zu erwarten.

c) **Falsch.** Lediglich die andauernden Schmerzen lassen hier auf eine andere, wahrscheinlichere Diagnose schließen. Die Coxitis fugax heilt in der Regel nach 3–4 Wochen folgenlos aus.

d) **Falsch.** Das familiäre Mittelmeerfieber ist durch das Leitsymptom Polyserositis charakterisiert (u. a. Gelenke betreffend), das Fehlen von Fieber, Bauch- und Brustschmerzen (Peritonitis, Pleuritis) sprechen hier gegen diese Verdachtsdiagnose. Eine Familienanamnese inklusive des ethnischen Hintergrundes sollte ebenfalls erhoben werden.

e) **Falsch.** Hier wären allgemeine Krankheitssymptome wie Abgeschlagenheit und Fieber zu erwarten. Außerdem wären Laborveränderungen, insbesondere erhöhte Entzündungswerte, wahrscheinlich.

---

**Frage 331**

Welche Aussage trifft am ehesten auf Ihre Verdachtsdiagnose zu?

a. Sie erwarten ein positives Drehmann-Zeichen in der körperlichen Untersuchung.

b. Sie sollten die Anpassung einer Entlastungsorthese in Auftrag geben.

c. Die Schmerzen lassen sich auf einen zurückliegenden Infekt zurückführen.

d. Sie finden bei der Untersuchung eine tanzende Patella.

e. Das Becken des Jungen kippt im Einbeinstand nach rechts ab.

---

**Antworten**

a) **Falsch.** Das Drehmann-Zeichen ist pathognomonisch für Epiphyseolysis capitis femoris. Bei Ihrer Verdachtsdiagnose M. Perthes erwarten Sie ein positives Vierer-Zeichen.

b) **Falsch.** Die Therapie mittels Entlastungsorthese beim M. Perthes gilt als obsolet. Bei guter Beweglichkeit im Gelenk sollten lediglich Sprünge vermieden und Gehstützen benutzt werden.

c) **Falsch.** Dies ist typisch für Coxitis fugax. Allerdings wären die Schmerzen hier spontan aufgetreten und es wäre zu einer Spontanheilung gekommen. Beim M. Perthes sind die Schmerzen auf eine aseptische Nekrose des Femurkopfes zurückzuführen, welche durch eine Durchblutungsstörung entsteht.

d) **Falsch.** Eine tanzende Patella spricht für einen Kniegelenkserguss, der hier nicht zu erwarten ist.

e) **Richtig.** Hier handelt es sich um das positive Trendelenburg-Zeichen. Die Hüfte kippt auf die gesunde Seite ab. Es tritt zum Beispiel beim M. Perthes auf.

---

**Frage 332**

Welche Aussage zur Skoliose trifft am ehesten zu?

a. Bei den subjektiven Beschwerden im Kindesalter dominieren Rückenschmerzen.

b. Die klinische Untersuchung sollte im Stehen und im Sitzen erfolgen. Beinlängendifferenzen sind auszugleichen.

c. Zur Diagnose intraspinaler Anomalien sollte ein CT der gesamten Wirbelsäule inklusive des Atlantoaxialgelenks erfolgen

d. Die operative Korrektur idiopathischer Skoliosen sollte bei einem Skoliosewinkel von über 50° nach Wachstumsabschluss erfolgen.

e. Durch die Entstehung von Keilwirbeln kommt es zu Seitabweichungen der Wirbelsäule sowie zu Rotationen und Torsionen der Wirbelkörper.

---

**Antworten**

a) **Falsch.** Die Vorstellung beim Arzt beruht meist auf einer den Eltern aufgefallenen Schiefhaltung. Auch bei ausgeprägten Skoliosen sind die Betroffenen i. d. R. ohne subjektive Beschwerden. Selten kommt es durch die Einengung von Organen z. B. zu Dyspnoe. Rückenschmerzen entstehen erst im höheren Lebensalter.

b) **Richtig.** Durch eine Beinlängendifferenz kann es zum Beckenschiefstand und daraus resultierender kompensatorischer Wirbelsäulenseitausbiegung kommen. Dies sollte bei der Untersuchung ausgeglichen werden.

c) **Falsch.** Falls zur Abklärung intraspinaler Pathologien inklusive Tumoren oder Fehlbildungen eine Bildgebung notwendig sein sollte, wäre ein MRT indiziert.

d) **Falsch.** Zwar sollte eine Skoliose mit einem Winkel von >50° operativ korrigiert werden, dies aber idealerweise kurz vor Wachstumsabschluss.

e) **Falsch.** Bei einer Skoliose kommt es durch ungleichmäßiges Wachstum von Wirbelkörpern und Rückenmuskulatur zu Seitabweichungen, Rotationen und Torsionen. Keilwirbel sind jedoch eher beim M. Scheuermann typisch.

## Frage 333

In Ihrer Kinderarztpraxis stellt sich eine Mutter mit ihrem 5-jährigen Sohn vor. Die Leiterin des Kinderturnkurses hatte sie auf einen Hochstand der rechten Schulter des Jungen angesprochen, bei dem sie sich bisher nichts gedacht hatte. In der körperlichen Untersuchung bestätigen Sie diese Beobachtung. Außerdem steht das rechte Schulterblatt nach dorsal ab. Welche Aussage trifft am ehesten auf Ihre Beobachtungen zu?

   a. Weitere Diagnostik auf Fehlbildungen des Herzens und der Nieren sind indiziert.

   b. Es handelt sich vermutlich um eine periphere Nervenlähmung (z. B. des N. thoracicus longus oder N. dorsalis scapulae).

   c. Die Therapie ist konservativ. Durch in der Physiotherapie durchgeführtes gezieltes Muskeltraining kann die Fehlstellung ausgeglichen werden.

   d. Die Beobachtung geht mit hoher Wahrscheinlichkeit mit einem unerkannten Trauma einher.

   e. Die wahrscheinliche Ursache ist ein Morbus Panner.

## Antworten

   a) **Richtig**. Es handelt sich vermutlich um eine Sprengel-Deformität, welche nicht selten im Rahmen des Klippel-Feil-Syndroms auftritt. Durch eine Segmentierungsstörung der Somiten während der embryonalen Entwicklung kann es hier zu Fehlbildungen des Herzens und der Nieren kommen.

   b) **Falsch**. Das hier beschriebene Krankheitsbild ist Scapula alata. Das Schulterblatt steht in diesem Falle zwar auch nach dorsal ab („Flügel"), ein Hochstand der gesamten Schulter kommt aber nicht vor.

   c) **Falsch**. Je nach Stadium kann zwar eine konservative Therapie erfolgen, durch Muskeltraining ist jedoch keine Besserung zu erwarten.

   d) **Falsch**. Prinzipiell ist selbstverständlich eine gründliche Anamnese sinnvoll und notwendig, jedoch ist eine andere Verdachtsdiagnose hier wahrscheinlicher.

   e) **Falsch**. Beim M. Panner liegt eine aseptische Knochennekrose am Capitulum humeri vor, die zu chronischen Belastungsschmerzen und nur zu geringer Bewegungseinschränkung führt.

## Frage 334

Welche Aussage zu (Sub-)Luxationen im Kindesalter trifft am ehesten zu?

- a. Bei der angeborenen Radiuskopfluxation mit Luxation nach anterior kommt es typischerweise zu einem Extensionsdefizit.
- b. Eine glenohumerale Dislokation sollte operativ versorgt werden.
- c. Die Chassaignac-Lähmung entsteht typischerweise durch Sturz auf den ausgestreckten Arm.
- d. Eine kongenitale Kniegelenksluxation wird oft erst im Erwachsenenalter diagnostiziert.
- e. Im Stadium III nach Graf ist die kindliche Hüfte subluxiert.

## Antworten

- a) **Falsch.** Bei einer Luxation des Radiuskopfes nach anterior kommt es zu einem Flexionsdefizit.
- b) **Falsch.** Im Kindesalter sollte äußerste Zurückhaltung bei Dislokationen gelten. Nur bei sicherer nachvollziehbarer posttraumatischer Pathogenese ist eine operative Versorgung indiziert.
- c) **Falsch.** Die Chassaignac-Lähmung (auch Pronatio dolorosa) genannt, entsteht typischerweise durch Zug am nach oben ausgestreckten Arm.
- d) **Falsch.** Es handelt sich um eine Blickdiagnose, die direkt nach Geburt gestellt wird und in manchen Fällen schon im pränatalen Ultraschall auffällt. Die Tibia disloziert dabei nach ventral gegenüber dem Femur, das Knie ist hyperextendiert und der M. quadriceps verkürzt.
- e) **Richtig.** Die Graf-Klassifikation bezieht sich auf die angeborene Hüftgelenksdysplasie. Im Stadium III ist das dezentrierte Hüftgelenk subluxiert. Im Stadium IV besteht eine vollständige Luxation.

## Frage 335

Zu den Risikofaktoren der angeborenen Hüftgelenksdysplasie zählt **nicht**:

- a. Geburt aus Beckenendlage
- b. Zwillingsschwangerschaft
- c. Männliches Geschlecht
- d. Positive Familienanamnese
- e. Fehlbildungen der Füße

a) In Beckenendlage ist die Hüfte des Kindes stark gebeugt. Durch den daraus entstehenden Druck auf den hinteren Pfannenrand wird eine fehlende Ausreifung begünstigt.

b) Durch Platzmangel kann es zu einer fetalen Zwangshaltung kommen, die das Hüftgelenk vermehrt belastet und somit die Dysplasie begünstigt.

c) Mädchen sind weitaus häufiger betroffen.

d) Eine positive Familienanamnese für eine angeborene Hüftgelenksdysplasie ist ein Risikofaktor.

e) Die angeborene Hüftgelenksdysplasie ist vermehrt mit Fehlbildungen der Füße, z. B. Klumpfuß, vergesellschaftet.

Die gesuchte Lösung ist somit Antwort **c**.

## Frage 336–337

In Ihrer orthopädischen Ambulanz stellt sich ein Vater mit seinem 13-jährigen, adipösen Sohn vor. Der Junge klagt seit 3 Wochen über Schmerzen in der Leiste sowie am vorderen Oberschenkel und Knie, welche sich bei Belastung verschlimmern. Bei passiver Beugung der Hüfte kommt es zu Außenrotation und Abduktion der Hüfte.

## Frage 336

Welche Verdachtsdiagnose stellen Sie am ehesten?

a. M. Perthes

b. Epiphyseolysis capitis femoris

c. Sichelzellanämie

d. Coxitis fugax

e. Septische Arthritis

a) **Falsch.** Morbus Perthes beschreibt die aseptische Nekrose des Femurkopfes im Kindesalter. Der Altersgipfel liegt zwischen dem 4. und 8. Lebensjahr. Neben Schonhinken und Hüftschmerzen kann es auch zu Knie- und Oberschenkelschmerzen kommen. Innenrotation und Abduktion sind eingeschränkt.

b) **Richtig**. Die atraumatische Lösung der femoralen Epiphysenfuge findet sich meist bei übergewichtigen Jungen im Alter von 12–16 Jahren. Typisch sind unspezifische Schmerzen in den beschriebenen Regionen, welche sich bei Belastung verschlimmern.

c) **Falsch**. Die Sichelzellanämie kann im Rahmen von vasookklusiven Krisen stärkste Schmerzen, auch in den Extremitäten bzw. den Gelenken auslösen. Die hier noch zu ergänzende Anamnese würde gegen diese Diagnose sprechen.

d) **Falsch**. Die Coxitis fugax sollte eine Ausschlussdiagnose sein. Oft beginnt sie im Nachgang zu einer banalen Infektion der Atemwege. Im Labor sollten sich keine erhöhten Entzündungszeichen finden lassen.

e) **Falsch**. Neben der Schmerzsymptomatik und der Bewegungseinschränkung wären bei einer septischen Arthritis auch Fieber und/oder erhöhte Entzündungszeichen zu erwarten. Das ist in der Fallvignette hier nicht angegeben und wäre zu ergänzen.

---

### Frage 337

Welche Aussage trifft am ehesten auf Ihre Verdachtsdiagnose zu?

a. Im Röntgenbild sollten Sie immer die Schenkelhalstangente, das Capener-Dreieck und den Epiphysenabrutschwinkel nach Southwick bestimmen.

b. Sie sollten umgehend einen Repositionsversuch starten, da es sich um einen pädiatrischen Notfall handelt.

c. Bei passiver Abduktion des um 90° gebeugten Hüftgelenks fühlen Sie ein deutliches Schnappen.

d. Es sollte in diesem Fall eine endokrinologische Abklärung erfolgen.

e. Es sollte eine Korrekturosteotomie erfolgen. Bis dahin bedarf es einer absoluten Entlastung.

---

### Antworten

a) **Richtig**. Es handelt sich hier über das typische Bild der Epiphyseolysis capitis femoris. Es bedarf einer Beckenübersichts- und Lauenstein-Projektion mit Bestimmung der oben genannten Winkel/Linien.

b) **Falsch**. Hier ist die stabile Form (Lenta) der Epiphyseolysis capitis femoris beschrieben. Sie zählt zwar auch zu den pädiatrischen Notfällen, da aus ihr jederzeit eine instabile Form entstehen kann, ein Repositionsversuch ist jedoch kontraindiziert. Es besteht die Gefahr der Auslösung einer Hüftkopfnekrose.

c) **Falsch.** Hier ist das positive Ortolani-Zeichen beschrieben, welches typisch für die angeborene Hüftgelenksdysplasie ist.

d) **Falsch.** Die umfassende endokrinologische Abklärung hinsichtlich prädisponierender Faktoren wie Hypothyreose, Hyperparathyreoidismus, Hypogonadismus oder Wachstumshormonmangel sollte erfolgen, wenn die Epiphyseolysis capitis femoris in einem atypischen Alter auftritt, d. h. vor dem 10. oder jenseits des 16. Lebensjahres.

e) **Falsch.** Es bedarf zwar der absoluten Entlastung, jedoch ist der Abrutschwinkel noch nicht bekannt. Eine Korrekturosteotomie ist erst ab einem Winkel von 30° indiziert. Vorher erfolgt die Fixation mittels Spickdrähten.

---

### Frage 338

Sie erheben folgenden Untersuchungsbefund eines Fußes in Ihrer Ambulanz: Plantarflexion, Supination, Vorfußadduktion, Hohlfuß, Spitzfuß, invertierte Ferse. Welche Diagnose stellen Sie am ehesten?

a. Hackenfuß
b. Sichelfuß
c. Klumpfuß
d. Plattfuß
e. Serpentinenfuß

---

### Antworten

a) **Falsch.** Bei einem Hackenfuß liegt eine teils extreme Dorsalextension und Pronation vor.

b) **Falsch.** Es handelt sich zwar um eine Adduktionsstellung, der Sichelfuß beinhaltet jedoch keine Spitzfußkomponente.

c) **Richtig.** Hier werden die Komponenten des Klumpfußes beschrieben. Vielleicht hilft der lateinische Name weiter: Pes equinovarus excavatus et adductus.

d) **Falsch.** Beim kongenitalen Plattfuß, Talus verticalis, würden Sie einen abduzierten, dostalextendierten Vorfuß sehen.

e) **Falsch.** Hier läge eine zweifache Abwinkelung des Fußes vor. Der Serpentinenfuß wird auch Z-Fuß genannt.

Die Ponseti-Methode stellt den internationalen Goldstandard der Therapie des kongenitalen Klumpfußes dar. Das Behandlungsschema ist exakt definiert. Welche Schritte beinhaltet es in welcher Reihenfolge?

(1) Operative Fixierung
(2) Denis-Browne-Schienung
(3) Gipsredression
(4) M.-tibialis-anterior-Transfer
(5) Achillotenotomie

**Antworten**

a. (1), (2), (5), (3), (4)
b. (5), (4), (3), (2)
c. (3), (5), (4), (2)
d. (3), (5), (4)
e. (3), (5), (2)

Die richtige Reihenfolge ist Redression (Reposition mit schrittweise angepassten Gipsverbänden) – Achillotenotomie (epikutane Durchtrennung der Achillessehne und Zusammenführung in richtigem Winkel) – Denis-Browne-Schienung (spezielle Abduktionsschiene, welche aus zwei Schuhen besteht, die im richtigen Winkel auf Metallschienen fixiert sind). Die Behandlung sollte möglichst bereits am Tag der Geburt beginnen und ist in der Regel nichtoperativ. Ein M.-tibialis-anterior-Transfer gehört erst zum speziellen Therapiekonzept zur Behandlung von Rezidiven.

Somit ist die gesuchte Lösung Antwort d.

Ein 18-jähriges Mädchen stellt sich in Ihrer Ambulanz vor. Seit Jahren leidet sie unter Rückenschmerzen. Ihre Eltern hatten wenig Verständnis. Nun möchte sie selbst die Ursache ihrer Schmerzen herausfinden. In der Untersuchung fällt Ihnen eine Beinlängendifferenz von 3 cm auf. Das Wachstum ist bereits abgeschlossen. Welche Therapie leiten Sie ein?

a. Fixateur externe zur Beinverlängerung
b. Schuhsohlenerhöhung
c. Verkürzungsosteotomie der Gegenseite
d. Epiphyseodese der Gegenseite
e. Einlegesohle

## Antworten

a) **Falsch.** Eine Beinverlängerung zum Ausgleich einer Beinlängendifferenz ist erst ab einem Unterschied von 4 cm indiziert.
b) **Falsch.** Eine Schuhsohlenerhöhung greift nur bei einer Beinlängendifferenz von <2 cm. Eine alleinige Absatzerhöhung könnte zur Spitzfußbildung führen.
c) **Richtig.** Nach Wachstumsabschluss ist dies die Therapie der Wahl bei einer Differenz von 2–4 cm.
d) **Falsch.** Das wäre die Therapie während des Wachstums.
e) **Falsch.** Einlegesohlen werden nur bei <1 cm Beinlängendifferenz verwendet.

## Frage 341

Welche Aussage zu Achsdeformitäten der Knie trifft am ehesten zu?

a. Bei vorliegendem Genu varum kommt es im weiteren Verlauf zu einer Überbelastung des medialen Meniskus.
b. Die valgische Achsdeformität ist definiert als ein Femorotibialwinkel von ca. 10° nach Wachstumsabschluss.
c. Bei vorliegendem Genu valgum kommt es im weiteren Verlauf zu einer vermehrten Zugbelastung des lateralen Tractus iliotibialis.
d. Die valgische Achsdeformität wird durch verkürzte laterale Bänder verursacht.
e. Torsionsfehler sind durch Wachstumslenkung behandelbar.

a) **Richtig.** Bei der Fehlstellung Genu varum („O-Beine") verläuft die Belastungsachse des Beines vermehrt über die medialen Knieanteile.

b) **Falsch.** Nach Wachstumsabschluss liegt eine valgische Fehlstellung bereits bei einer Abweichung von ca. 5–7° vor. Die Definition ab ca. 10° bezieht sich auf Kinder im 3.–4. Lebensjahr.

c) **Falsch.** Bei der Fehlstellung Genu valgum („X-Beine") kommt es durch die Gelenkabweichung nach medial zu einer vermehrten Zugbelastung der medialen Bandanteile.

d) **Falsch.** Durch die Abweichung der Belastungsachse nach lateral kommt es zu einer Dehnung der lateralen Bandstrukturen.

e) **Falsch.** Torsionsfehler können lediglich durch eine Korrekturosteotomie behandelt werden.

## Frage 342

Welche Aussage zu Knochentumoren trifft **nicht** zu?

a. Typisch sind einseitig auftretende Nachtschmerzen.
b. Benigne Knochentumoren sind häufiger als maligne.
c. Goldstandard der Abklärung ist die kontrastmittelgestützte MRT-Untersuchung.
d. Tumormarker, wie z. B. die alkalische Phosphatase, helfen bei der Diagnosesicherung.
e. Benigne Prozesse haben einen eher osteoplastischen Charakter.

a) Typisch sind in der Nacht auftretende Schmerzen. Im Gegensatz zu Wachstumsschmerzen sind sie eher einseitig. Jeder unklare Knochen-/Gelenkschmerz sollte abgeklärt werden.

b) Benigne Knochentumoren werden meist als Zufallsbefund erhoben.

c) Wenn die Diagnose nicht klinisch in Kombination mit einer Ultraschalluntersuchung gestellt werden kann, ist das kontrastmittelgestützte MRT die diagnostische Methode der Wahl.

d)  Tumormarker sind hier höchstens als Verlaufsparameter einzusetzen.

e)  Währenddessen weisen maligne Prozesse meist osteolytische Läsionen auf.

Somit ist die gesuchte Lösung Antwort **d**.

**Frage 343–345**

Ordnen Sie die folgenden Angaben zu Manifestationsalter, Hauptlokalisation und Besonderheit den drei malignen Knochentumoren Ewing-Sarkom, Osteosarkom und Chondrosarkom zu.

| Manifestationsalter | Hauptlokalisation | Besonderheit |
|---|---|---|
| **M1) Kinder/Jugendliche** | H1) Diaphysen (Femur, Tibia) | B1) Strahlen- und chemoresistent |
| **M2) Jugendliche/Junge Erwachsene** | H2) Metaphysen (Femur, Tibia) | B2) Strahlenresistent |
| **M3) Erwachsene** | H3) Becken, proximales Femur | B3) BSG-Erhöhung |

**Frage 343**

Ewing-Sarkom

a.  M1, H2, B3

b.  M2, H1, B1

c.  M3, H3, B2

d.  M1, H1, B3

**Antwort**

Die gesuchte Lösung ist die Zuordnung d.

**Frage 344**

Osteosarkom

a.  M2, H2, B2

b.  M2, H1, B1

c.  M3, H3, B3

d.  M1, H2, B2

Die gesuchte Lösung ist die Zuordnung **a.**

### Frage 345
Chondrosarkom

a. M2, H1, B1
b. M3, H3, B1
c. M1, H3, B2
d. M1, H2, B3

Die gesuchte Lösung ist die Zuordnung **b.**

### Frage 346
Welche Aussage zu benignen Knochentumoren trifft am ehesten zu?

a. Das Osteom ist ein kleiner Tumor (ca. 1 cm) mit radiologisch zentraler Aufhellungszone (Nidus).
b. Das Osteochondrom macht sich typischerweise durch starke nächtliche Schmerzen bemerkbar, die jedoch gut auf eine Behandlung mit Acetylsalicylsäure ansprechen („ASS-sensibel").
c. Das Chondroblastom ist meist asymptomatisch. Schmerzen entwickeln sich evtl. durch Kompression von Umgebungsstrukturen.
d. Das Osteochondrom äußert sich im Röntgenbild als pilzförmige Vorwölbung an Metaphysen langer Röhrenknochen.
e. Das Chondrosarkom ist ein häufiger benigner Knochentumor im Kindesalter.

a) **Falsch.** Das Osteom ist ein rundlicher Knochentumor, welcher häufig am Schädel auftritt. Die Aufhellungszone ist typisch für das Osteoidosteom.

b) **Falsch.** Hier ist ebenfalls ein Osteoidosteom beschrieben. Ein Osteochondrom ist meist asymptomatisch (siehe Antwort c)

c) **Falsch.** Hier ist ein Osteochondrom (kartilaginäre Exostose) beschrieben. Beim Chondroblastom findet sich i. d. R. ein Bewegungsschmerz.

d) **Richtig.** Ein Osteochondrom ist ein Tumor im Metaphysenbereich, welcher von einer Knorpelkappe bedeckt ist. Er ist der häufigste primär benigne Tumor.

e) **Falsch.** Das Chondrosarkom ist ein maligner Tumor, der eher bei Erwachsenen jenseits der fünften Lebensdekade auftritt, aber auch in seltenen Fällen Kinder und Jugendliche betreffen kann.

# Dermatologie

18

In Ihrer Notfall-Ambulanz stellt sich eine Mutter mit ihrem 9 Monate alten Säugling vor. Vor einigen Tagen sei eine kleine Blase am Arm aufgefallen, die sich im Verlauf zu einer größeren Blase entwickelt hätte, die dann geplatzt sei. Später sei eine weitere Läsion am Stamm hinzugekommen. Die Körpertemperatur beträgt 38,9°C. An der betroffenen Stelle sehen Sie eine großflächige erythematöse Erosion, welche schmerzhaft zu sein scheint. Die Medikamentenanamnese ist leer. Welche Aussage zur am ehesten zugrunde liegenden Erkrankung trifft zu?

a. Es handelt sich um eine selbstlimitierende, allergische Reaktion.
b. Der wahrscheinlichste Auslöser der Erkrankung sind Exfoliatine.
c. Es sollte bei Verbrühungsverdacht der Kinderschutz gerufen werden.
d. Es ist zu erwarten, dass die Schleimhäute ebenfalls betroffen sind.
e. Die Erkrankung sollte mit Glukokortikoiden behandelt werden.

## Antworten

a) **Falsch.** Die erhöhte Körpertemperatur spricht gegen eine allergische Reaktion.

b) **Richtig.** Bei dieser Anamnese und Präsentation muss an ein Staphylococcal Scalded Skin Syndrome (SSSS) gedacht werden, welches durch die von *Staphylococcus aureus* gebildeten Toxine Exfoliatin A und B vermittelt wird. Die Therapie erfordert u. a. eine *S. aureus*-wirksame systemische antibakterielle Therapie (Flucloxacillin).

c) **Falsch.** Obwohl das SSSS klassischerweise an eine Verbrühung erinnert und in der Differenzialdiagnostik mit bedacht wird, sprechen der Verlauf und die (vermutlich) glaubwürdige Schilderung hier dagegen. Fieber bzw. erhöhte Körpertemperaturen könnten jedoch auch bei anderweitigen Hautläsionen durch eine sekundäre Infektion der Wunde erklärt werden.

d) **Falsch.** Die Schleimhäute sind beim SSSS nicht betroffen. Bei den jedoch als Differenzialdiagnosen ebenfalls zu erwägenden Arzneimittelreaktionen Stevens-Johnson-Syndrom und toxische epidermale Nekrolyse wäre dies zu erwarten. Die leere Medikamentenanamnese macht diese Differenzialdiagnosen zudem unwahrscheinlich.

e) **Falsch.** Glukokortikoide sind beim SSSS kontraindiziert.

---

## Frage 348

Welche Aussage zur atopischen Dermatitis im Kindesalter trifft zu?

a. Erkrankungsbeginn ist oft in den ersten beiden Lebenswochen, oftmals direkt postnatal.

b. Zur Basistherapie gehören topische Antibiotika wie z. B. Mupirocin.

c. Im Gesicht sollten bevorzugt topische Calcineurininhibitoren eingesetzt werden.

d. Aufgrund des psychischen Einflusses ist der Juckreiz in der Regel nur tagsüber.

e. Mittel der Wahl bei schweren, unkontrollierbaren Verläufen sind TNF-Alpha-Blocker.

---

## Antworten

a) **Falsch.** Klassischerweise beginnt eine atopische Dermatitis nicht vor Ablauf der ersten 3 Lebensmonate. Ein früherer Beginn sollte an andere Differenzialdiagnosen wie z. B. die seborrhoische Dermatitis denken lassen. Unmittelbar postnatal manifestierende, primäre Immundefekte können ebenfalls wie eine atopische Dermatitis aussehen und sollten aufgrund der unbehandelt oft letalen Verläufe (z. B. schwerer kombinierter Immundefekt) nicht übersehen werden.

b) **Falsch.** Zur topischen Therapie bei bakteriell superinfizierten Hautläsionen eignen sich Antiseptika. Topische Antibiotika werden für diese Indikation nicht empfohlen (Cave Induktion/Selektion von Resistenzen). Bei ausgedehnten Superinfektionen können systemische Antibiotika zum Einsatz kommen.

c) **Richtig.** Insbesondere bei „Problemstellen" wie in den intertriginösen Arealen oder im Gesicht sollten topische Calcineurinhibitoren den topischen Glukokortikosteroiden vorgezogen werden.

d) **Falsch.** Der Einfluss der Psyche und von Stress als Auslöser von Exazerbationen ist zwar unstrittig, jedoch ist gerade bei unkontrollierter atopischer Dermatitis der Nachtschlaf aufgrund von Juckreiz stark gestört.

e) **Falsch.** Bei schweren Verläufen, die eine systemische Therapie erfordern, kann für Kinder ab 6 Jahren der monoklonale Antikörper Dupilumab eingesetzt werden, der den Interleukin-4-Rezeptor blockiert.

## Frage 349

In Ihrer Praxis wird ein 5-jähriges Mädchen vorgestellt. Dem Vater war vor einigen Tagen eine kreisrunde Rötung am Bauch aufgefallen, die im Verlauf größer geworden sei. Das Mädchen geht in einen Waldkindergarten, anderweitige Expositionen werden verneint.

Welche Aussage zur Verdachtsdiagnose trifft am ehesten zu?

a. Die Therapie der Wahl bei diesem Kind ist Doxycyclin für 14 Tage.

b. Die Diagnose sollte mittels PCR aus einer Hautbiopsie gesichert werden.

c. Es existiert eine von der Ständigen Impfkommission empfohlene Impfung

d. Die Serologie ist aufgrund der niedrigen Sensitivität eingeschränkt.

e. Der Wald sollte abgesucht und etwaige Zecken auf Erreger untersucht werden.

## Antworten

a) **Falsch.** Doxycyclin ist Therapie der Wahl des Erythema migrans, wie hier beschrieben, jedoch nicht für Kinder unter 9 Jahren. Die Therapie der Wahl wäre hier Amoxicillin. Die Therapiedauer beträgt in der Regel 10–14 Tage, bei protrahiertem Ansprechen bis zu 21 Tage.

b) **Falsch.** Die Beschreibung der Hauteffloreszenz entspricht einer typischen Manifestation eines Erythema migrans. Bei manchen, schwer zu diagnostizierenden, atypischen Formen kann eine Hautbiopsie mit PCR auf Borrelien aufgrund der höheren Sensitivität als die Serologie in diesem Stadium sinnvoll sein.

c) **Falsch.** Zum gegenwärtigen Zeitpunkt ist kein Impfstoff verfügbar, und entsprechend gibt es keine STIKO-Empfehlung. Aktuell läuft eine Phase-3-Studie zu einer Vakzine (VLA15) für Kinder (Stand: Frühjahr 2023).

d) **Richtig.** Beim Erythema migrans handelt es sich um eine frühe Manifestation der Lyme-Borreliose, die in der Regel klinisch diagnostiziert wird. Die Sensitivität der Serologie ist eingeschränkt (ca. 50 %).

e) **Falsch.** Auch wenn eine von der Patientin entfernte Zecke vorläge, bestünde keine Indikation, diese zu untersuchen (fehlende Aussagekraft sowohl positiver als auch negativer Befunde aus der Zecke).

---

### Frage 350

Ein Neugeborenes entwickelt 12 h nach der unkomplizierten Geburt erythematöse Papeln und Pusteln am Stamm. Das Kind ist normotherm und hat mehrfach an der Brust getrunken. Welche Aussage trifft **am wenigsten** zu?

a. Es handelt sich um das Erythema toxicum neonatorum.

b. Zytologisch können in den Papeln eosinophile Granulozyten nachgewiesen werden.

c. Differenzialdiagnostisch muss an eine Herpes-simplex-Infektion gedacht werden.

d. Die Therapie besteht aus der topischen Applikation von Glukokortikosteroiden.

e. Die Palmoplantarregion ist typischerweise ausgespart.

---

### Antworten

a) Als Synonym werden auch Neugeborenenexanthem oder Erythema neonatorum verwendet.

b) Eine histologische Untersuchung ist jedoch nicht routinemäßig indiziert.

c) Jedoch wäre bei einer Infektion durch das Herpes-simplex-Virus (wie auch bei einer bakteriellen Infektion) eher von einem reduzierten Allgemeinzustand auszugehen. Wichtig sind auch anamnestische Angaben bezüglich der Mutter (genitale Läsionen? Fieber sub partu? Zeit des Blasensprungs etc.)

d) Das Erythema toxicum neonatorum ist selbstlimitierend und verschwindet innerhalb von Stunden bis Tagen.

e) Dies kann als differenzialdiagnostische Abgrenzung zur transienten neonatalen pustulösen Melanose genutzt werden.

Die gesuchte Lösung ist somit Antwort **d.**

## Frage 351

Welche Aussage zur Psoriasis trifft am ehesten zu?

- a. Die Psoriasis ist eine Dermatose, bei der andere Organsystem nicht betroffen sind.
- b. Prädilektionsstellen sind palmoplantar, v. a. interdigital.
- c. Erstmanifestation mit Psoriasis ist bei >70 % aller Patient*innen im Säuglingsalter.
- d. Das Köbner-Phänomen bezeichnet das Auftreten neuer Läsionen durch z. B. Kratzen.
- e. Die Erkrankung wird monogenetisch vererbt.

## Antworten

- a) **Falsch.** Es kommt insbesondere zur Mitbeteiligung von Gelenken.
- b) **Falsch.** Prädilektionsstellen sind Ellenbogen, Knie, Gesicht, periumbilikal, anogenital und sakral.
- c) **Falsch.** Nur bei einem kleineren Teil der Patient*innen (<15 %) beginnt die Erkrankung in der ersten Lebensdekade.
- d) **Richtig.** Neue Psoriasis-Herde können durch sogenannte isomorphe Reizeffekte ausgelöst werden, beispielsweise durch enge Kleidung oder durch Kratzen.
- e) **Falsch.** Die Erkrankung wird nach aktuellem Kenntnisstand polygen vererbt, oft mit HLA-Assoziation und positiver Familienanamnese.

## Frage 352

Ein 20 Monate alter Junge wird mit aphthösen Läsionen im Mund und kleinen Effloreszenzen an den Händen und den Fußsohlen vorgestellt. Der Junge habe wenig Appetit und leicht erhöhte Körpertemperatur. Welche Aussage trifft am ehesten zu?

- a. Der Auslöser ist Herpes-simplex-Virus (HSV) 2.
- b. Es besteht eine Häufung in den Wintermonaten.

c. Die oralen Läsionen können mit anästhesierender Lösung lokal therapiert werden.
d. Es sollte routinemäßig eine PCR-Untersuchung aus einem Hautabstrich
erfolgen.
e. Die Inkubationszeit beträgt 14–21 Tage.

a) **Falsch.** HSV-2 ist der Auslöser von genitalem Herpes, bei Neugeborenen
unter Umständen auch generalisierten Formen einer Herpes-simplex-Virus-
infektion. Hier wird jedoch die klassische Präsentation einer Hand-Fuß-
Mund-Krankheit beschrieben, welche durch Enteroviren (Coxsackie-Viren
oder Echoviren) ausgelöst wird.
b) **Falsch.** Das saisonale Auftreten der Hand-Fuß-Mund-Krankheit betrifft
vorranging die Sommer- und Herbstmonate.
c) **Richtig.** Die Therapie ist in der Regel symptomatisch und fokussiert sich
auf die Linderung der Schmerzen, die die Nahrungsaufnahme beeinträchtigen können.
d) **Falsch.** Die Diagnose erfolgt meist klinisch. In unklaren, ggf. atypischen
Fällen kann eine PCR aus einem Abstrich bzw. Bläscheninhalt sinnvoll sein.
e) **Falsch.** Die Inkubationszeit ist mit 3–6 Tagen wesentlich kürzer.

### Frage 353

Eine Mutter stellt sich mit ihren beiden Söhnen, 14 und 12 Jahre alt, nach einer
3-wöchigen Thailandreise in Ihrer Sprechstunde vor. Beide Söhne haben multiple, gerötete und überwärmte Schwellungen an den Oberschenkeln und
Armen. Der Allgemeinzustand ist nicht beeinträchtigt, Fieber liegt nicht vor.
Welche Aussage trifft **am wenigsten** zu?

a. Es handelt sich um eine parasitäre Erkrankung.
b. Der Erreger besiedelt häufig den Nasenvorhof.
c. Besonders nach Tropenreise muss mit besonderen Virulenzfaktoren gerechnet werden.
d. Neben einer Lokaltherapie kann je nach Ausmaß eine systemische Therapie
notwendig sein.
e. Oft kommt es nach Therapie zu Rezidiven.

a) Hier wird die typische Manifestation von Hautabszessen durch *Staphylococcus aureus* beschrieben, die bei Rückkehr von einer Tropenreise oft mit dem Virulenzfaktor PVL (Panton-Valentine Leukozidin) ausgestattet sind.

b) Das bevorzugte Habitat von *S. aureus* (sowohl Methicillin-resistente *S. aureus*, d. h. MRSA, als auch Methicillin-sensible, d. h. MSSA) ist der Nasenvorhof, des Weiteren der Rachen, die axilläre Haut sowie seltener der Gastrointestinaltrakt.

c) Hier wird das Vorhandensein von PVL angedeutet. Es kann dabei sowohl ein MRSA als auch ein MSSA das PVL-Gen aufweisen. PVL zerstört Granulozyten und Makrophagen durch die Bildung von Poren in der Zellwand.

d) Je nach Ausmaß der Abszesse kann eine systemische antibakterielle Therapie notwendig sein, z. B. mit Cotrimoxazol oder Clindamycin, je nach Reiseland und Resistenztestung.

e) Aufgrund des oft persistierenden Carriage in der Nase sollte bei PVL-Nachweis die Dekolonisation wie bei MRSA erwogen werden.

Die gesuchte Lösung ist somit Antwort **a**.

---

**Frage 354**

Welche Aussage zur ABCDE-Regel bei der Windeldermatitis trifft **am wenigsten** zu?

a. A wie „Ausreichende Belüftung des Windelbereichs"
b. B wie „Barrierefunktion verbessern durch Externa"
c. C wie „Cleansing", Reinigung von Stuhlverschmutzung
d. D wie „Diapers", häufiger Windelwechsel
e. E wie „Einwickeln mit okklusiven Verbänden"

---

a) Dies kann durch frequentes Weglassen der Windel erreicht werden.
b) Zink- oder Dexpanthenol-haltige Externa eignen sich hierfür besonders gut.
c) Oft reicht die Reinigung mit Wasser unter Zusatz von milden Seifen oder Detergentien aus.

d) Neben dem Einsatz von Einmalwindeln sollten diese auch häufig gewechselt werden.
e) Das wäre kontraproduktiv. Das E steht für Education und zielt auf die
   Elternschulung ab, womit die Compliance verbessert wird.

Die gesuchte Lösung ist somit Antwort **e**.

## Frage 355

Ein 9 Monate altes Mädchen wird in der Notaufnahme mit einer 3-tägigen Anamnese von Fieber bis 39°C vorgestellt. Am Morgen des Vorstellungstages hätte
das Fieber sistiert. Seit einigen Stunden sei ein feiner Ausschlag an der Brust
sowie am Bauch aufgefallen, welcher makulös erscheint. Welche Aussage trifft
am ehesten zu?

a. Die Erkrankung sollte mit Antibiotika behandelt werden.
b. Der Erreger der Erkrankung ist das Bocavirus.
c. Die Diagnose sollte serologisch gesichert werden.
d. Die Durchseuchung bis zum 18. Lebensjahr beträgt 30 %.
e. Als mögliche Komplikation kann es zu Fieberkrämpfen kommen.

## Antworten

a) **Falsch.** Es handelt sich um eine typische Präsentation eines Exanthema subitum (3-Tage-Fieber).
b) **Falsch.** Der Erreger des 3-Tage-Fiebers ist das humane Herpesvirus 6
   (HHV-6).
c) **Falsch.** Die Diagnose wird in der Regel klinisch gestellt. In unklaren Fällen
   kann eine Serologie hilfreich sein.
d) **Falsch.** Die Durchseuchung ist schon im Alter von 3 Jahren bei 100 %.
e) **Richtig.** Bei bis zu 10 % der Fälle kann es zu Fieberkrämpfen kommen.
   Weitere seltenere Komplikationen sind Enzephalopathie bzw. Enzephalitis,
   Guillain-Barré-Syndrom und Hepatitis.

## Frage 356

Welche Aussage zu Masern trifft am ehesten zu?

a. Die Ansteckungsfähigkeit beginnt mit dem Exanthem.
b. Die subakute sklerosierende Panenzephalitis betrifft ca. 1 von 10.000 Erkrankten.
c. Die Diagnose sollte mit der PCR aus dem Serum gesichert werden.
d. Der Erreger gehört zur Familie der Togaviridae.
e. Die charakteristischen Koplik-Flecken finden sich zwischen den Zehen.

## Antworten

a) **Falsch.** Schon 3 bis 5 Tage vor Ausbruch des Ausschlags kann das Virus übertragen werden, was bis 4 Tage danach anhält.
b) **Richtig.** Die Häufigkeit wurde früher um eine Zehnerpotenz seltener angenommen. Die SSPE resultiert aus einer slow-virus Infektion, welche nach einer z. T. langen Latenz stets letal endet.
c) **Falsch.** Es kann eine PCR aus einem Wangen- bzw. Rachenabstrich erfolgen, alternativ aus dem Urin. Aus Serum gelingt die PCR nicht. Spezifische IgM-Antikörper können mit Beginn des Exanthems nachgewiesen werden, sind jedoch bei bis zu jedem dritten Betroffenen erst 3 Tage nach Exanthembeginn nachweisbar.
d) **Falsch.** Zu den Togoviridae gehört u. a. das Rötelnvirus. Das Masernvirus gehört zur Familie der Paramyxoviridae.
e) **Falsch.** Die Koplik-Flecken befinden sich, falls vorhanden, an der Wangenschleimhaut auf Höhe der oberen Prämolaren.

## Frage 357

Welcher der genannten ist der häufigste Auslöser von Urtikaria im Kindesalter?

a. Infektionen
b. Nahrungsmittelunverträglichkeiten
c. Insektenstiche
d. Medikamentenallergien
e. Kälteexposition

a) **Richtig.** Unspezifische Virusinfektionen sind die häufigste Ursache von Urtikaria von Kindern.

b) **Falsch.** Nahrungsmittelunverträglichkeiten bzw. -allergien können zu Urtiarka führen. Nach gezielter Anamnese kann daher eine allergologische Abklärung (Prick-Test, Provokationstestung) sinnvoll sein.

c) **Falsch.** Insektenstichallergien können ebenfalls Urtikaria verursachen, sind jedoch weitaus seltener. Eine Abklärung mit spezifischen IgE-Antikörpern kann erwogen werden.

d) **Falsch.** Zwar sollte anamnestisch auch nach Medikamenteneinnahme gefragt werden, jedoch ist auch diese Ätiologie seltener als Infektionen.

e) **Falsch.** Kälteexposition sollte jedoch auch erfragt werden. Zudem sollte an systemische Differenzialdiagnosen (Kollagenosen, Mastozytosen) gedacht werden.

# Kinder- und Jugendgynäkologie 19

---

Welche Aussage zu Fehlbildungen des weiblichen Genitals trifft am ehesten zu?

a. Bei der Hymenalatresie fehlt das Jungfernhäutchen.
b. Anomalien des Hymens sind meist mit weiteren syndromalen Fehlbildungen assoziiert.
c. Unter anderem kann sich bei ausbleibender Therapie der Hymenalatresie eine Endometriose entwickeln.
d. Die Hymenalatresie sollte zeitnah nach Diagnosestellung operativ versorgt werden, um Komplikationen zu vermeiden.
e. Fehlbildungen des weiblichen Genitals sind in der Regel genetisch bedingt.

---

**Antworten**

a) **Falsch.** Die Hymenalatresie ist zwar die häufigste Fehlbildung, allerdings verschließt das Hymen (sog. Jungfernhäutchen) hier die Vaginalöffnung komplett.
b) **Falsch.** Anomalien des Hymens liegen zumeist isoliert vor.
c) **Richtig.** In der Neugeborenenphase kann sich eine Hymenalatresie durch einen Mukokolpos (hymenale Vorwölbung durch Abflussbehinderung des vaginalen Schleims) präsentieren. Bei Einsetzen der Regelblutung kann sich das anfallende Blut retrograd in den Uterus (Hämatometra) oder die Eileiter (Hämatolsalpinx) aufstauen. Als Komplikation kann eine Tubenverklebung

© Der/die Autor(en), exklusiv lizenziert an Springer-Verlag GmbH, DE, ein Teil von Springer Nature 2023
C. Papan, *Kinder- und Jugendmedizin. Fragen und Antworten*,
https://doi.org/10.1007/978-3-662-67327-0_19

oder Endometriose entstehen. Oft werden die Betroffenen allerdings zuvor durch die primäre Amenorrhö mit regelmäßigen Unterbauchschmerzen auffällig.

d) **Falsch.** Die Hymenalatresie sollte erst nach einem Jahr nach der Thelarche (Beginn des Brustdrüsenwachstums) operativ eröffnet werden, da die Menarche in der Regel 1,5–3 Jahre später einsetzt. Bei vorheriger Diagnosestellung genügt eine Dokumentation und Überwachung des Befunds.

e) **Falsch.** Fehlbildungen des weiblichen Genitals können verschiedene Ursachen haben, darunter genetische, hormonelle oder umweltbedingte Faktoren.

---

### Frage 359

Welche Aussage zu Labien- oder Vulvasynechien trifft am ehesten zu?

a. Bei der Synechie der großen Labien handelt es sich um eine Fehlbildung, die bereits postnatal vorliegt.

b. Eine Vulvasynechie entsteht als Folge von rezidivierenden Vulvovaginitiden, verursacht durch mangelnde Hygiene.

c. Die operative Eröffnung birgt ein geringeres Rezidivrisiko als die lokale Behandlung.

d. Die längere Anwendung der lokalen Therapie kann eine frühzeitige Thelarche verursachen.

e. Die Diagnose kann in der Regel im pränatalen Ultraschall gestellt werden.

---

### Antworten

a) **Falsch.** Die Synechien sind keine Fehlbildungen und entstehen am häufigsten zwischen dem 3. und 5. Lebensjahr aufgrund des östrogenarmen Milieus in der hormonellen Ruhephase. Es entsteht eine dünne, durchscheinende Membran, die die entsprechenden Strukturen verschließt.

b) **Falsch.** Im Gegenteil kann eine Vulvasynechie zu rezidivierenden Vulvovaginitiden führen. Die Synechien entstehen durch oberflächliche Entzündungen, ausgelöst durch mangelnde oder übertriebene Hygiene, manchmal aber auch durch enge Kleidung oder lokal reizende Sportarten wie Reiten.

c) **Falsch.** Beide Therapien sind mit einem Rezidivrisiko von bis zu 40 % behaftet. Entscheidend ist die Compliance der Betroffenen. Allerdings wird die Therapie erst erforderlich, wenn Komplikationen, wie z. B. Vulvovaginitiden, Harnwegsinfekte, vesikoureteraler Reflux, entstehen.

d) **Richtig.** Die lokale Therapie besteht aus der Applikation einer östrogen-haltigen Salbe. Durch Wirkstoffabsorption kann diese bei längerer Anwendung systemische Auswirkungen wie die Thelarche verursachen. Alternativ kann kortisonhaltige Salbe eingesetzt werden.

e) **Falsch.** Die Diagnose wird meist zufällig postnatal durch die Eltern und die*den Kinderärzt*in gestellt.

## Frage 360

Welche Aussage(n) zu Entzündungen bzw. Infektionen des weiblichen Genitals trifft/treffen am ehesten zu?

(1) Jede vaginale Blutung vor Einsetzen der Pubertät sollte eine Vaginoskopie nach sich ziehen.

(2) Rezidivierende Vulvovaginitiden können perivulväre Pigmentstörungen hervorrufen, die noch über 6 Monate hinaus sichtbar sein können.

(3) Bei Verdacht auf eine Vulvitis sollte ein Vulvaabstrich erfolgen, um spezifische Erreger zu identifizieren und entsprechend zu therapieren.

(4) Zwischen dem 5. und 10. Lebensjahr sind Pilzinfektionen der Vulva besonders häufig, da die Durchführung der adäquaten Hygiene erst noch erlernt werden muss.

(5) Entzündungen und Infektionen des weiblichen Genitals im Kindesalter sind immer durch sexuell übertragbare Krankheiten verursacht.

### Antwortmöglichkeiten

a. Nur Aussage (3) trifft zu.
b. Nur Aussagen (1) und (2) treffen zu.
c. Nur Aussagen (2), (3) und (4) treffen zu.
d. Alle Aussagen treffen zu.

## Antworten

(1) Bei prämaturer vaginaler Blutung sollte, ebenso wie bei rezidivierenden Vulvovaginitiden, eine Vaginoskopie zum Ausschluss von Fremdkörpern erfolgen.

(2) Es können sich Hyper- sowie Hypopigmentierungen präsentieren. Sie sind pathognomonisch als Überbleibsel rezidivierender Vulvovaginitiden oder Vulvitiden.

(3) Ein Abstrich wird erst bei Therapieversagen oder begründetem Verdacht auf spezifische Erreger nötig. Häufiger sind unspezifische, nicht obligat pathogene Keime wie *E. coli* oder Enterokokken. Der Nachweis dieser im Vulvaabstrich würde keine antibiotische Therapie rechtfertigen.

(4) Das Keimspektrum der Vulvitiden, Vulvovaginitiden und Vaginitiden hängt stark vom Östrogenisierungsgrad ab, welcher entwicklungsabhängig ist. Pilzinfektionen entstehen häufig im Windelalter (Candida albicans). In der hormonellen Ruhephase, also zwischen dem 3. Lebensjahr und der Pubertät, treten praktisch keine Pilzinfektionen auf, solange keine begünstigenden Faktoren wie Immunsuppression oder Diabetes mellitus bestehen. Es ist die häufigste Fehldiagnose.

(5) Es ist wichtig zu beachten, dass Entzündungen und Infektionen des weiblichen Genitals im Kindesalter nicht ausschließlich durch sexuellen Missbrauch verursacht werden. Es gibt verschiedene andere mögliche Ursachen, die nichts mit sexuellem Missbrauch zu tun haben. Entzündungszustände bzw. Infektionen können beispielsweise durch eine unsachgemäße Hygiene, Allergien, Irritationen oder bestimmte Erkrankungen verursacht werden.

Somit ist die gesuchte Lösung Antwort **b**.

---

### Frage 361

Ihnen wird ein 10-jähriges Mädchen mit quälendem Juckreiz im Intimbereich vorgestellt. Zudem berichtet sie über brennende Schmerzen. In der körperlichen Untersuchung finden Sie eine rötliche, dünne Haut mit Erosionen perivulvär und vulvär. Am Nacken sind fragwürdige weißliche Flecken sichtbar. Welche Aussage trifft **am wenigsten** zu?

a. Eine Aufklärung über die mögliche Entartung der weißlichen Flecken ist nicht nötig.

b. Als Komplikation kann eine Stenosierung der Vulva und Atrophie der kleinen Labien entstehen.

c. Da die vaginale und rektale Schleimhaut oft mitbetroffen ist, sollte eine gründliche Inspektion erfolgen.

d. Auch durch adäquate Therapie lässt sich keine Heilung, sondern nur die Verhinderung einer weiteren Ausbreitung, erzielen.

e. Es wird angenommen, dass immunologische Faktoren eine Rolles spielen.

---

a) Hier wird das klinische Bild eines beginnenden Lichen sclerosus beschrieben. Auch wenn die porzellanartigen Weißfärbungen und Plaques im
Erwachsenenalter eine Entartungstendenz haben, ist dies im Kindesalter
nicht der Fall. Vielmehr sollte dies den Eltern gegenüber deutlich kommuni-
ziert werden, damit keine Verunsicherung durch Fehlinformationen aus
möglichen Internetrecherchen entsteht.

b) Diese chronisch-entzündliche Hauterkrankung verläuft schubweise und
kann durch atrophische Narbenbildung der Papeln zur kompletten Verlegung der anatomischen Gegebenheiten im Genitalbereich führen.

c) Die vaginale und rektale Schleimhaut ist nie mitbetroffen.

d) Lichen sclerosus ist eine chronisch-entzündliche Hauterkrankung, die durch
Trigger immer wieder exazerbieren kann. Eine konsequente Therapie mit
topischen Steroiden minimiert bis verhindert das Fortschreiten. Regelmäßige Kontrollen sind vonnöten.

e) Beim Lichen sclerosus wird neben einer genetischen Komponente und hormonellen Faktoren auch die Rolle des Immunsystems diskutiert.

Die gesuchte Lösung ist somit Antwort **c**.

---

**Frage 362**

Welche Aussage zur Regelblutung trifft am ehesten zu?

a. Bei Auffälligkeiten in der Regelblutung sollten Folgeerkrankungen abgeklärt werden.

b. Die juvenile Endometriose kann Ursache einer primären Dysmenorrhö sein.

c. Eine Menorrhagie besteht bei einem Blutverlust von mehr als 100 ml bei ansonsten unauffälligem Zyklus.

d. Einer verstärkten Monatsblutung liegt ursächlich zumeist eine Gerinnungsstörung zugrunde.

e. Eine Amenorrhö ist durch eine übermäßig starke Regelblutung gekennzeichnet.

a) **Richtig.** Eine typische Folgeerkrankung ist der Eisenmangel bzw. die Eisenmangelanämie, welche durch entsprechende Labordiagnostik abgeklärt und letztendlich therapiert werden sollte.

b) **Falsch.** Sofern eine organische Ursache für die Dysmenorrhö vorliegt, wie z. B. bei der juvenilen Endometriose, handelt es sich um eine sekundäre Form.

c) **Falsch.** Dies wird als Hypermenorrhö bezeichnet. Eine Menorrhagie ist per definitionem eine Blutung, die länger als 7 Tage andauert.

d) **Falsch.** Eine Gerinnungsstörung sollte bei Hypermenorrhö und Menorrhagie zwar abgeklärt werden, diese ist allerdings in weniger als 5 % der Fälle die Ursache. Am häufigsten sind organische Ursachen verantwortlich.

e) **Falsch.** Eine Amenorrhö bezeichnet das Ausbleiben der Regelblutung.

### Frage 363

Ein 16-jähriges Mädchen wird Ihnen mit Amenorrhö und polyzystischen Ovarien in der transvaginalen Sonografie vorgestellt. Welcher Hormonbefund im Blut ist für Ihre Verdachtsdiagnose am ehesten typisch?

a. DHEAS ↑, FSH ↓, LH ↓
b. Freies Testosteron ↑, LH/FSH-Quotient ↑, SHBG ↓
c. DHEAS ↑, LH/FSH-Quotient normal, SHBG ↓
d. Freies Testosteron ↓, LH/FSH-Quotient normal, SHBG ↑
e. Progesteron ↑, FSH ↓, LH ↓

a) **Falsch.** DHEAS ist eine Vorstufe in der Synthese von männlichen und weiblichen Sexualhormonen, welche beim polyzystischen Ovarialsyndrom (PCO) in der Tat erhöht sind. Normalerweise würden daraufhin erniedrigte LH- und FSH-Spiegel durch negative Feedbackhemmung entstehen. Allerdings besteht beim PCO ein hoher Insulinspiegel, welcher die LH-Freisetzung isoliert erhöht.

b) **Richtig.** Durch die in a) beschriebene isolierte Freisetzung von LH steigt der LH/FSH-Quotient. Zudem hemmt Insulin die hepatische Synthese von SHBG, dem Sexualhormon-bindenden Globulin.

c) **Falsch.** Ein normaler LH/FSH-Quotient tritt nicht auf, wie in den Lösungen zu a) und b) erklärt.

d) **Falsch.** Beim PCO besteht eine Hyperandrogenämie, welche die ovarielle Follikelreifung stört.

e) **Falsch.** Bei polyzystischen Ovarien, insbesondere im Rahmen des polyzystischen Ovarialsyndroms (PCOS), ist der Hormonbefund im Blut in der Regel durch erhöhte Androgenspiegel gekennzeichnet, nicht durch erhöhtes Progesteron.

## Frage 364

Welche(s) der folgenden stellt/stellen **keine** Therapieoption bei bestehendem polyzystischen Ovarialsyndrom (PCO) dar?

a. Kombinierte orale Kontrazeptiva
b. Metformin
c. Glukokortikoide
d. Antiandrogene
e. Cefamycine

## Antworten

Die symptomatische Therapie, mit der Regulierung der ovariellen Funktion und der Behandlung von Virilisierungserscheinungen, steht im Vordergrund.

a) Kombinierte orale Kontrazeptive (die „Pille") normalisieren den Menstruationszyklus und verbessern Hirsutismus und Akne. Als Progesteron wird Dienogest aufgrund seiner antiandrogenen Wirkung bevorzugt.

b) Dies wird im Off-label use als Insulinsensitizer bei zusätzlich entstandenem metabolischen Syndrom eingesetzt. Es senkt zudem die Androgenkonzentration und erhöht den SHBG-Spiegel.

c) Glukokortikoide können die gesteigerte Androgenproduktion unterdrücken. Allerdings sollten diese nur mit Vorsicht eingesetzt werden, da sie die Entstehung eines metabolischen Syndroms zusätzlich begünstigen.

d) Sofern kein Kinderwunsch besteht, stellen Antiandrogene eine Therapieoption dar.

e) Cefamycine gehören zu den Beta-Laktam-Antibiotika. Sie spielen in der Therapie des PCOS keine Rolle.

Die gesuchte Lösung ist somit Antwort **e**.

Welche Aussage zu sexuell übertragbaren Infektionen (STI) trifft **am wenigsten** zu?

a. Bei im Kindesalter vorliegenden STIs sollte stets an die Möglichkeit des sexuellen Missbrauchs gedacht werden.
b. Ein Screening auf Chlamydien ist bei 15- bis 25-jährigen Mädchen bzw. Frauen mit Kontrazeptionswunsch eine jährliche Kassenleistung.
c. Eine Chlamydieninfektion bei Adoleszenten sollte mit Doxycyclin behandelt werden.
d. Im Genitalbereich können sowohl Herpes-simplex-Virus Typ 2 (HSV-2) als auch HSV-1 Effloreszenzen verursachen.
e. Die konnatale Syphilis ist dank eines flächendeckenden Schwangeren-Screenings in Deutschland ausgerottet.

a) Nach dem Ausschluss einer vertikalen Infektion bei jungen Betroffenen sollte der Verdacht auf sexuellen Missbrauch gestellt werden und eine gründliche, allumfassende Diagnostik nach sich ziehen.
b) Generell sollten sexuell aktive Mädchen/Frauen <25 Jahren ein Chlamydien-Screening erhalten. Das Screening erfolgt mittels PCR aus Urinproben.
c) Chlamydien sind obligat intrazelluläre, gramnegative Bakterien, weshalb eine Therapie mit Tetracyclin-Antibiotika (v. a. Doxycyclin) nötig ist.
d) HSV-2 ist zwar im Genitalbereich häufiger zu finden, eine Infektion mit HSV-1 ist aber ebenfalls möglich. In der Therapie wird Aciclovir eingesetzt.
e) Zwar ist das Syphilis-Screening fester Bestandteil, allerdings ist die konnatale Syphilis im Jahr 2023 nicht ausgerottet.

Die gesuchte Lösung ist somit Antwort **e**.

## Frage 366

Welche Aussage zu HPV-Infektionen trifft **nicht** zu?

a. Ein PAP-Abstrich sollte regelmäßig mit Beginn der sexuellen Aktivität erfolgen, um mögliche dysplastische Veränderungen der Zervix frühzeitig zu erkennen.

b. Da 99 % aller Zervixkarzinome HPV-positiv sind, stellt die HPV-Infektion den Hauptrisikofaktor für die Entstehung dieser Karzinome dar.

c. Condylomata acuminata sind anogenitale Warzen, die hauptsächlich durch Infektion mit low-risk HPV-Typen (insbesondere HPV-Typ 6 und 11) entstehen.

d. Kortisolhaltige Salben sollten im anogenitalen Bereich nur unter Vorsicht eingesetzt werden, da sie eine Ausbreitung von HP-Viren bewirken könnten.

e. Nach der STIKO-Empfehlung sollten neben Mädchen auch Jungen im Alter von 9 bis 14 Jahren gegen HPV geimpft werden.

## Antworten

a) Ein PAP-Abstrich ist frühestens 2 Jahre nach dem ersten Geschlechtsverkehr indiziert, da sich mögliche dysplastische Veränderungen nur sehr langsam entwickeln.

b) Daher ist die beste Prävention des Zervixkarzinoms die HPV-Impfung, welche mittlerweile für Mädchen und Jungen empfohlen wird.

c) Diese Feigwarzen sind gutartige exophytische Papeln, die besonders anogenital, selten auch im Larynxbereich, auftreten können. High-risk HPV-Typen sind besonders die Typen 16 und 18. Der nonavalente Impfstoff deckt alle der genannten ab.

d) Durch den immunsuppressiven Effekt von Kortison wird eine weitere Virusaussaat begünstigt.

e) In der aktualisierten Empfehlung der STIKO aus dem Jahr 2018 gilt die Impfempfehlung auch für Jungen, möglichst vor dem ersten Sexualkontakt, da HPV hier für Karzinome des Penis und Rektums sowie im HNO-Bereich verantwortlich ist.

Die gesuchte Lösung ist somit Antwort **a**.

## Frage 367

Welche Aussage zu allgemeinen Kenntnissen über Kontrazeption trifft am ehesten zu?

a. Ein gute Verhütungsmethode weist einen niedrigen Pearl-Index auf, welcher beschreibt, wie viele Schwangerschaften im Verhältnis zu 100 Sexualakten unter der entsprechenden Methode entstehen.

b. Die Verordnung einer hormonellen Kontrazeption bedarf bei unter 16-jährigen Mädchen der Einwilligung der gesetzlich Vertretenden.

c. Bei Mädchen unter 20 Jahren werden die Kosten der „Pille danach" von Krankenkassen übernommen, sofern eine ärztliche Verordnung existiert.

d. Aufgrund des hohen Nebenwirkungsprofils sollten Östrogen-Gestagen-Kombinationspräparate nur von Fachärzt*innen für Gynäkologie erstverordnet werden.

e. Der Coitus interruptus ist aus infektionspräventiver Sicht eine verlässliche Methode.

## Antworten

a) **Falsch.** Ein niedriger Pearl-Index ist ein Maß für die hohe kontrazeptive Sicherheit unterschiedlicher Verhütungsmethoden. Allerdings beschreibt er die Anzahl an Schwangerschaften im Verhältnis zu 100 Frauenjahren (Schwangerschaften*12 Monate*100)/(Anzahl Frauen*Anwendungsmonate). Er ist unabhängig von der Anzahl der Sexualakte.

b) **Falsch.** Generell kann im Rahmen der Kontrazeption bei über 16-Jährigen von einer Einwilligungsfähigkeit ausgegangen werden. Im Alter von 14–16 ist diese zwar kritisch zu prüfen und zu dokumentieren, die Verordnung ist allerdings auch ohne Befragung der gesetzlich Vertretenden möglich. Bei unter 14 Jährigen ist dies nur in seltenen Ausnahmefällen möglich.

c) **Richtig.** Ab einem Alter von 14 Jahren können Betroffene die „Pille danach" auch ohne Rezept in der Apotheke erwerben. Allerdings werden die Kosten nur von den Kassen übernommen, sofern ein Rezept vorliegt und die Betroffene unter 20 Jahre alt ist.

d) **Falsch.** Jede*r Kinder- und Jugendarzt bzw. -ärztin kann die Kontrazeptiva verordnen. Eine Erstuntersuchung, Befragung zu etwaigen Kontraindikationen und ausführliche Aufklärung sollte in jedem Fall erfolgen. In komplizierten Fällen kann eine Überweisung an Gynäkolog*innen sinnvoll sein.

e) **Falsch.** Der Coitus interruptus ist weder eine verlässliche Methode zur Kontrazeption noch zur Vermeidung von Infektionskrankheiten.

## Frage 368

Welche Aussagen zu Verhütungsmethoden im Jugendalter treffen am ehesten zu?

(1) Absolute Kontraindikationen für die Verordnung von östrogenhaltigen oralen Kontrazeptiva sind Herzvitien und eine Migräne mit Aura.

(2) Das Mittel der ersten Wahl ist die Mikropille, eine Kombination aus Östrogen- und Gestagenderivat, zusammen mit Kondomen.

(3) Bei fehlender Patientinnencompliance sollte auf nicht hormonelle Kontrazeptiva umgeschwenkt werden.

(4) Eine postkoitale Verhütung ist bis maximal 72 h nach dem Geschlechtsakt möglich.

(5) Die Portiokappe verhindert eine Schwangerschaft effektiver als bei der Pille.

### Antwortmöglichkeiten

a. Alle Aussagen treffen zu.
b. Nur Aussagen (3) und (4) treffen zu.
c. Nur Aussagen (1) und (2) treffen zu.
d. Nur Aussagen (2) und (4) treffen zu.
e. Nur Aussagen (1) und (3) treffen zu.

## Antworten

(1) Für Mädchen/Frauen mit ohnehin erhöhtem Risiko für thromboembolische Ereignisse ist die Einnahme östrogenhaltiger Präparate kontraindiziert. Gestagenmonopräparate stellen hier eine Alternative dar.

(2) Bei Jugendlichen sollte in der Regel nicht auf Östrogen verzichtet werden, da es zur Zyklusregulation beiträgt und Jugendliche zumeist kein erhöhtes Thromboserisiko aufweisen. Eine individuelle Risikostratifizierung ist al-

lerdings immer indiziert. Auf die richtige, regelmäßige Einnahme sollte dringlichst geachtet werden. Kondome sind zudem die einzige Verhütungsmethode zum Schutz vor (den meisten) sexuell übertragbaren Infektionen.

(3) Es gibt auch hormonelle Kontrazeptiva, die bei eingeschränkter Compliance eingesetzt werden können und Vorteile gegenüber nicht hormonellen Methoden (Kondome, Kupferspirale) haben. Beispiele sind der Nuvaring, Hormonpflaster, Langzyklus-Pillen und die Hormonspirale.

(4) Idealerweise sollte eine postkoitale Kontrazeption innerhalb von 12 h nach dem ungeschützten Geschlechtsverkehr bzw. dem Versagen der eingesetzten Verhütungsmethode durchgeführt werden, da die Effektivität hier am höchsten ist. Oral steht Levenorgestrel (<72 h) und Ulipristalacetat (<120 h) zur Verfügung, die Wirksamkeit ist allerdings besonders bei später Einnahme eingeschränkt. Mit ca. 99 % ist die Einlage einer Kupferkette oder -spirale (<120 h) am effektivsten, da sie die Nidation, nicht die Befruchtung, abbrechen. Allerdings sollte mit teilweise starken Schmerzen und Blutungen gerechnet werden.

(5) Die Portiokappe hat einen Pearl-Index von ca. 6 und liegt damit deutlich über dem der Pille (was einer schwächeren Effektivität gleichkommt).

Somit ist die gesuchte Lösung Antwort **c**.

# Psychische Erkrankungen 20

## Frage 369

Welche Aussage zu psychischen Erkrankungen im Kindes- und Jugendalter trifft am ehesten zu?

a. Circa 20 % entwickeln bis zum Erreichen des Erwachsenenalters eine oder mehrere psychische Auffälligkeiten.
b. Die meisten Störungen sind zumindest vorübergehend behandlungsbedürftig.
c. Disruptive Verhaltensstörungen lassen sich durch ein absichtliches Störverhalten charakterisieren.
d. Die Eigenanamnese ist in der Regel aussagekräftiger als die ärztlichen Beobachtungen.
e. Psychische Erkrankungen im Kindes- und Jugendalter sind ausschließlich auf genetische Faktoren zurückzuführen.

## Antworten

a) **Richtig.** Dabei handelt es sich zumeist um Übertreibungen oder Verzerrungen von normalen Verhaltensweisen oder Emotionen. Eine Störung liegt vor, wenn es zur Beeinträchtigung der Lebensweise und des Alltags kommt. Eine Überschneidung unterschiedlicher Störungen ist nicht selten.
b) **Falsch.** Nur ein Bruchteil der psychischen Auffälligkeiten im Kindes- und Jugendalter ist behandlungsbedürftig (<10 %).

© Der/die Autor(en), exklusiv lizenziert an Springer-Verlag GmbH, DE, ein Teil von Springer Nature 2023
C. Papan, *Kinder- und Jugendmedizin. Fragen und Antworten*,
https://doi.org/10.1007/978-3-662-67327-0_20

c) **Falsch.** Zu den disruptiven Verhaltensstörungen zählen zum Beispiel das Aufmerksamkeitsdefizits-Hyperaktivitätssyndrom (ADHS) oder das abweisende Trotzverhalten. Das Verhalten wirkt sich auf andere (Eltern, Lehrer usw.) störend aus, eine Intention dazu liegt allerdings nicht vor.

d) **Falsch.** Besonders Kinder sind oft nicht in der Lage, ihre Symptome genau zu beschreiben. Ärzt*innen müssen sich daher oft auf ihre eigenen Beobachtungen und Angaben von Eltern oder Lehrern verlassen.

e) **Falsch.** Psychische Erkrankungen im Kindes- und Jugendalter werden durch eine Kombination von genetischen, Umwelt- und sozialen Faktoren beeinflusst.

### Frage 370–371

Der 6-jährige Max wurde vor kurzem eingeschult. Seine Lehrer klagen über ein ausgeprägtes Störverhalten im Unterricht und ein fehlendes Erledigen der Schulaufgaben. Max würde andauernd seinen zugewiesenen Platz verlassen und könne nicht abwarten, bis er an der Reihe ist. Andauernd sei er laut und würde Anweisungen nicht befolgen. Die Eltern können dies nicht nachvollziehen. Ihr Max wäre eben schon immer voller Energie gewesen.

### Frage 370

Welche Aussage zur beschriebenen Situation trifft **nicht** zu?

a. Die drei Hauptsymptome der ADHS (Hyperaktivität, Impulsivität, Konzentrationsstörungen) sind erfüllt.

b. ADHS ist eine angeborene Störung, welche circa 5 % der Kinder, besonders Jungen, betrifft.

c. Nach ICD-10 lässt sich bei Max die Diagnose ADHS (F90.0) stellen.

d. Bei circa 80 % der ADHS-Betroffenen liegen weitere komorbide psychische Störungen vor.

e. ADHS wird durch eine Kombination von genetischen, neurochemischen und Umweltfaktoren verursacht.

a) Hier wird eine mangelnde Konzentrationsfähigkeit, Impulsivität und Hyperaktivität beschrieben. Die Symptome müssen andauernd bestehen und so ausgeprägt sein, dass sie den Alltag beeinträchtigen.

b) ADHS ist angeboren und wird per definitionem vor dem Erreichend es 7. Lebensjahrs auffällig. Es spielt neben der genetischen Disposition (Dopaminrezeptor-D4-Polymorphismus) auch das soziale Umfeld eine Rolle. Jungen sind weitaus häufiger betroffen als Mädchen (ca. 4-fach).

c) Laut ADHS-Diagnosekriterien müssen die Symptome mindestens 6 Monate bestehen und in mehr als einer Situation vorliegen. Auch wenn die Angabe der Eltern vermuten lässt, dass die Störung bereits zuvor und auch im häuslichen Umfeld vorlag, ist die Diagnose noch nicht zu stellen.

d) Häufig treten zusätzlich Störungen des Sozialverhaltens, Ticstörungen oder affektive Störungen auf. Bei circa 2/3 der Betroffenen ist die Erkrankung vor dem Erreichen des Erwachsenenalters selbstlimitierend. Bei Persistieren wird die motorische Hyperaktivität eher durch eine innere Unruhe und sprunghaftes Verhalten abgelöst.

e) Mangelnde Disziplin oder Erziehungsfehler spielen keine zentrale Rolle in der Entstehung von ADHS.

Die gesuchte Lösung ist somit Antwort c.

Welche Wirkweise macht man sich bei der medikamentösen Behandlung des ADHS am ehesten zunutze?

a. Stimulation des $GABA_A$-Rezeptors
b. Indirekte sympathomimetische Wirkung
c. Selektive SerotoninWiederaufnahmehemmung
d. Direkte periphere sympatholytische Wirkung
e. Aktivierung des parasympathischen Nervensystems

## Antworten

a) **Falsch.** Eine Stimulation des genannten Rezeptors hätte eine sedierende, hemmende Wirkung. Benzodiazepine zum Beispiel potenzieren die Wirkung von GABA am $GABA_A$-Rezeptor.

b) **Richtig.** Das Mittel der ersten Wahl ist Methylphenidat. Es wirkt durch eine verstärkte Freisetzung und Blockade der Wiederaufnahme von Dopamin, Serotonin und Noradrenalin. Die indirekt sympathomimetische Wirkung verbessert zum Beispiel die Konzentrationsfähigkeit. Methylphenidat ist ein Amphetamin-Derivat und zählt daher zu den Betäubungsmitteln (Btm-rezeptpflichtig). In den verordneten Dosen erzeugt es in der Regel keine Abhängigkeit. Nebenwirkungen sind zum Beispiel Einschlafstörungen, Reizbarkeit und Gewichtsverlust durch Appetitminderung. Mögliche Wachstumsdefizite sollten frühzeitig erkannt werden.

c) **Falsch.** SSRIs werden nicht in der ADHS-Behandlung eingesetzt. Der selektive Noradrenalin-Wiederaufnahmehemmer Atomoxetin (SNRI) stellt eine alternative Behandlungsmethode dar. Durch die Steigerung der Noradrenalinkonzentration im synaptischen Spalt wirkt es ebenfalls sympathomimetisch. Vorteilhaft ist das fehlende Abhängigkeitspotenzial, jedoch ist die Effektstärke geringer.

d) **Falsch.** Periphere Sympatholytika wirken vasodilatatorisch und werden zum Beispiel bei arterieller Hypertonie, Raynaud-Syndrom oder Prostatahyperplasie eingesetzt.

e) **Falsch.** Die medikamentöse Behandlung des ADHS zielt vor allem auf die Steigerung der Verfügbarkeit von Dopamin und Noradrenalin im synaptischen Spalt ab, was zu einer Verbesserung der Aufmerksamkeit und Impulskontrolle führt. Das parasympathische Nervensystem ist für Ruhe- und Verdauungsfunktionen zuständig und spielt bei der ADHS-Behandlung keine zentrale Rolle.

## Frage 372

Welche Aussage zu Intelligenz und dessen Messung (Hamburger-Wechsler-Intelligenztest) trifft am ehesten zu?

a. 5 % einer Altersgruppe haben einen Intelligenzquotienten (IQ) von über 130.
b. Die Ermittlung des Gesamt-IQ beruht auf der Mehrfaktorentheorie nach Thurstone.

c. Circa 68 % einer Altersgruppe weisen eine durchschnittliche Intelligenz auf.
d. Eine mittlere Intelligenzminderung liegt ab einem IQ von unter 60 vor.
e. Der Hamburger-Wechsler-Intelligenztest basiert auf einer rein verbalsprach-
   lichen Beurteilung der Intelligenz.

## Antworten

a) **Falsch.** Der Mittelwert der standardmäßig durchgeführten IQ-Testung beträgt 100 und die Standardabweichung 15. Gemäß der Gaußschen Normalverteilung liegen 95 % der Werte im Bereich von zwei Standardabweichungen, also zwischen 70 und 130. 2,5 % liegen demnach darüber und
   2,5 % darunter.

b) **Falsch.** Bereits der Name lässt vermuten, dass dies nicht der Fall ist. Die Ermittlung des Gesamt-IQ beruht auf der Zwei-Faktoren-Theorie von Spear-
   man (Generalfaktorenmodell). Auf der Mehrfaktorentheorie nach Thurstone
   beruht ein anderer Test, der Intelligenz-Struktur-Test (IST). Hier wird pro
   Teil ein eigener IQ-Quotient ermittelt. Die sieben Faktoren sind Rechen-
   fertigkeit, Sprachverständnis, Wortflüssigkeit, räumliches Vorstellungsver-
   mögen, Gedächtnis, logisches Denken und Wahrnehmungsgeschwindigkeit.

c) **Richtig.** Wie in a) beschrieben, ist der Mittelwert 100 mit einer Standardabweichung von 15. 68 % der Werte befinden sich bei Normalverteilung im
   Bereich von Mittelwert ± eine Standardabweichung, also zwischen 85 und
   115. Dies ist als durchschnittliche Intelligenz definiert.

d) **Falsch.** Per definitionem liegt eine leichte Intelligenzminderung (IM) bei
   einem IQ von 50–69, eine mittlere IM bei einem IQ von 35–49, eine schwere
   IM bei einem IQ von 20–34 und eine schwerste IM bei einem IQ von
   <20 vor.

e) **Falsch.** Der Hamburger-Wechsler-Intelligenztest deckt verschiedene kognitive Bereiche ab, darunter verbale und nonverbale Fähigkeiten. Er misst
   nicht nur sprachliche Aspekte, sondern auch räumliches Denken, logisches
   Denken und weitere kognitive Fähigkeiten.

Welche Aussage zu Intelligenzminderungen trifft **nicht** zu?

a. In der Regel ist die sozial-emotionale Entwicklung beeinträchtigt.
b. Das Risiko, eine psychiatrische Erkrankung zu entwickeln, ist stark erhöht.
c. Der Begriff Oligophrenie ist als Synonym zu gebrauchen.
d. Es besteht keine Möglichkeit zur kausalen Behandlung.
e. Es besteht kein direkter Zusammenhang zur Körpergröße.

a) Dazu besteht eine Einschränkung im logischen Denken und Abstraktions- vermögen. Eine Einschränkung von Sprache oder Motorik ist weitaus seltener.
b) Betroffene haben 3- bis 4-mal häufiger psychiatrische Erkrankungen, wel- che häufig abweichende Symptomatiken aufweisen. Am häufigsten handelt es sich um Aktivitäts- und Aufmerksamkeitsstörungen.
c) Bei Intelligenzminderungen ist Vorsicht beim Vokabular geboten. Begriffe wie Oligophrenie, Schwachsinnigkeit, Idiotie usw. sind obsolet.
d) Therapeutisch stehen frühzeitige Fördermaßnahmen und das Erlernen einer Akzeptanz der Störung im Vordergrund. Die Prognose hängt stark vom so- zialen Umfeld der Betroffenen ab.
e) Die Körpergröße kann von verschiedenen genetischen und umweltbedingten Faktoren beeinflusst werden, die unabhängig von der Intelligenz sind.

Die gesuchte Lösung ist somit Antwort **c**.

Was sind umschriebene Entwicklungsstörungen (UES)?

a. Eine allgemeine Intelligenzminderung
b. Eine Teilleistungsschwäche
c. Eine neurologisch erklärbare Entwicklungsstörung
d. Eine durch soziale Gegebenheiten verursachte Entwicklungsstörung
e. Eine Form der Entwicklungsstörungen, die durch genetische Veränderungen verursacht werden.

a) **Falsch.** Betroffene einer UES sind normal intelligent.

b) **Richtig.** Bei einer UES haben die betroffenen Kinder Lernstörungen in einem spezifischen Bereich (selten auch mehreren). Es kann sich um die Sprache, Motorik oder schulische Fertigkeiten (Lesen, Rechnen, Rechtschreibung) handeln. Häufig wird die Symptomatik durch Verhaltensprobleme für lange Zeit nicht erkannt. UES führen zu sozialen und Lernproblemen.

c) **Falsch.** UES sind nicht durch neurologische Erkrankungen erklärbar.

d) **Falsch.** Die UES ist unabhängig von bzw. nicht erklärbar durch soziale Gegebenheiten. Es liegt dem auch keine unzureichende Förderung durch die Eltern zugrunde.

e) **Falsch.** Die genaue Ursache von UES ist noch nicht vollständig verstanden, aber es wird angenommen, dass verschiedene Faktoren wie neurobiologische, umweltbedingte und genetische Faktoren eine Rolle spielen können. Es gibt jedoch keine klare genetische Verbindung, die UES verursacht.

## Frage 375–376

Der 5-jährige Marvin wird Ihnen in Begleitung seiner Eltern vorgestellt. Die Eltern machen sich vermehrt Sorgen, weil Marvin keine Freunde hat und nie mit Gleichaltrigen spielen mag. Auch allein beschäftigt er sich nur mit seinen Spielzeug-Zügen. Sobald die Eltern ihn zu etwas anderem zu bewegen versuchen, wehrt er sich unter großem Geschrei. Ihnen fällt auf, dass Marvin Ihren Blickkontakt nicht halten mag.

Welches der Folgenden lässt sich bei Marvin am ehesten zusätzlich feststellen?

a. Stereotype Aktivitäten
b. Euphorische Stimmung
c. Inhaltliche Denkstörung
d. Intelligenzminderung
e. Übermäßige Empathie

a) **Richtig.** Marvin leidet wahrscheinlich unter einer Autismus-Spektrum-Störung, bei der stereotype Aktivitäten häufig zu beobachten sind. Dabei kann es zu motorischen Auffälligkeiten, z. B. Hand- und Fingerbewegungen, oder sprachlichen Auffälligkeiten, z. B. Echolalien, Floskelsätze, kommen.

b) **Falsch.** Eine euphorische Stimmlage ist eher bei bipolar-affektiven Störungen oder ADHS zu finden. Typisch für die Autismus-Spektrum-Störung wäre zum Beispiel noch eine fehlende Empathie.

c) **Falsch.** Zwar ist Marvins Verhalten zum Teil zwanghaft, inhaltliche Denkstörungen (z. B. Wahngedanken) finden sich aber eher bei Schizophrenien.

d) **Falsch.** Eine Intelligenzminderung kann zwar als Komorbidität vorliegen, eine andere Antwort ist aber wahrscheinlicher und typisch für eine Autismus-Spektrum-Störung. Eine zusätzliche Intelligenzminderung wird separat kodiert.

e) **Falsch.** Charakteristisch wäre das Gegenteil.

Welche Aussage bezüglich des bei Marvin vermutlich vorliegenden Krankheitsbildes trifft **nicht** zu?

a. Der Störung liegt immer eine neurobiologische Ursache zugrunde.

b. Die MMR-Impfung konnte als Ursache ausgeschlossen werden.

c. Nach DSM-5 wird das Asperger-Syndrom vom frühkindlichen Autismus unterschieden.

d. Jungen sind häufiger von dieser nichtheilbaren Störung betroffen als Mädchen.

e. Die Betroffenen können besondere Stärken haben.

a) Allen tiefgreifenden Entwicklungsstörungen liegen neurobiologische Ursachen, also genetische Faktoren, Hirnschädigungen oder Hirnfunktionsstörungen, zugrunde.

b) Der Irrglaube, dass die MMR-Impfung Autismus auslöst, konnte durch Studien widerlegt werden.

c) Neue Klassifikationsschemata verzichten auf die Einteilung in Subtypen. Die tiefgreifende Entwicklungsstörung wird demnach nur noch differenziert in die Autismus-Spektrum-Störungen und das Rett-Syndrom. Da der Namensgeber des Asperger-Syndroms (Hans Asperger) nach neuen Erkenntnissen an der durch die Nationalsozialisten durchgeführten Ermordungen von Menschen mit körperlicher und psychischer Behinderung beteiligt war, wird dieser Begriff gänzlich gestrichen (ICD-11).

d) Insgesamt beträgt die Prävalenz 1 %. Die Störung bleibt lebenslang bestehen. Ein Training sozialer und funktioneller Kompetenzen sollte erfolgen.

e) Betroffene können außergewöhnliche Fähigkeiten oder Talente in bestimmten Bereichen haben, z. B. in Musik, Mathematik, Kunst oder technischem Verständnis (sogenannte „Inselbegabungen" oder „Savant-Fähigkeiten").

Die gesuchte Lösung ist somit Antwort **c**.

---

### Frage 377

Welche Aussage zu Enuresis und Enkopresis trifft am ehesten zu?

a. Ein niedriges Selbstwertgefühl ist Ursache der sekundären Störung.

b. Bei gleichzeitiger Symptomatik sollte die Enkopresis zuerst behandelt werden.

c. Bei Enkopresis sollten vermehrt Ballaststoffe zur Eindickung des Stuhls verzehrt werden.

d. Die „lazy bladder" führt durch Restharnbildung besonders häufig zu begleitenden Harnwegsinfekten.

e. Enuresis und Enkopresis sind ausschließlich psychisch bedingte Störungen.

---

### Antworten

a) **Falsch.** Ein erniedrigtes Selbstwertgefühl ist Folge der Störung. Dies ist durch Scham und die durch die Störung verursachten Lebenseinschränkungen (z. B. kein Nächtigen außer Haus möglich) bedingt.

b) **Richtig.** In der Regel führt eine Besserung der Stuhlinkontinenz zu einer Besserung der Harninkontinenz. Daher sollte diese primär therapiert werden.

c) **Falsch.** Typischerweise liegt bei Enuresis eine begleitende bzw. verursachte Obstipation vor. Für die Therapie sollten aufweichende Mittel wie zum Beispiel Macrogol verordnet werden.

d) **Falsch.** Die „lazy bladder" gehört zum Kreis der funktionellen Harninkontinenzen, bei der es durch seltene Entleerungen zu großen Blasenvolumina kommt. Bei der Miktion wird zumeist die Bauchpresse aktiv, was eine vollständige Entleerung ermöglicht. Restharn verbleibt daher in der Regel nicht.

e) **Falsch.** Enuresis und Enkopresis können sowohl körperliche als auch psychische Ursachen haben.

---

## Frage 378

Welche Aussage zu Schulverweigerungen ist **falsch**?

a. Ein begleitendes Unwohlsein, wie z. B. Bauch- oder Kopfschmerzen, lässt eine Somatisierung vermuten.

b. Bei der Schulphobie liegen zumeist nachvollziehbare Belastungen, wie z. B. Mobbing oder Lernschwäche, vor.

c. Beim Schulschwänzen wird die Schule zugunsten anderer, bevorzugter Aktivitäten vermieden.

d. Emotionale Störungen mit Trennungsangst können eine Schulverweigerung auslösen.

e. Schulverweigerung kann sich auf verschiedene Altersgruppen beziehen.

---

## Antworten

a) Besonders bei Schulphobie und Schulangst empfinden die Betroffenen die genannten Symptome. Beim Schulschwänzen wird dies eher vorgetäuscht.

b) Wenn die Schulverweigerung mit dem Schulbesuch im Zusammenhang steht, handelt es sich um eine Schulangst. Oft sind Versagensängste, psychische sowie physische, die Ursache.

c) Hier handelt es sich um keine Angst.

d) Die Schulphobie gehört zum Kreis der emotionalen Störungen mit Trennungsangst (F93.0). Hier wird die Schule aufgrund einer Furcht vor der Trennung von Bezugspersonen vermieden. Auch sonst neigen die betroffenen Kinder dazu, daheim zu beiben. Die Familienstrukturen sind oft problematisch (enge unsichere Bindungen).

e) Schulverweigerung kann sowohl auf Grundschulen als auch auf weiterführenden Schulen ein Thema sein und sowohl Jungen als auch Mädchen betreffen.

Die gesuchte Lösung ist somit Antwort **b**.

Die 10-jährige Leonie ist seit über 3 Wochen durch einen stark verminderten Antrieb aufgefallen. Sie verlässt ihr Zimmer kaum noch, liegt nur im Bett, schläft viel und starrt ansonsten an die Decke. Früher habe sie gerne Tennis gespielt, woran sie nun keinerlei Interesse mehr zeigt. Zur Schule geht sie zwar noch, die Leistungsfähigkeit hat aber abgenommen. Da sie vermehrt Kommentare über den Tod gemacht hat, sehen Sie die Notwendigkeit der medikamentösen Therapie in Begleitung zur eingeleiteten Psychotherapie. Welches Präparat sollte vorrangig eingesetzt werden?

a. Fluoxetin
b. Citalopram
c. Amitriptylin
d. Johanniskraut
e. Ritalin

a) **Richtig.** Der selektive Serotonin-Wiederaufnahmehemmer (SSRI) ist bei kindlicher Depression das einzig zugelassene Medikament (ab 8 Jahre). Da es vor der Stimmungsaufhellung zur Antriebssteigerung kommt, sollten mögliche Suizidgedanken und eventuelle Handlungen im Auge behalten werden.

b) **Falsch.** Citalopram ist im Kindesalter zwar nicht zugelassen, wird aber bei fehlender Wirkung von Fluoxetin und stark persisitierender Symptomatik eingesetzt. Weitere Alternativen sind Escitalopram oder Sertralin, welche ebenfalls SSRIs sind.

c) **Falsch.** Amitriptylin ist ein trizyklisches Antidepressivum und sollte aufgrund seines hohen Nebenwirkungsprofils im Kindesalter nicht eingesetzt werden. Die Wirksamkeit ist ebenfalls nicht bewiesen.

d) **Falsch.** Johanniskraut sollte im Kindesalter nicht eingesetzt werden, da es zu vielen unerwünschten Arzneimittelwirkungen kommen kann.

e) **Falsch.** Ritalin ist ein Stimulans, das hauptsächlich zur Behandlung von Aufmerksamkeitsdefizit-/Hyperaktivitätsstörungen (ADHS) verwendet wird. Es hat jedoch keine nachgewiesene Wirksamkeit bei der Behandlung von Depressionen und kann bei depressiven Symptomen sogar kontraindiziert sein.

### Frage 380

Die 15-jährige Marie ist eine begnadete Turnerin. Besonders erfolgreich war sie in Wettkämpfen am Reck. Seit einigen Wochen wird ihr beim Aufstützen schwindelig, ihr Herz fängt an zu rasen und ihre Hände zu zittern. In letzter Zeit entwickelt sie selbst beim Gedanken an das Gerät ein Druckgefühl auf der Brust. Auf Nachfrage der Trainerin berichtet Marie, dass sie panische Angst vor einem Sturz aus der Höhe habe, seitdem sie dies im Fernsehen bei den letzten olympischen Spielen gesehen hätte. Das Bodenturnen klappt weiterhin gut. Worum handelt es sich am ehesten?

a. Generalisierte Angststörung
b. Posttraumatische Belastungsstörung
c. Panikstörung
d. Spezifische Phobie
e. Somatoforme Störung

### Antworten

a) **Falsch.** Bei einer generalisierten Angststörung kommt es über mindestens 6 Monate zu anhaltenden, frei flottierenden Ängsten mit ständiger Besorgnis und Anspannung. Die Symptomatik kann verschieden stark ausgeprägt sein, ist aber situationsunabhängig und betrifft verschiedenste Lebensbereiche.

b) **Falsch.** Bei der posttraumatischen Belastungsstörung kommt es zum ungewollten Wiedererinnern oder -erleben eines traumatisierenden Ereignisses (Intrusionen, Flashbacks). Außerdem führt eine psychische und vegetative Übererregung (Hyperarousal) zur erhöhten Anspannung sowie zu Schlaf- und Konzentrationsstörungen.

c) **Falsch.** Die ausgelösten Symptome liegen zwar auch bei einer Panikstörung vor, allerdings sind diese nicht mit einer spezifischen Situation assoziiert. Die Attacken sind nicht vorhersehbar und objektiv unbegründet.

d) **Richtig.** Hier liegt eine spezifische Phobie vor, bei der eine bestimmte Situation eine Panikattacke auslöst. Hierzu zählt auch die Angst vor Plätzen, Tieren, Prüfungen usw.

e) **Falsch.** Eine somatoforme Störung ist durch körperliche Beschwerden oder Symptome gekennzeichnet, für die keine ausreichende medizinische Erklärung gefunden werden kann. Die Symptome entstehen meist aus psychischen Konflikten oder Belastungen. Allerdings sind Maries Symptome, wie

Schwindel, beschleunigter Herzschlag und Zittern, nicht primär körperlicher Natur, sondern stehen in direktem Zusammenhang mit ihrer Angst vor einem Sturz vom Reck. Daher ist eine somatoforme Störung als Erklärung nicht zutreffend.

## Frage 381–382

Eine Bekannte bittet Sie um Rat. Ihre jugendliche Tochter wasche sich alle paar Minuten die Hände und fasse keine Türklinken mehr an. Sie vermuten eine Zwangsstörung.

### Frage 381

Welche der von der Tochter getätigten Aussagen würde am ehesten **gegen** eine Zwangsstörung sprechen?

a. „Ich verspüre eine dauerhafte Anspannung, die sich für kurze Zeit löst, wenn ich mir die Hände gewaschen habe."

b. „Ich glaube bald muss ich draußen Handschuhe tragen."

c. „Ich muss mir die Hände waschen, weil ich mich sonst mit einer schweren Krankheit infizieren werde."

d. „Ich möchte mir eigentlich nicht die Hände waschen, muss es aber tun."

e. „Ich verbringe viel Zeit im Badezimmer und wasche meine Hände immer wieder, selbst wenn sie bereits sauber sind."

### Antworten

a) Dies ist typisch für eine Zwangsstörung, welche als sehr quälend empfunden wird. Auch wenn die Zwangshandlung für die Betroffenen unangenehm ist, baut die Durchführung vorübergehend die Spannung ab.

b) Typisch für eine Zwangsstörung ist die hier angedeutete Ausbreitungsneigung. Im Verlauf kommt es zu immer weiteren Zwängen und Einschränkungen der Lebensweise.

c) Bei einer Zwangsstörung werden die Gedanken und Handlungen zwar als eigene, aber als unsinnig erlebt. Hier wird allerdings suggeriert, dass die Tochter davon überzeugt ist, dass sie sich ansonsten infizieren werde, was eher für Wahngedanken und -handlungen spricht. Es könnte sich um eine Schizophrenie handeln.

d) Bei Zwangsstörungen wird, wie hier angedeutet, ein innerlicher Widerstand geleistet, welcher in der Regel jedoch erfolglos bleibt und die Entwicklung einer Angst fördert.

e) Selbst wenn ihre Hände bereits als sauber empfunden werden, ist der Zwang so stark, dass sie ihre Hände erneut wäscht.

Die gesuchte Lösung ist somit Antwort **c**.

## Frage 382

Sie raten Ihrer Bekannten eine Vorstellung in der Kinder- und Jugendpsychiatrie, was sie sehr beunruhigt. Was können Sie ihr zum weiteren Vorgehen, sollte sich Ihre Verdachtsdiagnose einer Zwangsstörung bestätigen, am ehesten sagen?

    a. Es wird eine dialektisch-behaviorale Therapie nach Linehan durchgeführt werden.

    b. Es wird ein Expositionstraining mit Reaktionsverhinderung durchgeführt werden.

    c. Es wird vermutlich zunächst abgewartet, da es häufig zur Spontanremission kommt.

    d. Es wird eine systematische Desensibilisierung durchgeführt werden.

    e. Es wird eine psychoanalytische Therapie durchgeführt werden.

## Antworten

    a) **Falsch.** Die dialektisch-behaviorale Therapie nach Linehan legt einen Fokus auf die Emotionsregulation und ist bei Borderline-Störungen indiziert.

    b) **Richtig.** Dies ist die Therapie der ersten Wahl bei Zwangsstörungen, eventuell in Kombination mit selektiven Serotonin-Wiederaufnahmehemmern (SSRI, z. B. Sertralin). Der/die Betroffene wird mit Situationen konfrontiert, die normalerweise die Zwangsrituale auslösen. Die Durchführung dieser wird allerdings verhindert. Der/die Betroffene soll lernen, dass die Anspannung mit der Zeit auch ohne die Rituale abnimmt.

    c) **Falsch.** Ein Abwarten ist auf keinen Fall indiziert, da Zwangsstörungen unbehandelt eher chronifizieren. Eine Spontanremission ist sehr selten.

d) **Falsch.** Bei der systematischen Desensibilisierung wird zunächst eine Angsthierarchie erstellt. Vom schwächsten bis zum stärksten angstmachenden Aspekt kommt es nun schrittweise zur Konfrontation. Entspannungsübungen sollen das Angstgefühl antagonisieren.

e) **Falsch.** Die psychoanalytische Therapie gilt nicht als evidenzbasierte Behandlungsmethode für Zwangsstörungen.

## Frage 383

Ein 14-jähriger Junge wirft andauernd seinen Kopf zur rechten Seite und kneift die Augen zusammen. Bis vor kurzem konnte er die Bewegungen oft noch unterdrücken, dies fällt ihm aber zunehmend schwer. Da nun ein unkontrollierbares Grunzen dazu gekommen ist, für das er sich sehr schämt, möchte er medikamentös behandelt werden. Welches der folgenden Medikamente wird die Symptomatik am ehesten lindern?

a. Tiaprid
b. Lamotrigin
c. Clonazepam
d. Sertralin
e. Methylphenidat

## Antworten

a) **Richtig.** Tic-Störungen liegt zumeist ein Dopaminüberschuss in den Basalganglien zugrunde, weshalb sie zu den extrapyramidal-motorischen Hyperkinesien gezählt werden. Therapeutisch lässt sich durch Antagonisieren der Dopaminrezeptoren eine Besserung erzielen, häufig verläuft die Erkrankung jedoch trotzdem chronisch. Das Mittel der ersten Wahl bei Kindern ist Tiaprid, alternativ kommt Risperidon und bei Erwachsenen Aripiprazol zum Einsatz.

b) **Falsch.** Lamotrigin hemmt spannungsabhängige Natrium- und Kalziumkanäle und wird daher in der Therapie der Epilepsie eingesetzt.

c) **Falsch.** Clonazepam ist ein Benzodiazepin und wird als Antiepileptikum, off-label auch als Sedativum oder Anxiolytikum eingesetzt.

d) **Falsch.** Sertralin ist ein selektiver Serotonin-Wiederaufnahmehemmer und wird bei Depressionen, Borderline-Störungen, Zwangsstörungen und Angststörungen eingesetzt.

e) **Falsch.** Methylphenidat wirkt stimulierend auf das zentrale Nervensystem und kann bei ADHS-Patienten die Aufmerksamkeit und Impulskontrolle verbessern. Es hat jedoch keine direkte Wirkung auf die motorischen Tics.

### Frage 384

Anna (14 Jahre) steht seit Monaten nachts auf und isst alles, was sie finden kann. Sie hört erst auf, wenn sie nichts mehr findet. Den Essattacken geht eine gewisse Anspannung voraus, die sich anschließend löst. Zusätzlich schämt sie sich jedoch, ist oft traurig und verzweifelt, hat sogar schon über Suizid nachgedacht. Erbrechen tut sie nicht. Da ihr Bauch nach den Attacken sehr aufgebläht ist, nimmt sie allerdings Laxativa ein. Da sie tagsüber fastet, kann sie ein normales Gewicht halten. Sie verachtet Übergewicht und nimmt ihr Gewicht als minimal über dem Idealgewicht wahr. Welche Diagnose nach ICD-10 stellen Sie am ehesten?

a. Anorexia nervosa, aktiver Typ (F50.01)
b. Bulimia nervosa (F50.2)
c. Atypische Bulimia nervosa (F50.3)
d. Essattacken bei anderen psychischen Störungen (F50.4)
e. Anorexia nervosa, atypischer Typ (F50.8)

### Antworten

a) **Falsch.** Für die Diagnosestellung einer Anorexia nervosa ist ein schweres Untergewicht (BMI <17,5; Gewicht <3.–10. BMI-Perzentile) obligat.

b) **Falsch.** Für die Diagnosestellung einer Bulimia nervosa muss eine verzerrte Selbstwahrnehmung vorliegen (krankhaftes Gefühl, zu dick zu sein; starke Angst, zu dick zu werden). Anna sieht sich lediglich minimal über dem Idealgewicht.

c) **Richtig.** Die atypische Bulimia nervosa deckt die Störungen ab, die zwar das klinische Bild einer Bulimie rechtfertigen, für die endgültige Diagnosestellung jedoch nicht ausreichen. Typischerweise fehlen hier signifikante Gewichtsveränderungen oder eine übertriebene Sorge um Körperform und Gewicht.

d) **Falsch.** Eventuell lässt sich hier als Komorbidität eine Depression oder eine depressive Entwicklung diagnostizieren. Nach ICD-10 sind Essattacken bei anderen psychischen Störungen allerdings als übermäßiges Essen als Reaktion auf belastende Ereignisse (z. B. Trauerfälle, Unfälle, Geburten) definiert. Unter F50.4 lässt sich auch die Binge-Eating-Störung einordnen. Gewichtsreduzierende Maßnahmen fehlen allerdings.

e) **Falsch.** Die beschriebenen Symptome entsprechen nicht den Kriterien für die Diagnose einer Anorexia nervosa, weder im aktiven Typ (F50.01) noch im atypischen Typ (F50.8).

---

**Frage 385**

Welche Veränderung ist bei vorliegender Anorexia nervosa **am wenigsten** zu erwarten?

a. Hypokaliämie
b. Hypercholesterinämie
c. Panzytopenie
d. TSH-Erhöhung
e. Hypophosphatämie

---

**Antworten**

a) Eine Hypokaliämie entsteht durch Mangelernährung und besonders durch Erbrechen und/oder Laxantienabusus.

b) Bei Anorexia nervosa lässt sich häufig eine Hypercholesterinämie finden. Gänzlich ist die Ursache noch nicht geklärt, es wird aber eine gesteigerte Cholesterinsynthese und/oder eine verminderte biliäre Ausscheidung angenommen.

c) Durch die Mangelernährung kommt es zur Hypoplasie des Knochenmarks, welche die Bildung aller Blutzellen vermindert.

d) Der Körper senkt den Energiebedarf durch Umstellung auf eine hypothyreotische Stoffwechsellage. Damit versucht er, den Zustand der Mangelernährung aufzufangen. Die Hypothyreose ist also sekundär, es finden sich erniedrigte TSH-, T3- und T4-Werte. Als Auswirkungen auf den Körper finden sich zum Beispiel Bradykardie, Hypotonie und Obstipation.

e) Durch den Nährstoffmangel kann es auch zu einer Hypophosphatämie kommen.

Die gesuchte Lösung ist somit Antwort **d**.

## Frage 386

Welche Aussage zur Anorexia nervosa trifft am ehesten zu?

a. Exzessive sportliche Betätigung zur Gewichtsreduktion definiert den „aktiven Typ".

b. Ein hypogonadotroper Hypogonadismus ist für die Diagnose obligat.

c. Für die Einteilung „aktiver" oder „restriktiver" Typ muss man sich auf Eigen- und Fremdanamnese verlassen.

d. Betroffene weisen häufig eine ängstlich-vermeidende Verhaltensweise auf und sind einsichtig.

e. Bei Anorexia nervosa handelt es sich um eine vorübergehende Phase des gesteigerten sportlichen Engagements, um eine gesunde Gewichtsabnahme zu erreichen.

## Antworten

a) **Falsch.** Die exzessive sportliche Betätigung ist sehr typisch bei Anorexia nervosa, besonders bei Jungen. Allerdings findet sie sich sowohl beim „aktiven" als auch beim „restriktiven" Typ. Beim „aktiven" Typ wird die Gewichtsabnahme selbst herbeigeführt durch Erbrechen und/oder Laxanzien-/Diuretikaabusus, während beim „restriktiven" Typ die Nahrungskarenz im Vordergrund steht.

b) **Richtig.** Für die Diagnosestellung müssen alle 4 Kriterien erfüllt sein: Körperschemastörung, Untergewicht, selbst herbeigeführte Gewichtsreduktion und endokrine Störung. Bei der endokrinen Störung (hypogonadotroper Hypogonadismus) kommt es zur sekundären Amenorrhö (bzw. ausbleibende Menarche) und zum Libidoverlust.

c) **Falsch.** Der „aktive" Typ (Unterform: „bulimischer" Typ) ist durch das Einsetzen von Methoden zur Gewichtsabnahme definiert. Oft findet man klinische Zeichen wie Schädigungen der Zähne, Schwellung der Ohrspeicheldrüsen, Trommelschlegelfinger und/oder Schleimhautschäden als Anzeichen auf selbstinduziertes Erbrechen oder Laxanzienabusus. Da Betroffene in der Regel keinerlei Krankheitseinsicht zeigen, ist die Anamneseerhebung oft erschwert.

d) **Falsch.** Wie in c) beschrieben, sind Betroffene nur selten einsichtig. Da es sich bei der Nahrungskarenz um eine Sucht handeln kann, ist die Compliance in der Regel ebenfalls vermindert. Patient\*innen sind zudem oft sehr ehrgeizig und leistungsorientiert. Nicht selten finden sich ein (oft durch die Eltern) vermittelter Leistungsdruck oder gestörte Mutter-/Vaterbeziehungen.

e) **Falsch.** Es handelt sich um eine schwerwiegende psychische Störung, die durch eine gestörte Körperwahrnehmung, einen starken Wunsch nach Gewichtsverlust, eine restriktive Nahrungsaufnahme oder exzessive sportliche Betätigung sowie körperliche Folgen gekennzeichnet ist. Anorexia nervosa ist keine normale oder gesunde Art der Gewichtsabnahme, sondern eine ernsthafte Erkrankung, die eine angemessene medizinische und psychologische Behandlung erfordert.

---

**Frage 387**

Welche Aussage zur Therapie der Anorexia nervosa trifft **nicht** zu?

a. Bei Steigerung der Nahrungs- und Kalorienzufuhr kann es zu lebensbedrohlichen Zuständen kommen.

b. Bei extremem Untergewicht mit einem BMI von unter 15 kg/m$^2$ muss eine stationäre Therapie erfolgen.

c. Bei lange bestehender Symptomatik sollte begleitend eine Hormontherapie begonnen werden, um einen Kleinwuchs zu verhindern.

d. Eine Zwangsernährung per Magensonde oder eine geschlossene Unterbringung kann notwendig sein.

e. Das Management von Anorexia nervosa erfordert einen multidisziplinären Ansatz, der aus medizinischer, psychiatrischer und ernährungsbezogener Betreuung besteht.

---

**Antworten**

a) Der Kostaufbau muss sehr langsam erfolgen, da es sonst zum Refeeding-Syndrom kommen kann. Durch massive Insulinfreisetzung und Elektrolytverschiebungen kann dies Herzrhythmusstörungen, epileptische Anfälle, Ataxien und sogar lebensbedrohliche Zustände verursachen.

b) Eine stationäre Behandlung ist außerdem bei raschem Gewichtsverlust (>20 % in 6 Monaten), vitaler Gefährdung, psychischer Belastung/Komorbidität oder belasteter Familiensituation nötig.

c) Das fehlende Längenwachstum bei Anorexia nervosa ist durch die Mangelernährung bedingt und bedarf keiner Hormontherapie.

d) Bei lebensbedrohlichen Verläufen oder Einwilligungsunfähigkeit können Zwangsernährung oder geschlossene Unterbringung notwendig sein. Hier ist der Grad zwischen dem Eingriff in die Menschenrechte und unterlassener Hilfeleistung jedoch schmal. Eine Abwägung ist dringlichst erforderlich.

e) Die Komplexität und die Langwierigkeit der Erkrankung erfordern eine Multidisziplinarität des Behandlungs- und Betreuungsteams.

Die gesuchte Lösung ist somit Antwort **c**.

## Frage 388

Welche Aussage zur Bulimia nervosa trifft am ehesten zu?

a. Eine Therapie mit Fluoxetin kann neben der kognitiven Verhaltenstherapie hilfreich sein.

b. Laut ICD-10-Definition ist ein selbstinduziertes Erbrechen nach Essattacken obligat.

c. Die Störung ist seltener als die Anorexia nervosa, wobei ein Übergang möglich ist.

d. Oft liegen psychische Komorbiditäten, besonders eine Schizophrenie, vor.

e. Eine medikamentöse Therapie ist die einzige wirksame Behandlungsmethode bei Bulimia nervosa.

## Antworten

a) **Richtig.** Fluoxetin (SSRI) hat einen positiven Effekt auf die Heißhungerattacken und kann daher bei Bulimia nervosa, nicht aber bei Anorexia nervosa hilfreich sein.

b) **Falsch.** Laut ICD-10 müssen folgende vier Kriterien vorliegen: Essanfälle (mind. 3 Monate und mind. 2-mal pro Woche), ununterbrochenes zwanghaftes Essverlangen, Gegenwirken einer Gewichtszunahme, verzerrte Selbstwahrnehmung. Dabei kann die Gewichtszunahme über Erbrechen, Laxanzienabusus, Hungerperioden, Diäten, exzessiven Sport, Medikamentenmissbrauch usw. vermieden werden.

c) **Falsch.** Die Bulimia nervosa ist mit einer Prävalenz von ca. 1–3 % häufiger als die Anorexia nervosa. Der Übergang kann in der Tat fließend sein.

d) **Falsch.** Häufige Komorbiditäten sind Depressionen, Angst- und Panik-störungen sowie Alkohol-/Drogenabhängigkeit. Eine Schizophrenie liegt äußerst selten zusätzlich vor.

e) **Falsch.** Die Behandlung der Bulimia nervosa umfasst in der Regel eine multimodale Therapie. Während Medikamente wie Antidepressiva in eini-gen Fällen zur Reduzierung der Essanfälle und des Erbrechens eingesetzt werden können, sind sie nicht die alleinige wirksame Behandlungsmethode.

## Frage 389

Welche Aussage zu weiteren Essstörungen trifft am ehesten zu?

a. Die Binge-Eating-Störung betrifft häufiger Männer, bleibt aufgrund eines hohen Schamgefühls aber oft unerkannt.

b. Die Adipositas ist häufiger eine psychiatrische als eine somatische Diagnose.

c. Die Gewichtsentwicklung in der Kindheit entscheidet wesentlich über das spätere Adipositasrisiko.

d. Eine schnelle Gewichtsabnahme in der Kindheit spricht für eine gute Diszi-plin der Betroffenen und ist somit prognostisch günstig.

e. Essstörungen können problemlos allein durch den Willen und die Disziplin der Betroffenen überwunden werden, ohne professionelle Unterstützung.

## Antworten

a) **Falsch.** Die Binge-Eating-Störung hat insgesamt eine höhere Prävalenz als die Anorexie und Bulimie zusammen. Vom Charakter ähnelt sie sehr der Bulimia nervosa, nur auf die gewichtsreduzierenden Maßnahmen wird ver-zichtet. Es besteht eine Tendenz zum Übergewicht, was nicht selten in Adi-positas resultiert. Frauen sind mit einem Verhältnis von 3:2 jedoch häufiger betroffen. Auslöser sind emotional belastende Lebensereignisse (z. B. Trauerfälle, Unfälle, Mobbing usw.).

b) **Falsch.** Die Adipositas ist mit Abstand die häufigste Essstörung, sie ist aber zumeist eine somatische Diagnose. Mögliche Auslöser sind eine Hypo-thyreose, ein Cushing-Syndrom, eine Lipomatose und viele mehr. Im Ver-lauf entwickeln sich oft eine psychische Belastung und ein hoher Leidensdruck.

c) **Richtig.** Durch die Bildung hyperplastischer Fettzellen in frühen Jahren erhöht sich das spätere Adipositasrisiko enorm. Prognostisch entscheidend ist besonders die Gewichtsentwicklung zwischen dem zweiten und sechsten Lebensjahr.

d) **Falsch.** Eine rasche Gewichtsabnahme ist zumeist unkontrolliert und ebenso wie starke Gewichtsschwankungen prognostisch ungünstig. Ziel der Adipositastherapie ist eine nachhaltige Gewichtsreduktion, wobei eine Reduktion von circa 5–10 % des Körpergewichts bereits als Erfolg gewertet wird. Wichtig für den langfristigen Therapieerfolg ist eine Einbeziehung der Eltern.

e) **Falsch.** Essstörungen sind komplexe psychische Erkrankungen, die nicht allein durch den Willen und die Disziplin der Betroffenen überwunden werden können.

---

**Frage 390**

Welche der folgenden Symptome sprechen eher für einen dissoziativen Krampfanfall als für einen epileptischen Anfall?

(1) Abrupter Beginn
(2) Geschlossene Augen
(3) Zungenbiss
(4) Lichtstarre Pupillen
(5) Arc de cercle

**Antwortmöglichkeiten**

a. Nur (4) und (5)
b. Nur (1), (2) und (3)
c. Nur (1), (4) und (5)
d. Nur (2) und (5)
e. Nur (3)

---

**Antworten**

Typisch für einen dissoziativen Krampfanfall sind situative Auslöser (z. B. umschriebene Stresssituationen) und eine langsame Steigerung der Symptomatik. Das Bewegungsmuster ist eher asynchron und Schutzreflexe sind erhalten, weshalb es nur selten zu Verletzungen kommt. Liegende Patienten bäumen sich oft

zu einem Bogen auf, indem sie das Becken vorschieben und Halswirbelsäule, Oberkörper und Extremitäten überstrecken (Arc de cercle). Die Augen sind typischerweise geschlossen und die Pupillen lichtreagibel.
Die gesuchte Lösung ist somit Antwort **d**.

## Frage 391–393

Die 17-jährige Lena wird Ihnen vorgestellt, da sie ihren Eltern drohte, sich nach einem Streit über die Lautstärke ihrer Musik aus dem Fenster zu stürzen. Zunächst ist sie bei Aufnahme noch streitlustig und verweigert ein Gespräch. Die Eltern berichten, dass es seit zwei Jahren immer wieder zu Streitereien um Kleinigkeiten käme. Die häusliche Situation sei katastrophal. Im einen Moment sei Lena noch zugewandt und liebenswürdig, ohne erkennbaren Grund werde sie aber im nächsten Augenblick zornig. Zwischendurch erschien sie glücklich und zufrieden, phasenweise beschrieb sie ihr Leben aber als nicht lebenswert. Ihre Zukunftspläne seien unrealistisch und in der Schule bekäme sie nur gute Noten in Fächern, die sie interessierten. Längerfristige Freundschaften habe sie nicht, obwohl diese für kurze Zeit immer sehr eng gewesen seien. Zu einem späteren Zeitpunkt erzählt Lena Ihnen, dass sie häufig Angst und Traurigkeit verspüre und nicht wirklich wisse, wer sie sei und warum sie sich so verhielt. Sie hätte noch nie wirklich die Absicht gehabt, sich das Leben zu nehmen, würde aber gelegentlich den Drang verspüren, sich mit einem Messer zu verletzen.

### Frage 391
Welche Verdachtsdiagnose stellen Sie bei Lena am ehesten?

a. Schizotype Störung (F21)
b. Emotional instabile Persönlichkeitsstörung vom Boderline-Typ (F60.31)
c. Bipolare affektive Störung (F31)
d. Histrionische Persönlichkeitsstörung (F60.4)
e. Zwanghafte Persönlichkeitsstörung (F60.5)

### Antworten

a) **Falsch.** Bei der schizotypen Störung handelt es sich nach ICD-10 um exzentrische Verhaltensweisen und Anomalien des Denkens und der Stimmung, obwohl nie charakteristische schizophrene Symptome aufgetreten sind. Typischerweise kommt es zum kalten Affekt, Anhedonie, sozialem Rückzug und paranoischen Ideen.

b) **Richtig.** Bei der Borderline-Persönlichkeitsstörung liegen eine Konflikt-bereitschaft, Impulskontrollstörung und affektive Instabilität vor. Zudem neigen Betroffene zu Unsicherheiten bezüglich der eigenen Identität, zu in-tensiven, aber instabilen Beziehungen und Androhungen/Durchführungen von selbstverletzendem Verhalten. Dies dient zumeist der Entlastung und dem Fühlen eines euphorisierenden Kicks. Depressionen oder Angst-störungen sind häufige Komorbiditäten.

c) **Falsch.** Die bipolar affektive Störung zeigt zwar auch einen Wechsel in der Stimmungslage, allerdings stehen in manischen Episoden eher ein ver-mehrter Antrieb, Aktivität und Reizbarkeit im Vordergrund, während in der depressiven Episode ein Stimmungstief mit Antriebs- und Interessensver-lust überwiegt. Die manische Phase kann psychotische Symptome enthalten.

d) **Falsch.** Eine histrionische Persönlichkeitsstörung äußert sich besonders im andauernden Verlangen nach Anerkennung und Aufmerksamkeit, wobei es zu theatralischen, dramatisierenden Ausdrucksweisen kommt. Für Be-obachter wirken die Betroffenen oberflächlich und übertrieben. Es kommt zum Mangel an Rücksichtnahme und erhöhter Kränkbarkeit.

e) **Falsch.** Eine zwanghafte Persönlichkeitsstörung zeichnet sich durch über-mäßige Ordnungsliebe, Perfektionismus, Kontrollzwang und starre Regeln aus. Betroffene haben oft Schwierigkeiten, Flexibilität und Spontaneität zu zeigen. Im Fall von Lena sind jedoch Symptome wie Stimmungs-schwankungen, Identitätsunsicherheit, impulsives Verhalten und selbstver-letzendes Verhalten präsent, die eher auf eine Emotional instabile Persön-lichkeitsstörung vom Borderline-Typ hinweisen.

## Frage 392

Welches der Folgenden ist **am wenigsten** im für Lena verordneten Skillstrai-ning enthalten?

a. Erlernen von Achtsamkeit auf die Bedürfnisse anderer und das Zurück-nehmen in zwischenmenschlichen Beziehungen.

b. Erlernen von Bewältigungsmechanismen, sodass dysfunktionales Verhalten in Stresssituationen nicht mehr eingesetzt wird.

c. Erlernen von Identifikation, Einordnung und Regulation von Gefühlen.

d. Erlernen, eine beobachtende und reflektierende Position einnehmen zu können.

e. Erlernen von Fähigkeiten zur Krisenbewältigung.

a) Bei Lena wurde am ehesten eine Borderline-Persönlichkeitsstörung diagnostiziert, für die eine spezifische Therapie, die dialektisch-behaviorale Therapie nach Linehan (DBT), entwickelt wurde. Es handelt sich um ein Skillstraining, bei dem 5 Module (Achtsamkeit, Stresstoleranz, Umgang mit Gefühlen, zwischenmenschliche Fertigkeiten, Selbstwert) erlernt werden sollen. Das in der Antwortmöglichkeit beschriebene gehört am wenigsten dazu. Vielmehr soll erlernt werden, Beziehungen aufzubauen und zu pflegen, dabei aber stets auf sich selbst zu achten. Zudem steht die Steigerung des Selbstwertgefühls im Vordergrund.

b) Dieser Skill wird in der DBT Stresstoleranz genannt. Innere Anspannung soll mittels der Bewältigungsmechanismen abgebaut werden.

c) Die Emotionsregulation ist ein wichtiger Baustein der DBT, welche erlernt wird, indem Betroffene Gefühle zunächst identifizieren und einordnen sollen.

d) Dieser Skill wird in der DBT (innere) Achtsamkeit genannt. Betroffene sollen eigene Empfindungen wahrnehmen und beschreiben, was in ihnen geschieht.

e) Angesichts der emotionalen Instabilität und Impulsivität bei Borderline-Patienten ist es wichtig, dass sie effektive Strategien zur Krisenbewältigung erlernen. Das kann den Einsatz von Notfallplänen, Ablenkungstechniken, Selbstberuhigungsmethoden und die Nutzung sozialer Unterstützung beinhalten.

Die gesuchte Lösung ist somit Antwort **a**.

In der ersten Therapiestunde blickt Lena wiederholt für jeweils circa eine Minute „ins Leere". In der Zeit bewegt sie sich nicht und reagiert nicht auf Ansprache. Am Ende der Gruppensitzung sprechen Sie Lena darauf an. Sie erinnert sich an die Aussetzer und beschreibt das Gefühl wie ein „Gefangensein". Manchmal könne sie die Aussetzer verhindern, wenn sie die Vorzeichen bemerkt und rechtzeitig ihre Ablenkungstechniken einsetzt. Welches der Genannten trifft am ehesten auf die hier beschriebene Situation zu?

a. Dissoziative Bewegungsstörung
b. Depersonalisation

c. Ganser-Syndrom
d. Dissoziativer Stupor
e. Somnambulismus

a) **Falsch.** Bei einer dissoziativen Bewegungsstörung kommt es zum Verlust der Bewegungsfähigkeit von einem (oder mehreren) Körpergliedern. Es kann sich um Ataxien, aber auch Dysarthrien oder Aphonien handeln.

b) **Falsch.** Lena hat nicht das Gefühl, dass ihr Körper ihr fremd sei, was bei der Depersonalisation, einer Ich-Störung, der Fall wäre.

c) **Falsch.** Beim Ganser-Syndrom kommt es zum Vorbeireden oder zu Fehlhandlungen. Es wird das Bild vermittelt, der/die Betroffene sei verrückt. Die Diagnose bedarf einer ausführlichen internistischen suchtmedizinischen und neurologischen Abklärung.

d) **Richtig.** Beim dissoziativen Stupor handelt es sich um eine Einschränkung der Bewegung und normalen Reaktion auf äußere Reize bei erhaltenem Bewusstsein. Dissoziative Zustände sind nicht selten bei Borderline-Persönlichkeitsstörungen.

e) **Falsch.** Somnambulismus ist eine Schlafstörung, bei der eine Person während des Schlafs aufsteht und umhergeht, ohne sich dessen bewusst zu sein. Dieser Zustand tritt typischerweise während des Tiefschlafs auf und nicht während wacher Zustände oder Therapiesitzungen. Lena zeigt jedoch die Symptome einer dissoziativen Störung, bei der sie für kurze Zeit „ins Leere" blickt und sich nicht bewegt oder auf Ansprache reagiert. Diese Symptome passen nicht zum Schlafwandeln, sondern deuten eher auf einen dissoziativen Zustand hin, wie es beim dissoziativen Stupor der Fall ist.

Welche Aussage zu Schizophrenien im Kindes- und Jugendalter trifft am ehesten zu?

a. Die Negativsymptomatik zeigt sich vor allem in akuten Krankheitsphasen.
b. Stuporöse Patient*innen sind bei vollem Bewusstsein.
c. Ursächlich ist zumeist eine mangelnde Zuwendung in der Kindheit.

d. Kinder weisen weniger Nebenwirkungen auf Antipsychotika auf als Erwachsene.

e. Schizophrenie im Kindes- und Jugendalter tritt hauptsächlich als Folge von Traumatisierungen auf.

## Antworten

a) **Falsch.** In der Akutphase steht besonders die Positivsymptomatik („alles, was dazu kommt", z. B. Halluzinationen, Wahnvorstellungen, Ich-Störungen) im Vordergrund. In der chronischen Phase tritt vermehrt die Negativsymptomatik („alles, was abgezogen wird", z. B. Affektverflachung, Anhedonie, Aufmerksamkeitsstörung) auf.

b) **Richtig.** Beim Stupor kommt es zum vollständigen Aktivitätsverlust, das Bewusstsein ist allerdings erhalten. Auch wenn es nicht den Anschein macht, sind Betroffene oft stark erregt oder ängstlich. Ein Umschlagen in Aggressivität ist jederzeit möglich, weshalb Vorsicht geboten ist.

c) **Falsch.** Die Genese der Schizophrenie wird als multifaktoriell angesehen. Aufgrund der familiären Häufung und hohen Konkordanz wird eine genetische Prädisposition zur Entwicklung einer Schizophrenie angenommen. Ein Neurotransmitter-Ungleichgewicht, strukturelle Veränderungen, frühkindliche Infektionen und die Bedeutung des Vulnerabilitäts-Stress-Modells werden ebenfalls diskutiert. Neuere Forschungsergebnisse weisen auf ein erhöhtes Risiko nach Cannabis-Konsum hin. Circa 5% der Schizophrenien beginnen vor dem 15. Lebensjahr.

d) **Falsch.** Besonders in der Kindheit zeigen Antipsychotika ein großes Nebenwirkungsprofil, was die Therapie komplex macht und unbedingt einer Überweisung an eine*n Kinder- und Jugendpsychiater*in bedarf.

e) **Falsch.** Die Genese der Schizophrenie im Kindes- und Jugendalter wird als multifaktoriell angesehen, bei der eine genetische Prädisposition eine Rolle spielt. Es wird angenommen, dass neurochemische Ungleichgewichte, strukturelle Veränderungen im Gehirn, frühkindliche Infektionen und das Vulnerabilitäts-Stress-Modell zur Entwicklung der Erkrankung beitragen können. Es gibt jedoch keine klaren Belege dafür, dass Traumatisierungen allein die Ursache für Schizophrenie bei Kindern und Jugendlichen sind.

# Leitsymptome und Differenzialdiagnostik

# 21

---

Welche Aussage zur Differenzialdiagnostik Hüftschmerzen im Kindes- und Jugendalter trifft am ehesten zu?

a. Beim Morbus Perthes findet man Veränderungen im Nativröntgen typischerweise erst nach 6 Wochen.
b. Die Epiphyseolysis capitis femoris ist eine Erkrankung, die typischerweise Säuglinge betrifft.
c. Eine kongenitale Hüftdysplasie macht sich primär mit Bewegungseinschränkung im Kindesalter bemerkbar.
d. Hüftschmerzen sind der häufigste muskuloskelettale Konsultationsanlass im Praxis- und Klinikalltag.
e. Das vorrangige Symptom der kongenitalen Hüftluxation, das zur Konsultation Anlass gibt, ist der Hüftschmerz.

---

a) **Richtig.** Beim Morbus Perthes, der v. a. im Vor- und Grundschulalter auftritt, finden sich radiologische Veränderungen im Nativröntgen erst nach ca. 6 Wochen.
b) **Falsch.** Das typische Manifestationsalter ist die Pubertät bzw. die Präpubertät.

---

C. Papan, *Kinder- und Jugendmedizin. Fragen und Antworten*,
https://doi.org/10.1007/978-3-662-67327-0_21

c) **Falsch.** Im Kindesalter bzw. während des Wachstums zeigen sich in der Regel weder Schmerzen noch Bewegungseinschränkungen. Erst im Erwachsenenalter, oft als Folge der degenerativen Veränderungen, kommt es zu Schmerzen.

d) **Falsch.** Im Vergleich zu Knieschmerzen sind Hüftschmerzen relativ gesehen selten der Konsultationsanlass in einer kinderärztlichen Praxis bzw. Klinik.

e) **Falsch.** Klinisch steht die Bewegungseinschränkung bei der kongenitalen Hüftluxation im Vordergrund.

---

**Frage 396**

Welche Aussage zur Differenzialdiagnostik Obstipation im Kindes- und Jugendalter trifft am ehesten zu?

a. Obstipation ist definiert als Stuhlgang einmal alle zwei Tage.
b. Der Morbus Hirschsprung kann per MRT diagnostiziert werden.
c. Eine Kuhmilchallergie kann ursächlich für eine Obstipation sein.
d. Therapie der Wahl ist hoch dosiertes Magnesium per os.
e. Zwischen organischer und funktioneller Ursache kann sonografisch unterschieden werden.

---

**Antworten**

a) **Falsch.** Ab einer Stuhlgangfrequenz von <3-mal pro Woche spricht man in der Regel von einer Obstipation. Weitere Kriterien sind ≥2 Episoden einer Stuhlinkontinenz pro Woche, periodisches Absetzen sehr großer Stuhlmengen sowie tastbare Stuhlmassen im Bauch bzw. Rektum.

b) **Falsch.** Bei einem begründeten Verdacht auf einen Morbus Hirschsprung sind eine Rektumbiopsie und die histologische Diagnostik erforderlich.

c) **Richtig.** In diesem Fall wird die Diagnose per Eliminationsdiät gesichert.

d) **Falsch.** Neben den allgemeinen Maßnahmen wie ausreichende Trinkmengen, faserreiche Ernährung und Verhaltensmaßnahmen wird für die akute Desimpaktion sowie für die anschließende Erhaltungstherapie Makrogol verwendet.

e) **Falsch.** Sonografisch kann u. U. der Verlauf beurteilt werden, jedoch nicht zwischen den Ursachen, insbesondere den organischen, unterschieden werden.

## Frage 397

Ein 5-jähriges Mädchen wird aufgrund von Schwindelattacken in Ihrer Praxis vorgestellt. Dabei käme es gelegentlich auch zu einer Fallneigung. Die Attacken würden nach wenigen Sekunden bis Minuten spontan sistieren. Die Eltern beobachten während der Attacken auch auffällige Augenbewegungen. Ein Auslöser lässt sich nicht sicher eruieren. Der Vater leidet selbst an einer Migräne. In der körperlichen Untersuchung erheben Sie einen unauffälligen neurologischen Status. Welche der genannten ist die wahrscheinlichste Diagnose?

a. Morbus Menière
b. Benigner peripherer Lagerungsschwindel
c. Benigner paroxysmaler Schwindel des Kindesalters
d. Bilaterale Vestibulopathie
e. Bilaterales Vestibularisschwannom

## Antworten

a) **Falsch.** Der Morbus Menière gehört im Kindesalter zu den selteneren Ursachen eines Schwindels.

b) **Falsch.** Der benigne periphere Lagerungsschwindel wäre die häufigste Schwindelform im Kindes- und Jugendalter, der sich mit kurzen Drehschwindelattacken äußert und durch Lageänderung ausgelöst wird.

c) **Richtig.** Auch rezidivierender Schwindel des Kindesalters genannt, handelt es sich hierbei um eine der häufigsten Ursachen bei Kindern <6 Jahren. Oft verwächst sich dieser Schwindel im Verlauf, gelegentlich geht er über in eine Migräne. Die positive Familienanamnese passt hierzu.

d) **Falsch.** Hierbei handelt es sich um eine seltene Ursache, die dann zu einem beidseitigen Ausfall der Gleichgewichtsorgane führt.

e) **Falsch.** Ein Schwannom ist assoziiert mit einer Neurofibromatose, oft begleitet von einem Tinnitus und Schwerhörigkeit.

## Frage 398

Bei welcher Differenzialdiagnose ist am ehesten damit zu rechnen, dass sowohl die aPTT als auch der Quick unverändert sind?

a. Vitamin-K-Mangel
b. Hochdosierte Heparintherapie

    c. Hämophilie A
    d. Faktor-V-Mangel
    e. Faktor-XIII-Mangel

a) **Falsch.** Bei einem Vitamin-K-Mangel findet man in der Regel einen reduzierten Quick und oft auch eine verlängerte aPTT.
b) **Falsch.** Eine Heparintherapie verlängert die aPTT, bei hohen Dosierungen findet sich oft auch ein reduzierter Quick.
c) **Falsch.** Die typischer Konstellation bei einer Hämophilie wäre verlängerte aPTT bei normalem Quick.
d) **Falsch.** Der hierzu passende Befund wäre normale aPTT bei reduziertem Quick.
e) **Richtig.** Klassischerweise wären beide Parameter bei einem Faktor-XIII-Mangel unverändert. Bei einem entsprechenden Verdacht hierauf, z. B. bei einer vital bedrohlichen Nabelblutung bei Neugeborenen, sollte bei unauffälligen aPTT- und Quick-Werten eine weitergehende Diagnostik eingeleitet werden.

**Frage 399**
Bei welchem der Genannten handelt es sich **am wenigsten** um ein generalisiertes Exanthem?

a. Exanthema subitum
b. Gianotti-Crosti-Syndrom
c. Masern
d. Kawasaki-Syndrom
e. Windpocken

a) Das durch das humane Herpesvirus 6 (HHV6) ausgelöste Exanthema subitum (3-Tage-Fieber) ist ein generalisiertes makulöses, oft flüchtiges Exanthem.
b) Hierbei handelt es sich um ein streckseitig an den Extremitäten, z. T. an den Wangen oder am Gesäß vorkommendes, parainfektiöses Exanthem.

c) Das Masern-Exanthem ist in aller Regel generalisiert.

d) Das Kawasaki-Syndrom geht ebenfalls üblicherweise mit einem generalisierten, morbilliformen Exanthem einher.

e) Windpocken machen ein generalisiertes, makulopapulo-vesikulöses Exanthem.

Die gesuchte Lösung ist somit Antwort **b**.

---

**Frage 400**

Bei welchem der Genannten kommt es am ehesten zu einer strengen Periodik der Fieberschübe?

a. Familiäres Mittelmeerfieber
b. Hyper-IgD-Syndrom
c. PFAPA
d. TRAPS
e. Muckle-Wells-Syndrom

---

**Antworten**

a) **Falsch.** Zwar kommen die 1–3 Tage während Attacken beim FMF bei manchen Patient*innen mit einer etwas größeren Regelmäßigkeit, jedoch nicht mit einer strengen Zyklik bzw. Periodizität.

b) **Falsch.** Beim Hyper-IgD dauern die Attacken 3–7 Tage und kehren in variablen Abständen wieder.

c) **Richtig.** Bei PFAPA (periodisches Fieber, aphthöse Stomatitis, Pharyngitis, Adenitis) kommt es, wie der Name es verrät, zu den Attacken (Dauer oft 3–5 Tage) zu einer für die Betroffenen charakteristischen Periodik, die mithilfe von Fiebertagebüchern detektierbar ist (typischerweise alle 3–8 Wochen).

d) **Falsch.** Beim TRAPS (Tumornekrosefaktor-Rezeptor-1-assoziiertes periodisches Syndrom) kommt es oft zu sehr langen Fieberepisoden, die mehrere Wochen anhalten können, jedoch auch in unregelmäßigen Abständen wiederkehren.

e) **Falsch.** Das Muckle-Wells-Syndrom ist charakterisiert durch wiederkehrende Urtikaria, Arthritis und Schwerhörigkeit. Die Schübe rezidivieren in variablen Intervallen.

**Frage 401**

Welche Aussage zur Epidemiologie der Kindesmisshandlung ist am ehesten zutreffend?

a. In Deutschland berichteten etwa 15 % der befragten Erwachsenen von körperlicher Misshandlung in der Kindheit.
b. Die Prävalenzraten sexuellen Missbrauchs bei Frauen in der Kindheit liegen weltweit zwischen 1 und 5 %.
c. Kindesmisshandlung führt ausschließlich zu Verletzungen und nicht zu Entwicklungsverzögerungen.
d. Die Prävalenzraten emotionaler Misshandlung in Deutschland liegen bei etwa 50 %.
e. Die ökonomischen Folgekosten von Kindesmisshandlung sind weltweit vernachlässigbar.

**Antworten**

a) **Richtig.** In Deutschland berichteten etwa 15 % der befragten Erwachsenen von körperlicher Misshandlung in der Kindheit.
b) **Falsch.** Die Prävalenzraten sexuellen Missbrauchs bei Frauen in der Kindheit werden weltweit auf etwa 10–15 % geschätzt.
c) **Falsch.** Kindesmisshandlung kann sowohl zu Verletzungen als auch zu Entwicklungsverzögerungen führen.
d) **Falsch.** Die Prävalenzraten emotionaler Misshandlung liegen in Deutschland bei etwa 15 %.
e) **Falsch.** Kindesmisshandlung ist mit hohen gesellschaftlichen und ökonomischen Folgekosten verbunden.

**Frage 402**

Welche Aussage zur Diagnostik von Kindesmisshandlung ist am ehesten zutreffend?

a. Die Anamnese umfasst nur die Erfassung der aktuellen Symptome.
b. Die klinische Untersuchung beschränkt sich auf äußerlich erkennbare Verletzungen.
c. Eine Fotodokumentation äußerer Verletzungszeichen ist verzichtbar.

d. Bei Verdacht auf sexuellen Missbrauch sind Laboruntersuchungen überflüssig.

e. Die Zusammenarbeit verschiedener Disziplinen ist für die Diagnosestellung wichtig.

## Antworten

a) **Falsch.** Die Anamnese umfasst auch eine ausführliche Dokumentation früherer Arztbesuche, stationärer Aufenthalte, Entwicklungs-, Sozial- und Familienanamnese.

b) **Falsch.** Die klinische Untersuchung muss alle Körperregionen einbeziehen, einschließlich Halsbereich, Kopf, Schleimhäute.

c) **Falsch.** Eine Fotodokumentation aller äußeren Verletzungszeichen wird empfohlen.

d) **Falsch.** Bei Verdacht auf sexuellen Missbrauch mit Körperkontakt sollten Laboruntersuchungen zum Nachweis sexuell übertragbarer Krankheiten erfolgen.

e) **Richtig.** Die Zusammenarbeit verschiedener Fachbereiche, wie Kinder- und Jugendärzt*innen, Chirurg*innen, Rechtsmediziner*innen, Radiolog*innen, Augenärzt*innen, Gynäkolog*innen und Kinder- und Jugendpsychiater*innen, ist für die Diagnosestellung von Kindesmisshandlung wichtig.

## Frage 403

Welche Aussage zu topischen und systemischen Medikamenten bei Dermatosen im Kindesalter ist am ehesten zutreffend?

a. Die Resorptionsraten von topischen Medikamenten sind besonders hoch bei Anwendung in intertriginösen Arealen.

b. Bei Ekzemen im Gesichtsbereich sollten vorrangig topische Glukokortikosteroide eingesetzt werden.

c. Sulfadiazin-Silber wird zur Behandlung von Psoriasis eingesetzt.

d. Das Lokalanästhetikum EMLA kann bei sachgerechter Anwendung keine Nebenwirkungen verursachen.

e. Bei systemischer Anwendung von Tetrazyklinen treten keine Nebenwirkungen auf.

**Antworten**

a) **Richtig.** Die Resorptionsraten von topischen Medikamenten sind besonders hoch in intertriginösen Arealen, nach einem heißen Bad, bei hohen Umgebungstemperaturen und bei Anwendung von Externa mit Harnstoff, Salicylsäure oder Propylenglycol.

b) **Falsch.** Aufgrund der Nebenwirkungen (Atrophie) sollten im Gesicht vorrangig Calcineurininhibitoren (z. B. Pimecrolimus) eingesetzt werden.

c) **Falsch.** Sulfadiazin-Silber wird zur Infektionsprophylaxe bei Dermatosen mit Erosionen, Blasen oder Ulcera eingesetzt.

d) **Falsch.** Das Lokalanästhetikum EMLA kann als Nebenwirkung im frühen Kindesalter und bei großflächiger Applikation auch bei Kleinkindern zu Met-Hämoglobinämie führen.

e) **Falsch.** Bei systemischer Anwendung von Tetrazyklinen kann es bei Kindern unter 9 Jahren zu Hemmung des Knochenwachstums sowie Schmelzdefekten und Verfärbungen der Zähne kommen.

**Frage 404**

Welche Aussage zum Vorgehen bei einer möglichen Kindeswohlgefährdung trifft zu?

a. Der Kinderarzt muss das Einverständnis des einwilligungsfähigen Jugendlichen nicht einholen, bevor er das Jugendamt informiert.

b. Der Kinderarzt sollte bei einer Meldung an das Jugendamt darauf achten, die Information schriftlich zu geben und eine Empfangsbestätigung zu erbitten.

c. Das Jugendamt wird in jedem Fall eine Inobhutnahme des Kindes/Jugendlichen vornehmen.

d. Der Kinderarzt erhält vom Jugendamt eine Rückmeldung über die ergriffenen Maßnahmen.

e. Der Kinderarzt kann eigenmächtig alle Rechtshandlungen zum Wohl des Kindes/Jugendlichen vornehmen.

a) **Falsch.** Der Kinderarzt muss aus verfassungsrechtlichen Gründen das Einverständnis von einwilligungsfähigen Jugendlichen einholen.

b) **Richtig.** Der Kinderarzt sollte bei einer Meldung an das Jugendamt darauf achten, die Information schriftlich zu geben, und eine Empfangsbestätigung erbitten.

c) **Falsch.** Das Jugendamt prüft die Situation und entscheidet, ob eine Inobhutnahme des Kindes/Jugendlichen aufgrund des § 42 SGB VIII erfolgt.

d) **Falsch.** Eine Rückmeldung der angerufenen Stellen hinsichtlich der ergriffenen Maßnahmen ist gesetzlich nicht vorgesehen.

e) **Falsch.** Der Kinderarzt kann nicht eigenmächtig alle Rechtshandlungen zum Wohl des Kindes/Jugendlichen vornehmen, sondern muss eine Entscheidung des Familiengerichts abwarten, wenn die Personensorgeberechtigten nicht einverstanden sind.

Welche Aussage zu Glukokortikosteroiden trifft zu?

a. Die Dosis sollte so hoch wie möglich sein, um die gewünschten Wirkungen zu erzielen.

b. Die Behandlungsdauer sollte so lang wie möglich sein, um einen langfristigen Effekt zu gewährleisten.

c. Die Anpassung an die physiologische Cortisolausschüttung reduziert unerwünschte Wirkungen.

d. Eine Dosisreduktion nach langer Behandlung kann abrupt erfolgen, ohne das Auftreten von Nebenwirkungen zu riskieren.

e. Regelmäßige Verlaufskontrollen sind für das Muskelwachstum und die Knochengesundheit nicht erforderlich.

a) **Falsch.** Die Dosis sollte aufgrund der unerwünschten Wirkungen so niedrig wie möglich sein.

b) **Falsch.** Die Behandlungsdauer sollte so kurz wie möglich sein, um das Risiko unerwünschter Wirkungen zu verringern.

c) **Richtig.** Eine Anpassung an die physiologische Cortisolausschüttung reduziert unerwünschte Wirkungen.

d) **Falsch.** Eine Dosisreduktion nach langer Behandlung sollte langsam erfolgen, um das Auftreten einer Nebennierenrindeninsuffizienz zu vermeiden.

e) **Falsch.** Regelmäßige Verlaufskontrollen mit Messungen des Körperlängenwachstums, Blutdrucks, Blutzuckers und augenärztlichen Untersuchungen sind erforderlich, um mögliche Nebenwirkungen zu überwachen.

## Frage 406

Welche Aussage zu Säuglingsnahrung und Stillen ist korrekt?

a. Stillen ist nur in den ersten 4–6 Lebenswochen die optimale Ernährung für den Säugling.

b. Vitamin D und K sollten nicht supplementiert werden, da sie ausreichend durch das Stillen abgedeckt sind.

c. Das Stillen fördert die Mutter-Kind-Beziehung und sollte auch nach Einführung von Beikost fortgesetzt werden.

d. Eine Gewichtsabnahme von mehr als 10 % innerhalb der ersten 7 Lebenstage ist normal und erfordert keine Untersuchung.

e. Falls Stillen nicht möglich ist, sollten selbst zubereitete Nahrungen mit Kuhmilch bevorzugt gegenüber Säuglingsanfangsnahrung eingesetzt werden.

a) **Falsch.** Stillen ist in den ersten 4–6 Lebensmonaten die optimale Ernährung für den Säugling.

b) **Falsch.** Vitamin D und K sollten supplementiert werden, da sie nicht ausreichend durch das Stillen abgedeckt sind.

c) **Richtig.** Das Stillen fördert die Mutter-Kind-Beziehung und sollte auch nach Einführung von Beikost fortgesetzt werden.

d) **Falsch.** Eine Gewichtsabnahme von mehr als 7–10 % oder keine Gewichtszunahme innerhalb der ersten 7 Lebenstage bzw. darüber hinaus erfordert eine Untersuchung zur Abklärung der Ursache.

e) **Falsch.** Selbst zubereitete Nahrungen für Säuglinge aus Kuhmilch, anderen Tiermilchen oder andere Milch sind ungeeignet aufgrund einer nicht angepassten Nährstoffversorgung sowie Hygienerisiken. Säuglingsanfangsnahrung sollte bevorzugt werden, falls das Stillen nicht möglich ist.

---

### Frage 407

Welche Aussage zu den Therapieprinzipien bezüglich Antiinfektiva trifft am ehesten zu?

a. Aminoglykoside sollten möglichst mehrfach täglich gegeben werden.

b. Kulturen können auch im Verlauf der Therapie abgenommen werden.

c. Cefuroxim oral ist besonders gut für die Therapie ambulanter Infektionen geeignet.

d. Es sollte stets eine Mindestdauer eingehalten werden, um die Entstehung von Resistenzen zu verhindern.

e. Anamnestisch angegebene Antibiotikaallergien sollten stets hinterfragt werden.

### Antworten

a) **Falsch.** Aminoglykoside wirken über einen hohen Spitzenspiegel und sollten zur Vermeidung von Nephro- und Ototoxizität nur einmal täglich gegeben werden.

b) **Falsch.** Kulturen können im Verlauf abgenommen werden, jedoch sinkt die Sensitivität, viable Erreger anzuzüchten. Unter Umständen gelingt ein Nachweis mittels molekulardiagnotischer Methoden, was jedoch in der Regel eine Resistenztestung nicht ermöglicht.

c) **Falsch.** Cefuroxim oral (Cefuroxim-axetil) hat eine ausgewiesen schlechte orale Bioverfügbarkeit, weshalb es kaum Indikationen hierfür gibt. Für die meisten Diagnosen im ambulanten Bereich sind orale Aminopenicilline oder Cephalosporine der ersten Gruppe wesentlich besser geeignet.

d) **Falsch.** Hierbei handelt es sich um ein altes Paradigma, was in neueren klinischen Studien für verschiedene Entitäten relativiert worden ist. So kann bei einer milden ambulant erworbenen Pneumonie vermutlich nach ca. 3–5 Tagen, sofern ein ausreichendes klinisches Ansprechen vorliegt, die Therapie beendet werden. Umgekehrt ist es eher der Fall, dass jeder zusätzliche, unnötige Tag bzw. jede Antibiotikagabe das Risiko erhöht, dass antibiotikaresistente Bakterien selektiert werden.

e) **Richtig.** Bei den meisten der von den Patient*innen berichteten Allergien handelt es sich um keine lebensbedrohlichen Anaphylaxien, sondern oft um Arzneimittelreaktionen. Um die Patient*innen vor nachrangigen und oft schlechteren Therapien zu schützen, sollte daher sowohl anamnestisch als auch bei Bedarf durch entsprechende Diagnostik dieses „Label" wieder entfernt werden.

---

**Frage 408**

Wie unterscheiden sich nozizeptiver Schmerz und neuropathischer Schmerz?

a. Nozizeptiver Schmerz ist gut lokalisierbar und kann scharf oder brennend sein, während neuropathischer Schmerz schlecht lokalisierbar und diffus ist.

b. Nozizeptiver Schmerz tritt vor allem im Bereich der Organe auf, während neuropathischer Schmerz auf Haut und Schleimhaut auftritt.

c. Nozizeptiver Schmerz ist dumpf und pochend, während neuropathischer Schmerz krampfartig und kolikartig ist.

d. Nozizeptiver Schmerz ist akut und kurzzeitig, während neuropathischer Schmerz chronisch und persistierend ist.

e. Nozizeptiver Schmerz tritt hauptsächlich bei Störungen im zentralen Nervensystem auf, während neuropathischer Schmerz durch Reizung der Schmerzrezeptoren auf Haut und Schleimhaut entsteht.

---

**Antworten**

a) **Richtig.** Dies ist die korrekte Beschreibung der Schmerztypen.

b) **Falsch.** Nozizeptiver Schmerz kann sowohl im Bereich der Organe als auch auf Haut und Schleimhaut auftreten, abhängig von der Art der Reizung der Schmerzrezeptoren.

c) **Falsch.** Die Beschreibungen der Schmerzqualitäten sind nicht korrekt zugeordnet. Dumpfer und pochender Schmerz wird eher mit tiefem, somatischem Schmerz assoziiert, während krampfartiger und kolikartiger Schmerz eher auf viszeralen Schmerz hinweist.

d) **Falsch.** Sowohl nozizeptiver Schmerz als auch neuropathischer Schmerz können akut oder chronisch sein, je nach der zugrunde liegenden Ursache oder Erkrankung.

e) **Falsch.** Nozizeptiver Schmerz entsteht durch die Reizung von Schmerzrezeptoren, die in verschiedenen Geweben und Organen vorhanden sind, nicht nur im zentralen Nervensystem. Neuropathischer Schmerz hingegen resultiert aus Schädigungen und Funktionsstörungen des peripheren und/oder zentralen Nervensystems.

### Frage 409

Welche Aussage zur Therapie von Migräne ist richtig?

a. Bei leichten Migräneattacken wird eine i.v.-Therapie mit Lysinacetylsalicylat empfohlen.

b. Schwere Migräneattacken sollten mit Ibuprofen und einem Antiemetikum behandelt werden.

c. Bei Therapieresistenz kann eine Prophylaxe mit Kalziumantagonisten durchgeführt werden.

d. Leichte Migräneattacken werden mit Sumatriptan s.c. behandelt.

e. Medikamentöse Prophylaxe ist nur bei seltenen monatlichen Migräneattacken erforderlich.

### Antworten

a) **Falsch.** Bei leichten Migräneattacken werden in der Regel Schmerzmittel wie Ibuprofen, Paracetamol oder Metamizol empfohlen, nicht eine i.v.-Therapie.

b) **Richtig.** Schwere Migräneattacken erfordern eine Kombination aus einem Analgetikum und einem Antiemetikum zur Linderung der Symptome.

c) **Falsch.** Kalziumantagonisten können zur medikamentösen Prophylaxe bei Migräne eingesetzt werden, nicht bei Therapieresistenz.

d) **Falsch.** Sumatriptan s.c. wird bei schweren Migräneattacken empfohlen, nicht bei leichten.

e) **Falsch.** Medikamentöse Prophylaxe kann auch bei häufigen und schweren Migräneattacken erforderlich sein, nicht nur bei seltenen monatlichen Attacken.

---

**Frage 410**

Welche Aussage zur Notfallmedikation bei epileptischen Anfällen ist korrekt?

a. Die Notfallmedikation im häuslichen und prähospitalen Setting erfolgt hauptsächlich durch die Gabe von Levetiracetam.

b. Lorazepam/Tavor expedite wird im notärztlichen Setting als Mittel der Wahl empfohlen.

c. Bei länger anhaltenden Krampfanfällen sollten Patienten auf die Kinderintensivstation verlegt werden.

d. Valproinsäure ist das bevorzugte Medikament zur Akutbehandlung von epileptischen Anfällen.

e. Levetiracetam und Lacosamid werden nicht zur Notfallmedikation bei epileptischen Anfällen eingesetzt.

---

**Antworten**

a) **Falsch.** Die Notfallmedikation im häuslichen und prähospitalen Setting erfolgt überwiegend mittels Diazepam, entweder rektal oder als Lösung in die Mundhöhle.

b) **Falsch.** Lorazepam/Tavor expedite wird selten verschrieben und ist nicht das Mittel der Wahl im notärztlichen Setting.

c) **Richtig.** Bei länger anhaltenden Krampfanfällen und bereits erfolgter Medikamentengabe sollten Patienten zeitnah auf die Kinderintensivstation verlegt werden.

d) **Falsch.** Valproinsäure ist als Mittel dritten Wahl in der Akutbehandlung von epileptischen Anfällen aufgeführt.

e) **Falsch.** Levetiracetam und Lacosamid können als Medikamente in der Akutbehandlung von epileptischen Anfällen eingesetzt werden.

---

**Frage 411**

Welche Aussage zur medikamentösen Behandlung in der Kinderonkologie mit Zytostatika ist korrekt?

a. Die Wirkung von Zytostatika beruht auf einer Hemmung von Aufbau und Funktion der DNA und RNA in bösartigen Zellen.

b. Die Anwendung von Zytostatika in der Kinderonkologie erfordert keine genauen Kenntnisse über ihre Wirkweisen und Nebenwirkungen.

c. Bei der Chemotherapie in der Kinderonkologie werden die Zytostatika in niedriger Dosis und mit großen Zeitabständen verabreicht.

d. Die Kombinationstherapie mit verschiedenen Zytostatika ist in der Kinderonkologie nicht erforderlich.

e. Unerwünschte Nebenwirkungen von Zytostatika treten ausschließlich in bösartigen Zellen auf.

---

**Antworten**

a) **Richtig.** Die Wirkung von Zytostatika beruht auf ihrer nichtselektiven Hemmung von Aufbau oder Funktion von DNA und RNA in bösartigen Zellen.

b) **Falsch.** Die sichere und wirksame Anwendung von Zytostatika erfordert genaue Kenntnisse über ihre Wirkweisen, Nebenwirkungen und möglichen Komplikationen.

c) **Falsch.** Die hohe Dosisintensität ist ein Prinzip der Chemotherapie, bei dem die einzelnen Arzneistoffe in maximal tolerabler Dosis und in wiederholten Therapiezyklen mit engen Zeitabständen verabreicht werden.

d) **Falsch.** Die Kombinationstherapie mit verschiedenen Zytostatika ist in der Kinderonkologie üblich, um Resistenzen zu überwinden und die Wirkung der Einzelsubstanzen zu steigern.

e) **Falsch.** Unerwünschte Nebenwirkungen von Zytostatika treten nicht nur in bösartigen Zellen auf, sondern können auch gesunde Gewebe und Organe schädigen, wie z. B. das blutbildende Knochenmark, Schleimhautepithelzellen des Gastrointestinaltrakts und die Leber.

## Frage 412
Welche der folgenden Aussagen zur Liquordiagnostik trifft **am wenigsten** zu?

a. Die Zellzahl im Liquor kann nach 2 h nicht mehr korrekt gezählt werden.
b. Eine erhöhte Zellzahl im Liquor ist ausschließlich bei bakterieller Meningitis zu beobachten.
c. Eine Meningeosis neoplastica kann auch bei normaler Zellzahl im Liquor vorliegen.
d. Der Albuminquotient im Liquor gibt Auskunft über die Integrität der Blut-Liquor-Schranke.
e. Ein erhöhter Immunglobulinquotient im Liquor ist charakteristisch für chronisch-entzündliche ZNS-Erkrankungen.

### Antworten

a) Die Zellen im Liquor werden sehr rasch autolytisch und können nach etwa 2 h nicht mehr korrekt gezählt und morphologisch beurteilt werden.
b) Eine erhöhte Zellzahl im Liquor kann bei verschiedenen Infektionen und Erkrankungen auftreten, wie z. B. bei VZV-Infektion, Guillain-Barré-Syndrom, HIV-Enzephalitis, Neuroborreliose und Parasitosen.
c) Eine Meningeosis neoplastica kann auch bei normaler Zellzahl im Liquor vorliegen.
d) Der Albuminquotient im Liquor gibt Auskunft über die Integrität der Blut-Liquor-Schranke.
e) Ein erhöhter Immunglobulinquotient im Liquor ist charakteristisch für chronisch-entzündliche ZNS-Erkrankungen.

Die gesuchte Lösung ist somit Antwort **b**.

## Frage 413
Welche Aussage zur Hüftsonografie ist korrekt?

a. Der Alpha-Winkel wird durch die Grundlinie, die Pfannendachlinie und die Knorpeldachlinie vorgegeben.
b. Der Beta-Winkel wird gemessen, um die knöcherne Erkerform zu beurteilen.
c. Typ IIa wird durch einen Alpha-Winkel zwischen 60° und 69° definiert.

d. Typ III wird gekennzeichnet durch eine gut geformte knöcherne Pfanne und einen knorpligen Erker.

e. Typ IV tritt auf, wenn der Alpha-Winkel größer als 77° ist.

## Antworten

a) **Richtig.** Der Alpha-Winkel wird durch die Grundlinie, die Pfannendachlinie und die Knorpeldachlinie vorgegeben.

b) **Falsch.** Der Beta-Winkel ist in diesem Kontext nicht relevant und wird nicht zur Beschreibung der Hüfte verwendet.

c) **Falsch.** Der Typ IIa wird durch einen Alpha-Winkel zwischen 50° und 59° definiert, nicht zwischen 60° und 69°. Es handelt sich um eine fehlerhafte Angabe der Winkelgrenzen für den Typ IIa.

d) **Falsch.** Typ III wird gekennzeichnet durch eine gut geformte knöcherne Pfanne und einen knorpligen Erker.

e) **Falsch.** Typ III wird durch eine flache knöcherne Pfanne, ein nach kranial verdrängtes Knorpeldach und eine dorsokraniale Luxation des Hüftkopfes definiert. Die Beschreibung einer gut geformten knöchernen Pfanne und eines knorpeligen Erkers passt nicht zu Typ III.

## Frage 414

Welche Aussage zu den Vorsorgeuntersuchungen ist korrekt?

a. Die primäre Prävention im Kindervorsorgeprogramm beinhaltet eine freiwillige Beratung, bei der Art und Umfang der Beratung vom Arzt/von der Ärztin festgelegt werden.

b. Die Impfberatung nach der Schutzimpfungsrichtlinie des G-BA ist optional und muss nicht dokumentiert werden.

c. Die Informationen über zusätzliche Untersuchungen wie Stoffwechsel-, Hör- und Hüft-Screening müssen nicht dokumentiert werden.

d. Ab der U3-Untersuchung sind bestimmte entwicklungsabhängige Fähigkeiten des Kindes bei jeder Vorsorgeuntersuchung abzufragen oder zu beobachten.

e. Das neue Gelbe Heft enthält keine Informationen über Inhalte und spezielle Zielsetzungen der einzelnen U-Untersuchungen.

a) **Falsch.** Die primäre Prävention im Kindervorsorgeprogramm beinhaltet eine obligatorische Beratung, bei der Art und Umfang der Beratung dem Arzt/der Ärztin überlassen sind.

b) **Falsch.** Die Impfberatung nach der Schutzimpfungsrichtlinie des G-BA hat eine besondere Bedeutung und muss dokumentiert werden.

c) **Falsch.** Die Information der Eltern über zusätzliche Untersuchungen wie Stoffwechsel-, Hör- und Hüft-Screening muss dokumentiert werden.

d) **Richtig.** Ab der U3-Untersuchung sind bestimmte entwicklungsabhängige Fähigkeiten des Kindes bei jeder Vorsorgeuntersuchung abzufragen oder zu beobachten.

e) **Falsch.** Das neue Gelbe Heft enthält ausführliche Informationen der Eltern über Inhalte und spezielle Zielsetzungen der einzelnen U-Untersuchungen.

# Literatur

Berner R, Bialek R, Forster J, Härtel C, Heininger U, Huppertz H-I, Liese JG, Nadal D, Simon A (2018) DGPI Handbuch. Thieme, Stuttgart

Cherry JD, Harrison GJ, Kaplan SL, Steinbach WJ, Hotez PJ (2019) Feigin and Cherry's textbook of pediatric infectious diseases, 8. Aufl. Elsevier, Philadelphia

Hoffmann GF, Lentze MJ, Spranger J, Zepp F, Berner R (2020) Pädiatrie Grundlagen und Praxis. Springer, Berlin/Heidelberg

Nicolai T, Schön C, Jaszkowski E (2020) Medikamenten-Pocket Pädiatrie – Notfall- und Intensivmedizin. Springer, Berlin/Heidelberg

Nicolai T, Hoffmann F, Schön C, Reiter K (2021) Pädiatrische Notfall- und Intensivmedizin. Springer, Berlin/Heidelberg

Papan C, Hübner J (2022) Infektionskrankheiten in der Pädiatrie – 50 Fallstudien. Springer, Berlin/Heidelberg

Papan C, Weber LT (2019) Repetitorium Kinder- und Jugendmedizin. Springer, Berlin/Heidelberg

Speer CP, Gahr M, Dötsch J (2019) Pädiatrie. Springer, Berlin/Heidelberg

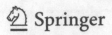
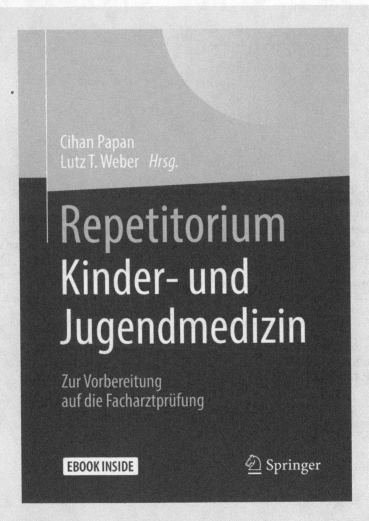

Printed in the United States
by Baker & Taylor Publisher Services

Printed in the United States
by Baker & Taylor Publisher Services